Kohlhammer

Münchner Reihe Palliative Care
Palliativmedizin – Palliativpflege – Hospizarbeit

Band 17

Schriftleitung

Prof. Dr. med. Gian Domenico Borasio (federführend)
Prof. Dr. med. Monika Führer (federführend)
Prof. Dr. med. Dr. phil. Ralf Jox (federführend)
Prof. Dr. rer. biol. hum. Maria Wasner (federführend)

Prof. Dr. med. Johanna Anneser
Dipl.-Soz.-Päd. Dipl.-Theol. Josef Raischl
Prof. Dr. theol. Traugott Roser
Prof. Dr. rer. biol. hum. Henrikje Stanze

Eine Übersicht aller lieferbaren und im Buchhandel angekündigten Bände der Reihe finden Sie unter:

 https://shop.kohlhammer.de/muenchner-reihe-palliative-care

Die Herausgeber

Prof. Dr. med. Johanna Anneser, Neurologin und Palliativmedizinerin, leitet den Funktionsbereich Palliativmedizin, Klinikum rechts der Isar der TU München.

Prof. Dr. med. Eckhard Frick sj, FA für Psychosomatische Medizin und Psychotherapie, Psychiater und Psychoanalytiker, Professur für Spiritual Care und psychosomatische Gesundheit an der Klinik für Psychosomatische Medizin und Psychotherapie, Klinikum rechts der Isar der TU München.

Johanna Anneser
Eckhard Frick
(Hrsg.)

Psychosomatische Medizin und Palliative Care

Perspektiven und Ansätze aus multiprofessioneller Sicht

Verlag W. Kohlhammer

Dieses Werk einschließlich aller seiner Teile ist urheberrechtlich geschützt. Jede Verwendung außerhalb der engen Grenzen des Urheberrechts ist ohne Zustimmung des Verlags unzulässig und strafbar. Das gilt insbesondere für Vervielfältigungen, Übersetzungen, Mikroverfilmungen und für die Einspeicherung und Verarbeitung in elektronischen Systemen.

Pharmakologische Daten, d. h. u. a. Angaben von Medikamenten, ihren Dosierungen und Applikationen, verändern sich fortlaufend durch klinische Erfahrung, pharmakologische Forschung und Änderung von Produktionsverfahren. Verlag und Autoren haben große Sorgfalt darauf gelegt, dass alle in diesem Buch gemachten Angaben dem derzeitigen Wissensstand entsprechen. Da jedoch die Medizin als Wissenschaft ständig im Fluss ist, da menschliche Irrtümer und Druckfehler nie völlig auszuschließen sind, können Verlag und Autoren hierfür jedoch keine Gewähr und Haftung übernehmen. Jeder Benutzer ist daher dringend angehalten, die gemachten Angaben, insbesondere in Hinsicht auf Arzneimittelnamen, enthaltene Wirkstoffe, spezifische Anwendungsbereiche und Dosierungen anhand des Medikamentenbeipackzettels und der entsprechenden Fachinformationen zu überprüfen und in eigener Verantwortung im Bereich der Patientenversorgung zu handeln. Aufgrund der Auswahl häufig angewendeter Arzneimittel besteht kein Anspruch auf Vollständigkeit.

Die Wiedergabe von Warenbezeichnungen, Handelsnamen und sonstigen Kennzeichen in diesem Buch berechtigt nicht zu der Annahme, dass diese von jedermann frei benutzt werden dürfen. Vielmehr kann es sich auch dann um eingetragene Warenzeichen oder sonstige geschützte Kennzeichen handeln, wenn sie nicht eigens als solche gekennzeichnet sind.

Es konnten nicht alle Rechtsinhaber von Abbildungen ermittelt werden. Sollte dem Verlag gegenüber der Nachweis der Rechtsinhaberschaft geführt werden, wird das branchenübliche Honorar nachträglich gezahlt.

Dieses Werk enthält Hinweise/Links zu externen Websites Dritter, auf deren Inhalt der Verlag keinen Einfluss hat und die der Haftung der jeweiligen Seitenanbieter oder -betreiber unterliegen. Zum Zeitpunkt der Verlinkung wurden die externen Websites auf mögliche Rechtsverstöße überprüft und dabei keine Rechtsverletzung festgestellt. Ohne konkrete Hinweise auf eine solche Rechtsverletzung ist eine permanente inhaltliche Kontrolle der verlinkten Seiten nicht zumutbar. Sollten jedoch Rechtsverletzungen bekannt werden, werden die betroffenen externen Links soweit möglich unverzüglich entfernt.

1. Auflage 2023

Alle Rechte vorbehalten
© W. Kohlhammer GmbH, Stuttgart
Gesamtherstellung: W. Kohlhammer GmbH, Stuttgart

Print:
ISBN 978-3-17-036248-2

E-Book-Formate:
pdf: ISBN 978-3-17-036249-9
epub: ISBN 978-3-17-036250-5

Verzeichnis der Autorinnen und Autoren

Prof. Dr. med. Johanna Anneser
Funktionsbereich Palliativmedizin
Klinik und Poliklinik für Psychosomatische Medizin und Psychotherapie
Klinikum rechts der Isar, TU München
Ismaninger Str. 22, D-81675 München
j.anneser@tum.de

Prof. Dr. med. Gian Domenico Borasio
Lehrstuhl für Palliativmedizin
Universität Lausanne
Chefarzt, Abteilung Palliative Care
Universitätsklinikum Lausanne (CHUV)
Av. Pierre Decker, 5, CH-1011 Lausanne
borasio@chuv.ch

Univ.-Prof. Dr. phil. Dr. theol. Reinhold Esterbauer
Leiter des Instituts für Philosophie
Katholisch-Theologische Fakultät der Universität Graz
Heinrichstraße 78, A-8010 Graz
reinhold.esterbauer@uni-graz.at

Prof. Dr. med. Eckhard Frick
Professur für Spiritual Care und psychosomatische Gesundheit
Klinik und Poliklinik für Psychosomatische Medizin und Psychotherapie
Klinikum rechts der Isar, TU München
Langerstr. 3, D-81675 München
eckhard.frick@tum.de

Prof. Dr. med. Constanze Hausteiner-Wiehle
Psychosomatik und Psychotherapie
Oberärztin
Neurologie, Klinische Neurophysiologie und Stroke Unit
BG Unfallklinik Murnau
Prof.-Küntscher-Str. 8, D-82418 Murnau
c.hausteiner-wiehle@tum.de

Prof. Dr. rer. soc. Peter Herschbach
Klinik für Psychosomatische Medizin und Psychotherapie
Klinikum rechts der Isar, TU München
Langerstr. 3, D-81675 München
p.herschbach@tum.de

Prof. Dr. med. Peter Henningsen
Direktor der Klinik für Psychosomatische Medizin und Psychotherapie
Klinikum rechts der Isar, TU München
Langerstr. 3, D-81675 München
p.henningsen@tum.de

Karin Jost
Dipl.-Medienwirtin (FH), Psychodrama-Praktikerin & Coach,
Mitgründerin der Deutschen Akademie für junge Karrieren
Dachauer Str. 4, D-85778 Haimhausen
k.jost@dajuka.de

Dr. Dirk Kratz
Dipl.-Pädagoge, Psychodrama-Praktiker,
Geschäftsführer Therapieverbund Ludwigsmühle gGmbH und
Inhaber von Blick-Zwei – Praxis für Therapie und Entwicklung
Mark-Twain-Str. 8, D-69126 Heidelberg
dirk.kratz@blickzwei.de

Dr. phil. Klaus Lang
Psychologischer Psychotherapeut
Praxis für Psychotherapie
Sendlinger-Tor-Platz 11, D-80336 München
mail@klauslang-online.de

Dr. hum. biol. Jakob J. Müller
Universitätsklinikum Heidelberg
Institut für Psychosoziale Prävention
Bergheimer Str. 54, D-69115 Heidelberg
jakob.mueller@med.uni-heidelberg.de

Dr. med. Yvonne Petersen
Internistin/Palliativmedizin
Memeler Str. 99, D-81929 München
yvonne_petersen@hotmail.com

Heribert Sattel, Dipl.-Psych.
Klinik und Poliklinik für Psychosomatische Medizin und Psychotherapie
Klinikum rechts der Isar, TU München
Langerstraße 3, D-81675 München
h.sattel@tum.de

Prof. Dr. med. et phil. Gabriele Stotz-Ingenlath
Katholische Stiftungshochschule München (KSH)
Preysingstraße 83, D-81667 München
gabriele.stotz-ingenlath@ksh-m.de

Tamara Thurn, Dipl.-Psych.
Fachpsychologin Palliative Care (BDP-DGP), Psychologische Psychotherapeutin
Funktionsbereich Palliativmedizin
Klinik und Poliklinik für Psychosomatische Medizin und Psychotherapie
Klinikum rechts der Isar, TU München
Ismaninger Str. 22, D-81675 München
tamara.thurn@mri.tum.de

Prof. Dr. phil. Ralf T. Vogel
Psychotherapeut, Honorarprofessor für Psychotherapie und Psychoanalyse an der HfBK Dresden
Privatpraxis für Psychotherapie und Supervision
Uhlandstr.11, D-85055 Ingolstadt

Geleitwort

von Peter Henningsen

Die Palliativmedizin ist in Deutschland mittlerweile aus der klinischen Versorgung nicht mehr wegzudenken. Aber nicht nur in der Versorgung der Patienten, auch in Forschung und Lehre und damit an den medizinischen Fakultäten hat sie inzwischen ihren Platz.

Palliativmedizin kümmert sich um Patienten mit nicht mehr heilbarer Erkrankung in somatischer, psychischer, sozialer und auch spiritueller Hinsicht. Sie hat – wie das bei erfolgreichen Kindern so ist – viele klinische Väter und Mütter aus Medizin und Pflege, von Anästhesie über Onkologie bis Neurologie sind verschiedene Fächer dabei. Sie hat aber auch Geschwister, und als ein solches hat sich die Psychosomatische Medizin entpuppt – denn diese ist mittlerweile nicht mehr einseitig auf »psychogene Erkrankungen«, sondern genauso wie die Palliativmedizin genuin bio-psycho-sozial ausgerichtet, kümmert sich um den Patienten in psychischer, somatischer und sozialer – und oft auch in spiritueller – Hinsicht.

In der von Gian Domenico Borasio begründeten Münchner Tradition der akademischen Palliativmedizin konnte diese Geschwisterschaft besonders deutlich werden. Prof. Borasio hat wesentlich dazu beigetragen, dass die Geschwister am Universitätsklinikum rechts der Isar der TU München unter einem Dach leben: der Palliativmedizinische Dienst und jetzt auch die Palliativstation sind dort an der Klinik für Psychosomatische Medizin und Psychotherapie angesiedelt, zu der auch eine Forschungsstelle für Spiritual Care gehört.

Aber Strukturen allein sind es nicht, auf die Personen kommt es an: Die Herausgeber dieses Buchs, Prof. Johanna Anneser und Prof. Eckhard Frick, sie Neurologin, Palliativmedizinerin und Leiterin der Palliativmedizin am Klinikum rechts der Isar und er Psychosomatiker, Psychoanalytiker, Philosoph, und Leiter der Forschungsstelle Spiritual Care, verkörpern die Nähe von Palliativ- und Psychosomatischer Medizin in besonderer Weise. Sie konnten für dieses Buch erfahrene und renommierte Autorinnen und Autoren gewinnen, die typische palliativmedizinische Themen in der besonderen Perspektive der Psychosomatik und Psychotherapie beleuchten. Damit belegt dieses Buch, dass Geschwister nicht nur gut unter einem Dach zusammenleben, sondern auch sehr produktiv zusammenarbeiten können – ich wünsche ihm den verdienten Erfolg und allen Lesern und Leserinnen bereichernde Erfahrungen im genaueren Kennenlernen dieser Geschwisterperspektive.

Im Herbst 2022
Peter Henningsen

Geleitwort

von Gian Domenico Borasio

Die noch junge Geschichte der Palliativmedizin ähnelt der der meisten medizinischen Fachdisziplinen. Jedes neue Fachgebiet in der Medizingeschichte musste anfangs seine Eigenständigkeit gegen die alteingesessenen Fächer und die damit verbundenen Machtstrukturen durchsetzen. So durfte zum Beispiel vor etwa 100 Jahren der erste Lehrstuhlinhaber des neuen Faches Kinderheilkunde an der Berliner Charité nicht mit den anderen Ordinarien zu Mittag essen; der erste Lehrstuhlinhaber für Palliativmedizin in München durfte sich sein ärztliches Personal nicht selbst aussuchen, sondern bekam es von der Anästhesie und der Onkologie zugeteilt.

In Deutschland sind es justament die Anästhesie und die Onkologie, welche die Elternschaft (und das »Sorgerecht«) über die Palliativmedizin für sich reklamieren. Erstere begründet ihren Anspruch mit der zentralen Rolle der Schmerztherapie in der Palliativmedizin, Letztere auf das Überwiegen von Krebspatienten in Palliativeinrichtungen. Bei Lichte besehen, halten beide Ansprüche einer Überprüfung durch die Realität nicht stand: Nur 25 % der Menschen sterben an Krebs, und die Schmerztherapie macht nur ca. ein Sechstel der Palliativbetreuung aus. Aber es geht hier ja nicht primär um Argumente, sondern um Macht und Geld, wie auch sonst im Gesundheitssystem.

Die Psychosomatik und die Palliativmedizin haben in dieser Hinsicht mehr als eine Gemeinsamkeit, weshalb die Bezeichnung als »Schwesterdisziplinen« (▶ Geleitwort von Prof. Henningsen) sehr passend erscheint. Drei der wichtigsten Berührungspunkte seien im Folgenden kurz skizziert:

Beide Disziplinen basieren auf einem *bio-psycho-sozio-spirituellen Verständnis* von Krankheit und Gesundheit. Dies unterscheidet sie von allen anderen Fachgebieten der Medizin, die so tun, als ob man Körper und Seele sauber voneinander trennen könnte. Die dadurch verursachten Schäden, immense Kosten und das viele unnötige Leiden sind jedem ersichtlich, der sich unser hochspezialisiertes Gesundheitssystem aus der Nähe anschauen möchte.

Beide Disziplinen sind zutiefst und strukturell *multi- und interprofessionell* angelegt. Psychologinnen und Therapeuten, Pflegende, Sozialarbeiterinnen und Seelsorger spielen in der Psychosomatik und in der Palliativmedizin wesentliche Rollen und arbeiten auf Augenhöhe mit den Ärztinnen. Auch dies ist für die übrige, starr hierarchische und iatrozentrische Medizin schwer nachzuvollziehen.

Und schließlich sind beide Disziplinen für das Gesundheitssystem auf erfrischende Art und Weise *unbequem*, weil sie unangenehme Wahrheiten aussprechen und aufmüpfige Fragen stellen, wie etwa: »Ist alles in der Medizin sinnvoll, bloß weil es machbar ist?«. Das hat logischerweise zur Folge, dass beide Disziplinen eher toleriert als geliebt werden, was sich unter anderem darin zeigt, dass sie bei weitem nicht an allen Universitäten in Deutschland adäquat akademisch repräsentiert sind.

Daher ist die Verschwesterung der beiden Fachgebiete, wie sie erfolgreich an der TU München, aber auch zum Beispiel an der Universität Basel gelebt wird, eine innovative und spannende Verbindung, die zur gegenseitigen Befruchtung und Horizonterweiterung führen kann. Der vorliegende Band ist ein sehr schöner Ausdruck davon und wird den geneigten Leserinnen und Lesern viel Freude und Erkenntnisgewinn bereiten.

Lausanne/München, im Herbst 2022
Gian Domenico Borasio

Inhalt

Verzeichnis der Autorinnen und Autoren 5

Geleitwort 8
von Peter Henningsen

Geleitwort 9
von Gian Domenico Borasio

Statt eines Vorworts – ein Dialog 13
zwischen Johanna Anneser und Eckhard Frick

1   Total pain – Was die Psychosomatik von Cicely Saunders
    lernen kann 18
    Eckhard Frick

2   Ein blinder Fleck? – Funktionelle Beschwerden und Bodily
    Distress bei Todkranken und Sterbenden 30
    Constanze Hausteiner-Wiehle, Heribert Sattel und Eckhard Frick

3   Psycho-existenzielles Leiden am Lebensende 47
    Tamara Thurn

4   Depression und Demoralisierung 59
    Gabriele Stotz-Ingenlath und Eckhard Frick

5   Der Leib des sterbenden Menschen 75
    Reinhold Esterbauer

6   Das Delir – eine psychosomatische Erkrankung in der
    Palliativmedizin? 85
    Johanna Anneser

7   Kommunikation am Lebensende –
    Die Hoffnung stirbt zuletzt 96
    Peter Herschbach

| 8 | Bindungstheorie als Grundlage psychotherapeutischer Interventionen in der Palliativmedizin 103
Yvonne Petersen und Jakob J. Müller |

| 9 | »Wozu leben?« – Sinnzentrierte Interventionen in Palliative Care 122
Klaus Lang |

| 10 | Psychoanalytisch orientierte Supervision in palliativen Kontexten 139
Ralf T. Vogel |

| 11 | Eine Szene, die bleibt – Chancen des Klassischen Psychodramas im palliativen Kontext 148
Karin Jost und Dirk Kratz |

| 12 | Wie palliativ ist die Psychosomatische Medizin und Psychotherapie? 162
Eckhard Frick |

| 13 | Moralischer Stress bei der Betreuung von Patienten am Lebensende – Implikationen für die Lehre im Fach Palliativmedizin 173
Johanna Anneser und Tamara Thurn |

Sachwort- und Personenregister 183

Statt eines Vorworts – ein Dialog

zwischen Johanna Anneser und Eckhard Frick

Eckhard Frick: Psychosomatische und Palliative Medizin seien Geschwister, sagt Peter Henningsen. Wo ist denn da der Familienzusammenhalt, um welches Thema geht es in dieser Familie?

Johanna Anneser: Geschwister sind manchmal ähnlicher, manchmal verschiedener. Sie verstehen sich oft unterschiedlich gut, manchmal ist es auch ganz harmonisch. Gelegentlich gibt's Auseinandersetzungen. So wird es wahrscheinlich auch mit der Geschwisterschaft zwischen medizinischen Fachrichtungen sein. Wie ist das nun bei Psychosomatischer Medizin und Palliativmedizin? Ich glaube, der wesentliche Punkt, der »Familienzusammenhalt« ist, dass sich beide Fachrichtungen bemühen, den Menschen – um jetzt psychosomatisch zu sprechen – in seinem bio-psycho-sozialen Zusammenhang zu verstehen. Sie versuchen herauszufinden, was er oder sie als Person in einer konkreten Situation und in all diesen unterschiedlichen Aspekten gerade braucht. Gleichzeitig versuchen beide, bei diesem Blick aufs Ganze auch die Details zu beachten – oder wie Cicely Saunders es formuliert hat: *attention to detail.* Das geht am besten im multi-professionellen Behandlungsteam, wo die Behandler auch aufeinander hören.

Eckhard Frick: Dieses berühmte bio-psycho-soziale und vielleicht sogar auch -spirituelle Modell wird ja von wenigen bestritten. Aber was heißt das in der technischen, ökonomischen und organisatorischen Realität so eines High-Tech-Klinikums? Wie lässt sich da Palliative Care implementieren?

Johanna Anneser: Der kontroverseste Punkt des bio-psycho-sozialen Modells im High-Tech-orientierten Gesundheitssystem ist vermutlich der soziale Aspekt, der ja das Umfeld des Patienten, die Angehörigen oder Zugehörigen mit einschließt. Hier ist sicher nicht nur in der Palliativmedizin, sondern vor allem in vielen anderen Bereichen noch ein längerer Weg zu gehen. Aber ich glaube, dass es in der Palliativmedizin dazu gute Ansätze gibt, die zum Teil auch vorbildhaft sein könnten. Wenn man die ökonomische Seite ansieht, so gibt es in der Palliativmedizin Abrechnungsziffern, in die Leistungen, die an An- und Zugehörigen erbracht wurden, mit einfließen, beispielsweise Gespräche, die mit diesen geführt werden, erhöhen dann den erzielten Erlös – das ist in vielen anderen Fachbereichen nicht so. Allerdings zweifle ich manchmal daran, ob die Sichtweise eines bio-psycho-sozialen Modells und dessen Bedeutung bei den Kostenträgern schon zur Gänze angekommen ist. Ich erinnere mich an einen Patienten, nach dessen Versterben wir abschließend Gespräche mit den Angehörigen geführt und diese für die Abrechnung auch dokumentiert haben. Diese Leistungen wurden dann von der Krankenkasse gestrichen mit der lapidaren Begründung, dass die Leistungspflicht des Kostenträgers mit dem Tod des Versicherten erlischt.

Eckhard Frick: Das Erlöschen der Leistungspflicht mit dem Versterben ist ein auffälliges Stichwort. Spiritualität hat es ja mit Transzendenz zu tun. Unser Menschsein geht auch über solche Grenzen hinweg. Trauer, Erinnerung, Auseinandersetzung mit dem Tod gehören zum Leben. Es scheint in den Kosten-Überlegungen schwer abzubilden zu sein, dass all das zum Leben gehört. Auch die Trauer, gewissermaßen die Nacharbeit und die bleibende Präsenz eines verstorbenen Menschen gehört zu unserem Leben, ist nicht einfach zu Ende mit dem Feststellen des Todes.

Johanna Anneser: Ja, ganz genau. Andererseits ist die Bedeutung von Spiritualität und Spiritual Care, wie wir wissen, ja nicht beschränkt auf die Palliativmedizin, sondern hat mit allen Lebens- und Krankheitsphasen und allen medizinischen Fachrichtungen zu tun. Das müsste allerdings erst einmal in die Köpfe, seien es jetzt die der Ärzte, des Pflegepersonals als auch in die Köpfe derer, die die Finanzierung in Händen halten. Vorerst ist aber die Palliativmedizin die einzige Fachrichtung, die spirituelle Bedürfnisse in ihrer Definition aufführt und als integralen Bestandteil betrachtet – so ist es ja auch in der Definition der WHO von »*Palliative Care*« aufgeführt. Wie das dann im Einzelfall funktioniert, ist natürlich wieder sehr unterschiedlich gelebt. Es gibt da die aktuelle Diskussion der Abrechenbarkeit von spiritueller Begleitung bei Palliativmedizin. Da gab es einige Urteile, die ja sehr positiv waren.

Eckhard Frick: Trotz des Rollbacks nach den Urteilen der Sozialgerichte…

Johanna Anneser: … ja: positiv war dann das darauffolgende Engagement der beiden großen Kirchen, die genauso wie wir in der Palliativmedizin in ihrer Stellungnahme sagen: Spiritual Care ist Teil der Behandlung und diejenigen, die diese Leistung erbringen, sind Team-Mitglieder. Dies muss dann auch in die Dokumentation und Abrechnung einfließen können. Was meinst Du: welche Initiativen brauchen wir, damit Spiritual Care besser berücksichtigt wird?

Eckhard Frick: Wir haben von spirituellen Bedürfnissen kranker Menschen gesprochen. Die gibt es nicht nur in der Palliativmedizin, wir haben sie z. B. gerade in einer großen internistisch-chirurgischen Notfallambulanz untersucht (Büssing et al. 2021; Frick et al. 2021). Darüber hinaus müssen wir auch an die spirituellen Bedürfnisse der Mitarbeitenden denken, also an ihre Motivation. Alles, was sie stärkt, was sie an spirituellen Ressourcen mitbringen, selbstverständlich in der ganzen Pluralität, die den Begriff »Spiritualität« ausmacht. Welche Kraftquellen haben Menschen, damit sie diese anstrengenden Berufe ausüben können? Und zwar nicht nur in der Begeisterung der ersten Jahre, sondern ein langes Berufsleben lang. Da denke ich ganz besonders an die Pflege. Pflegenotstand ist nicht nur ein Problem der Finanzen, also der Unterbezahlung der Pflege hierzulande, sondern hängt auch von der Art ab, wie die Pflege eingesetzt wird, wie die persönlichen Ressourcen gefördert werden. Da sind beide Bereiche Vorreiter, sowohl Palliativ- als auch psychosomatische Medizin, wegen des interprofessionellen Charakters und der hohen Bedeutung der Pflege, die keineswegs überall so ist. Der Beitrag könnte sein, auf die Ressourcen der Mitarbeitenden zu schauen und ganz ähnlich wie Cicely Saunders, von der *Unit of Care* spricht, auf das *Caring* für die *Carers* zu achten.

Johanna Anneser: Noch ein anderer Punkt: Unsere Klinik heißt ja »für Psychosomatische Medizin und Psychotherapie«. Was kann denn die Palliativmedizin lernen von der Psychotherapie?

Eckhard Frick: Ich denke, in erster Linie das Verstehen von Beziehungen und von Geschichten, von Ereignissen, die sich zwischen Menschen abspielen. Psychotherapie ist ja eine sehr arme Art von Medizin. Wir haben keine Medikamente. Wir können eigentlich nur reden und zuhören. Es gibt zwar auch übende, leiborientierte und kreative Elemente. Aber im Wesentlichen geht es über die Sprache. Also: Welche Ressourcen, welche Probleme bestehen aktuell in der Familie der Patienten und Patientinnen oder aber in ihrer Erinnerung, welche in ihrem Beruf, in ihrem sozialen Umfeld? Was gibt es da zu klären? Wo haben sich vielleicht sogar Störungen gebildet? Im Sinn von Angststörungen oder depressiven Störungen oder auch der sogenannten funktionellen Störungen? Um Verstehen geht es aber auch, wenn eine Patientin oder ein Patient »aus der Beziehung aussteigt«, z. B. ins Delir rutscht und nicht mehr erreichbar ist. Dann denken viele nur: Jetzt müssen wir Medikamente geben, was natürlich notwendig sein kann. Andererseits: Gerade dann hat auch Psychotherapie eine Chance, wenn wir nichts verstehen, nicht mit dem Anspruch daherkommen, alles zu psychologisieren. In Situationen, wo der zerebrale Zustand gewissermaßen die Führung übernimmt und z. B. er oder sie nicht mehr in der Lage ist, klar am Gespräch teilzunehmen. Auch das sind wichtige Momente, weil wir auch da das Team unterstützen können und, je nach Krankheitsverlauf den Patienten unterstützen, wieder in die Normalität der Beziehungen zurückzukehren.

Ein wichtiges interdisziplinäres Gebiet ist auch die Sinnsuche kranker Menschen und ihrer Familien und vor allem die Auseinandersetzung mit der Sinnlosigkeit. Das hat einen spirituellen und einen psychotherapeutischen Aspekt, ohne dass man beide Seiten gegeneinander ausspielen darf. Deshalb entwickeln wir jetzt gemeinsam das Projekt »*legacy*«: Was wollen Sterbende noch erledigen, was wollen sie als Vermächtnis hinterlassen? Welchen Raum und welche Unterstützung brauchen sie dazu?

Johanna Anneser: Die »*legacy*« hat dann schon was mit der Bezogenheit, mit der Relationalität zu denen, die dableiben, zu tun. Gäbe es da nochmal verstärkt eine Rolle für Psychotherapie oder Spiritual Care, was die Angehörigen betrifft? Könnte man sich da vielleicht vorstellen, präventiv zu arbeiten, dass die Menschen mit dem Verlust, der ja dann unvermeidlich auftritt, besser zurechtkommen?

Eckhard Frick: Innerhalb der Psychotherapie gibt es familientherapeutische Ansätze, z. B. die systemische Therapie, die nicht nur auf den individuellen Patienten schauen, was wir meistens auch in der Medizin machen, siehe unser Beispiel der Abrechnung von Trauerbegleitung, sondern immer systemisch vorgehen, also den Patienten innerhalb eines Kontextes sehen, innerhalb einer *Unit of Care*. Und über das Professionelle hinaus gibt es das Selbsthilfe-Potenzial. Also: Wie können wir Räume zur Verfügung stellen, dass Menschen sich auch selbst organisieren, voneinander wissen, sich in Gruppen zusammentun und sich gegenseitig unterstützen? Da haben wir eher eine Hebammenfunktion, spielen nur die zweite Geige. Denn wir müssen das nicht als Profis in der Hand behalten, sondern vielmehr anregen und bestärken, wie wichtig dieses Selbsthilfepotenzial ist: In der sozialen Unterstützung, in ganz konkreten Dingen und dann auch in den Fragen, die du ansprichst, in der Verarbeitung der Trauer, also sowohl dieses Abschieds, wenn Menschen sehr schwer krank sind und sich das Sterben abzeichnet.

Noch einmal zum »Geschwisterpaar« Palliativmedizin und Psychosomatische Medizin: Wo können sich beide in der Forschung unterstützen?

Johanna Anneser: Palliativmedizin hat in jedem Haus, in dem sie etabliert ist, eine andere Färbung, ein eigenes Erscheinungsbild. Das hängt vor allem auch damit zusammen, dass die komplett eigenständigen palliativmedizinischen Kliniken und Abteilungen in der Minderheit sind. Die meisten palliativmedizinischen Einheiten sind an eine andere Klinik angegliedert. Ich glaube, es macht schon einen Unterschied, ob man als Palliativmedizin Teil einer onkologischen Klinik, einer Anästhesiologie, Neurologie, Strahlentherapie oder eben einer Psychosomatik ist.

Das wird die klinische Arbeit und auch die Forschungsinteressen prägen. Wir werden in den kommenden 10–20 Jahren weitersehen, wie diese Kooperation zwischen den einzelnen Fachrichtungen, in unserem Fall mit der Psychosomatik, wiederum Auswirkungen auf die Palliativmedizin selber hat: auf die Form, wie dieses sich entwickelnde und sich weiterentwickelnde Fach gelebt werden wird und sich aus den »Mutterkliniken« auch emanzipiert.

Eckhard Frick: Das sind ja auch wissenschaftspolitische Fragen. Palliativmedizin ist ein recht junges Fach und wie bei allen jungen Fächern gibt es da auch entweder entwicklungsfreudige Geschwister oder andere, die sagen: »Was will denn die jetzt hier, die kleine Schwester? Das haben wir doch bisher alles gut selbst gemacht. Was soll denn jetzt eigentlich dieser neue Ansatz?« Das kann auch erst einmal stören, weil es da jemanden gibt, der neue und eigene Sachen einbringt. Gibt es schon Anzeichen, wie diese Entwicklung gerade in der universitären Palliativmedizin verlaufen wird?

Johanna Anneser: Meines Erachtens wird die spannendste Entwicklung nicht in den Fragen der Symptomkontrolle liegen. Ich glaube, Schmerzen, Atemnot, die meisten körperlichen Symptome bekommt man mittlerweile ganz gut in den Griff – aber natürlich gibt es auch da noch Verbesserungsmöglichkeiten. Hier sind wir relativ weit. Ich glaube, das Spannendste wird die weitere Auseinandersetzung mit ethischen Fragen und auch mit spirituellen Fragen sein. Es bleibt die Auseinandersetzung mit den existenziellen Fragen: Die Unausweichlichkeit des Todes und das Leben mit der Gewissheit des möglicherweise sehr bald eintretenden Todes, der Verlust von geliebten Angehörigen. Wie kann ich die Situation bewältigen, sodass für die einen das Leben weitergeht und für die anderen, die gehen müssen, das möglichst nicht in vollkommener Verzweiflung und als Katastrophe erlebt wird.

Eckhard Frick: Wenn ich zurückdenke an meinen eigenen medizinischen Werdegang, kann ich da schon mit einer historischen Betrachtung aufwarten. Ich erinnere mich an chirurgische Visiten, ganz hinten im kleinen Zimmer war ein Patient, wo das Tumorleiden die Bauchwand perforierte. Dort wurde kaum Visite gemacht, kaum mit ihm gesprochen. Vor der Tür hieß es dann; »nur noch palliativ!«. Ich habe im Studium das Wort »palliativ« meistens mit dem Zusatz »nur noch« gehört …

Johanna Anneser: … oder dieses doch sehr schlimme Wort der Minimaltherapie. »Wir machen nur mehr Minimaltherapie« oder: »Der Patient verstarb unter Minimaltherapie«. Das verkennt völlig, dass Palliativmedizin in den meisten Fällen gar keine Minimaltherapie ist, sondern oft hoch aufwändig sein kann, was sich ja darin widerspiegelt, dass Palliativstationen, die den Namen auch verdienen, personell ausgerüstet sein müssen.

Eckhard Frick: Ja, in der Palliativmedizin geht es zwar um Trauer und um eine Haltung der Abschiedlichkeit, aber nicht um Niedergeschlagenheit oder eine permanente Depression. Es ist ein dynamisches Feld, das deshalb gut zur Psychosomatischen Medizin und Psychotherapie passt.

Johanna Anneser: Das stimmt. Zur Abschiedlichkeit und dem Traurig-Sein am Lebensende gehört durchaus auch das Lachen und der Humor. Ich denke, dass viele in *Palliative Care* tätige Menschen bestätigen können, dass es auf einer Palliativstation oft erstaunlich fröhlich zugeht. Und auch das ist vielleicht ein gemeinsames Merkmal der beiden Fächer: das interessierte Mitgehen mit unseren Patienten und ihren Zugehörigen, eben auch durch verschiedene Höhen und Tiefen. Etwa so wie Thomas Mann den Protagonisten Hans Castorp im »Zauberberg« erkennen lässt: Alles Interesse an Krankheit und Tod ist nur ein anderer Ausdruck für das Interesse am Leben.

Literatur

Büssing A, Wapler C, Dodt C, Beivers A, Härtl K, Frick E (2021) Spiritual needs of patients' relatives. In: A. Büssing (Hrsg.) Spiritual needs in research and practice. S. 397–406. Cham: Springer.

Frick E, Büssing A, Rodrigues Recchia D, Härtl K, Beivers A, Wapler C, Dodt C (2021) Spirituelle Bedürfnisse von Patienten eines Notfallzentrums. Medizinische Klinik Intensivmedizin und Notfallmedizin 116: 245–253.

1 Total pain – Was die Psychosomatik von Cicely Saunders lernen kann

Eckhard Frick

1.1 Für das ausgeschlossene Subjekt sorgen

Gesellschaftliche Diskurse dienen der Machtausübung durch äußere Kontrolle (z. B. Verbote), durch innere Kontrolle (z. B. Beschränkung der Gegenstände oder Methoden innerhalb einer Disziplin) sowie durch Verknappung und Zulassungsbeschränkung der Diskursberechtigten (Foucault 1972/1991). Die Fortschritte der wissenschaftlich begründeten Medizin, insbesondere die erfolgreiche Bekämpfung der Infektionskrankheiten (seit der zweiten Hälfte des 19. Jahrhunderts) wurden dadurch erkauft, dass der kranke Mensch zugunsten der Krankheit aus dem medizinischen Diskurs ausgeschlossen und in ein Objekt der Medizin transformiert wurde.

Für die Vorgeschichte der psychosomatischen Medizin spielt der medizinische Hysterie-Diskurs eine wichtige Rolle. So identifizierte der Neurologe Jean-Martin Charcot (1825–1893) innerhalb der unter Anfällen leidenden Patientinnen diejenigen, deren Symptomatik durch Hypnose beeinflussbar war, die unter hysterischen (pseudo-epileptischen) Anfällen litten. Die diesbezügliche ärztliche Macht liegt nicht nur in der Fähigkeit zur Suggestion und De-Suggestion und im hypnotischen »Rapport« der Patientinnen zum Hypnotiseur, Vorläufer des psychoanalytischen Übertragungsgeschehens. Vielmehr hatte Charcots diagnostische und therapeutische Autorität auch die Konsequenz, den Hysteriediskurs zu begründen *und* das Leid der »Nervösen« aus der Neurologie auszuschließen.

In der gegenwärtigen medizinischen Praxis und Lehre wird dieser Ausschluss durch mehrere Diskurs-Strategien fortgeführt: Marginalisierung oder sogar völliges Verschweigen der Thematik, durch Bestreitung des Krankheitswertes von Beschwerden, Gleichsetzung mit Simulation, massive Entwertung der betroffenen Patientinnen und Patienten (Schimak 2014). »Subjektiv« heißt in dieser Argumentation: nicht fassbar oder sogar nicht glaubwürdig.

Der genannte diskursive Ausschluss betrifft nicht nur Patientinnen und Patienten, sondern auch die Subjektivität von Ärztinnen und Ärzten: Auch der Arzt handelt nicht mehr als Subjekt innerhalb der therapeutischen Beziehung, sondern als Agent des herrschenden Diskurses, sodass Lebrun (2017) von einem »doppelten Ausschluss« des Subjektes spricht. Durch die Abstraktion von der Singularität des Subjekts vermag die evidenzbasierte Medizin Symptome des einzelnen Kranken als Zeichen einer Krankheit einzuordnen und aufgrund von an vielen Patienten durchgeführten empirischen Studien zu behandeln, was vielen Individuen zugutekommt (Generalisierung von Diagnose, Prognose und Therapie).

1.1 Für das ausgeschlossene Subjekt sorgen

Auf den doppelten Ausschluss der Subjektivität von Arzt *und* Patient bezieht sich Viktor von Weizsäckers »Einführung des Subjektes«, womit kein Psychologisierungsprogramm gemeint ist, sondern »ein methodisches Prinzip: die (Wieder-) Einführung einer intentionalen, also teleologischen Beschreibungs- und Erklärungsebene« (Henningsen 2007, S. 30):

> »Sodann hat die Einführung des Subjektes nicht etwa die Bedeutung, dass die Objektivität damit eingeschränkt würde. Es handelt sich weder um Subjektivität allein noch um Objektivität allein, sondern um die Verbindung beider. Eben darum ist nun hier doch eine Veränderung des Wissenschaftsbegriffes zu bemerken. Wissenschaft gilt nämlich hier nicht als ‚objektive Erkenntnis' schlechthin, sondern Wissenschaft gilt als eine *redliche Art des Umganges von Subjekten mit Objekten*. Die Begegnung, der Umgang ist also zum Kernbegriff der Wissenschaft erhoben« (Weizsäcker 1933/1997, S. 96).

»Subjekt« heißt nicht »Psyche«; auch unabhängig von psychischen Merkmalen des Wissenschaftlers geht es im Umgang mit dem Lebendigen, z. B. auch mit Tieren, um die Berücksichtigung der eigenen Perspektive, also um Wieder-Einführung des ausgeschlossenen Subjekts. Dieses Empowerment steht im Gegensatz zur Naturalisierung der Beschwerden kranker Menschen, wie sie insbesondere durch die »Ausschlussdiagnostik« erfolgt, durch die nach umfangreichen, häufig sogar mehrfach durchgeführten Untersuchungen alle Negativbefunde in die Restkategorie »Befindlichkeitsstörungen ohne Befund« einsortiert werden. Im Englischen heißt diese Restkategorie häufig: »medically unexplained symptoms«, in der ICD-11 sowohl bei der Körperstressstörung (6C20) als auch bei den dissoziativen Störungen (6B60-6B6Z) zu finden. Sowohl Patienten als auch Ärzte äußern häufig ein Unbehagen mit einer derartigen Ausschlussdiagnostik (Burbaum et al. 2010). Das Fehlen »harter« somatischer Befunde führt zur Annahme eines »psychogenen« oder »somatoformen« Schmerzes und zur Kodierung im F-Kapitel der ICD-10 (Nilges und Diezemann 2018). Die S3-Leitlinie »Funktionelle Körperbeschwerden« empfiehlt hingegen:

- »Warten Sie nicht die »vollständige« somatische Ausschlussdiagnostik ab, bevor Sie erstmals (auch nur geringfügige) Hinweise auf psychosoziale Belastungen aufgreifen. Sie signalisieren sonst eine Nachrangigkeit psychosozialer Aspekte und erhöhen das Risiko einer »iatrogenen Chronifizierung« und Stigmatisierung.
- Vermeiden Sie dualistische (»Entweder-Oder-Modell«) oder hierarchische Erklärungsmodelle (»körperliche Erkrankungen sind wichtiger/gefährlicher als psychische«, »jetzt, wo organische Ursachen ausgeschlossen sind, muss es doch ein psychisches Problem sein«). Die Erklärungsmodelle der beteiligten Behandler sollten miteinander kompatibel sein.
- Vermeiden Sie einseitige »Psychologisierung« (mangelndes Einbeziehen des Körpers, mangelnde Flexibilität im Umgang mit somatischen Behandlungswünschen) ebenso wie eine einseitige »Somatisierung« (Nicht-Einbeziehung psychosozialer Umstände und Beschwerden)« (AWMF 2019, S. 189–190).

Weizsäcker verwendet die Metapher der Drehtür, um den Umgang des Subjektes Arzt mit dem Objekt Krankheit und dem Subjekt Patient, sein Hin- und Hergehen zwischen der Welt des medizinischen Diskurses und der Welt des ausgeschlossenen Subjekts zu kennzeichnen:

> »Diese Lage gleicht der eines Menschen, welcher, in einer Drehtür eingesperrt, im Kreis gehen muss, um dabei abwechselnd den Innenraum des Hauses und die Außenwelt desselben zu Gesicht zu bekommen« (Weizsäcker 1944/1987, S. 24).

In der ersten Welt wird untersucht und gemessen, werden körperliche, aber auch psychische Funktionen operationalisiert, sodass sie kategorial beurteilbar (krank vs. nicht krank) und damit behandelbar werden. Die erste Welt funktioniert in der Dritte-Person-Perspektive, also durch Objektivierung. Die zweite Welt der Subjektivität und Intersubjektivität ist hingegen von der Erste-Person-Perspektive der Selbstmitteilung und der Zweite-Person-Perspektive des (therapeutischen) Dialogs geprägt. Hier geht es um die Seele, die als solche kein Gegenstand der Wissenschaft ist, die aber Wissenschaftler, Ärztinnen, Pflegekräfte insofern betrifft, als sie sich (auch) um die Seele sorgen (Voll et al. 2017).

Subjektivität ist vermittelt über den Leib, von dem wir im Wahrnehmen, Bewegen, Denken und Fühlen nicht abstrahieren können. Auch die therapeutische Präsenz ist verleiblicht (»embodied«), zwischenleiblich (Merleau-Ponty 1960/2007). Der Leib ist immer »mit dabei« (Husserl 1952), aber dieses Mitgegebensein ist implizit und unbewusst. Das eigenleibliche Spüren geschieht im Auftauchen und Wiederverschwinden von »Leibesinseln« (Schmitz 1998/2007), die ich wahrnehme und lokalisiere, als Enge, Weite, Druck, Entspannung oder Schmerz.

Der Schmerz alarmiert mich und lässt mich z.B. fragen: Woher kommt das? Hat mich jemand geboxt? Hat mich ein Insekt gestochen? Ist es ein störender Fremdkörper? Ist es der Magen oder sind es die Gallensteine usw.? In dieser Erste-Person-Perspektive äußert sich Schmerz als »sinnlicher Zweifel«, der mich als Subjekt verunsichert. Der Schmerz lässt mich Antworten auf die erwähnten Fragen suchen und provoziert eine Unterscheidung zwischen mir als Subjekt und dem unklaren Gegenstand Schmerz:

> »Gerade, dass diese Unterscheidung noch schwebt, zeigt deutlich die Unfähigkeit des rein objektiven Es-Denkens (welches das naturwissenschaftliche ist), den Schmerz *richtig* zu denken, nämlich eben als *schwebende* Entscheidung zwischen Ich und Es« (Weizsäcker 1926/1987, S. 33).

Der Schmerz kann mich dazu bringen, meinen Leib als Gegenstand, als Körper zu *behandeln* (zu objektivieren und zu korporifizieren). Auch die auf professionell-wissenschaftlichen Standards beruhende *Behandlung* in Medizin und Pflege ist eine derartige Korporifizierung: Auch die »personalisierte« Präzisions-Medizin bedeutet keine Begegnung auf Augenhöhe zwischen zwei Personen, sondern die möglichst passgenaue Einordnung der Patientin in den medizinischen Diskurs durch Diagnose und Therapie.

1.2 Schmerz in multidimensionaler Perspektive

Cicely Saunders (2000) leitet das Konzept »total pain« aus ihrer klinischen Erfahrung ab. Auf die Bitte, ihren Schmerz zu beschreiben, hatte ihr eine Patientin geantwortet:

> »Well, doctor, it began in my back but now it seems that all of me is wrong. […] I could have cried for the pills and the injections, but I knew that I mustn't. Nobody seemed to understand how I felt, and it was as if the world was against me. My husband and son were marvelous, but they were having to stay off work and lose their money. But it's wonderful to begin to feel safe again«.

Saunders fasst diese kurze Beschwerdeschilderung folgendermaßen zusammen: »Physical, emotional and social pain and the spiritual need for security, meaning and self-worth, all in one answer« (Saunders 2000, S. 9). Das »total pain«-Konzept ist geboren, das den Kern der WHO-Definition von Palliative Care bildet:

> »Palliativversorgung ist ein Ansatz, der die Lebensqualität von Patienten und deren Familien verbessert, die mit den Problemen im Zusammenhang einer lebensbedrohenden Erkrankung konfrontiert sind, dies mittels Prävention und Linderung von Leiden durch frühzeitiges Erkennen und umfassende Erfassung sowie durch die Behandlung von Schmerz und anderen Problemen auf körperlichen, psychosozialen und spirituellen Ebenen« (Deutsche Gesellschaft für Palliativmedizin o. J.).

1.3 Ist Schmerz eine Kategorie, eine Dimension oder ein Typos?

> »Insgesamt kann bei Klassifikation zunächst ganz grundsätzlich zw. kategorialen, dimensionalen und typologischen Vorgehensweisen unterschieden werden. Kategoriale Vorgehensweisen nehmen dabei qual. unterschiedliche Phänomene an, die sich inhaltlich eindeutig voneinander abgrenzen lassen und durch klare Kriterien festgelegt sind. Dimensionale Vorgehensweisen gehen von einem Kontinuum des interessierenden Merkmals aus und stellen (meist mehrdimensional) die Frage nach dem differenzierten Ausprägungsgrad bzw. der Häufigkeit seines Auftretens. Typologische Vorgehensweisen gehen von prototypischer Konstellation versch. Merkmale aus, denen einzelne Fälle mehr oder weniger genau entsprechen – konstituieren sich i. Ggs. zur kategorialen Vorgehensweise jedoch nicht durch klare, notwendige und hinreichende Kriterien« (Strohmer 2020, o. S.).

Im medizinischen Alltag werden Krankheiten häufig als Kategorien »behandelt« (terminologisch *und* therapeutisch-praktisch), die der erkrankte Mensch entweder »hat« oder nicht. Auch im Bereich der Psychopathologie bemüht man sich um möglichst trennscharfe diagnostische Kriterien. Diese werden in multiaxialen Klassifikationssystemen wie der Operationalisierten Psychodynamischen Diagnostik (OPD 2004) durch eine (multi-)dimensionale Betrachtungsweise ergänzt. Für Saunders und die zitierte WHO-Definition sind jedoch weder die Elemente physisch – psychisch – sozial – spirituell noch der diese Elemente umfassende (»totale«)

1 Total pain – Was die Psychosomatik von Cicely Saunders lernen kann

Schmerz trennscharfe Kategorien. Es handelt sich nicht um nosologische oder symptomatologische Kriterien, auch nicht um ein klinisches Syndrom oder eine Konstellation von Komorbiditäten, die additiv zu behandeln wären, etwa durch eine Verordnungsliste von Medikamenten und anderen therapeutischen Interventionen. Vielmehr soll der Ausdruck »total pain« menschliches Leiden als »single, integrated, multi-dimensional experience« (Krikorian und Limonero 2012, S. 29) zusammenfassen. Die Bevorzugung der dimensionalen Betrachtungsweise oder wenigstens ihre Gleichberechtigung mit der kategorialen ermöglicht die psychotherapeutische (Mit-)Behandlung auch auf der Ebene sub-syndromaler Befindlichkeitsstörungen (Valdes-Stauber und Bachthaler 2016).

Saunders, die durchaus auch im kategorialen Sinn eine Pionierin ist (durch Erkennen einzelner Schmerzkomponenten bei Tumorkranken und deren gezielte Opiat-Behandlung) denkt offensichtlich dimensional, wenn sie von »Total Pain« spricht, genauer gesagt: multidimensional. Als Klinikerin hat sie darüber hinaus konkrete Patientinnen und Patienten vor Augen, die sich in Praxis und Lehre zu *Typen* verdichten. Insbesondere die existenziell-spirituelle Dimension muss auch typologisch beschrieben werden (ausgehend von konkreten Kasuistiken), um für die Gesundheitsberufe verständlich zu werden (Kissane 2012).

In mehrdimensionaler und typologischer Hinsicht stellt Monika Müller (2007) das Total-Pain-Konzept als Synonym für die Trauer- und Abschiedsarbeit Sterbender vor. So wichtig und geradezu lebensnotwendig die kategoriale Symptomkontrolle in der Schmerztherapie ist, so zentral ist gleichzeitig der Verzicht auf das totale Kontrollieren-Können, auf das »perimortale Omnipotenzsyndrom« (Heller 2012):

> »Dies erfordert von den Betreuenden nochmals einen anderen Umgang und Handlungsauftrag, in dem es primär weniger um »Kontrolle« und Beseitigung umfassender Schmerzen und weiterer damit verbundener Phänomene geht, es auch nicht um die fremdeinschätzende Deutung dessen geht, was der schwer kranke und sterbende Mensch erlebt, sondern [...] die Einzigartigkeit, die Einmaligkeit und Individualität des sterbenden Menschen zu verstehen und zu bedienen« (Müller 2007, S. 413).

Auch die Schmerz-Definition der International Association for the Study of Pain (IASP: www.dgss.org) entscheidet sich klar für die Erste-Person-Perspektive des unter einem Schmerz leidenden Menschen (»Patient[in]«): »Schmerz ist ein unangenehmes Sinnes- und Gefühlserlebnis, das mit einer tatsächlichen oder drohenden Gewebeschädigung verknüpft ist oder mit Begriffen einer solchen Schädigung beschrieben wird« und für eine multidimensionale, akausale (nicht nach Ursachen klassifizierende) Betrachtungsweise. Sie verzichtet darauf, die »Glaubwürdigkeit« der Beschwerden zu bewerten:

> »Many people report pain in the absence of tissue damage or any likely pathophysiological cause; usually this happens for psychological reasons. There is usually no way to distinguish their experience from that due to tissue damage if we take the subjective report. If they regard their experience as pain, and if they report it in the same ways as pain caused by tissue damage, it should be accepted as pain. This definition avoids tying pain to the stimulus. Activity induced in the nociceptor and nociceptive pathways by a noxious stimulus is not pain, which is always a psychological state, even though we may well appreciate that pain most often has a proximate physical cause« (Treede 2018, S. 2).

1.4 Professionalisierung vs. Deprofessionalisierung

Es war die Begegnung mit schwerkranken, unter Schmerzen leidenden Menschen, die in allen an Palliative Care beteiligten Berufen zur jeweiligen spezifischen Professionsentwicklung führte, z. B. zur Verankerung in der ärztlichen Approbationsordnung und zur Einführung der Zusatz-Weiterbildung Palliativmedizin in Deutschland.

Ist mit dieser Professionsentwicklung in Medizin, Pflege, Sozialer Arbeit, Psychologie, Seelsorge usw. auch eine Professionalisierung von Palliative Care und im Umgang mit dem Schmerz sterbender Menschen verknüpft? Ja und nein:

Einerseits führen Erwerb und Ausüben spezialisierter Kompetenzen zur Professionalisierung dessen, was zuvor ein allgemein-professioneller oder sogar nur mitmenschlicher Auftrag war. Professionalisierung als Professionsentwicklung liegt z. B. vor, wenn die Äthermasken-haltende Narkoseschwester durch die Fachärztin für Anästhesiologie ersetzt oder aus dem gelegentlich Kranke besuchenden Seelsorger ein hochspezialisierter Klinikseelsorger wird. Klinische Routine, Forschung und Lehre verstärken diese Tendenzen zur Professionalisierung von Palliative Care.

Andererseits führt interprofessionelle Teamarbeit zu Kompetenz-Erwerb und -Ausübung, die gemeinsam wahrgenommen und vom Patienten auch ohne Berücksichtigung von Berufsgrenzen (transprofessionell) abgerufen werden. Insbesondere die Kompetenz für Spiritual Care wächst paradoxerweise nicht nur durch Professionalisierung, sondern auch durch Deprofessionalisierung, durch Mobilisierung von mitfühlendem Wahrnehmen und Handeln (compassion). Compassion jedoch wächst nicht automatisch mit Professionalisierung, es wird in gewisser Weise sogar durch (Über-)Professionalisierung gestört (Frick 2020). Mit Deprofessionalisierung ist alles andere als naives Gutmenschentum gemeint. Hier ist wiederum die professionelle und persönliche Biografie Cicely Saunders' lehrreich: Ihre unterschiedlichen professionellen Rollen hinderten sie nicht daran, ein transprofessionelles, am existenziellen Leiden orientiertes Schmerzmodell zu entwickeln.

1.5 Leid und Leiden

Das Hauptwort »Leid« kommt von ahd. *leid* (das angetane Böse, Unrecht, Schädigung, Kränkung, Beleidigung, Sünde, durch Schädigung hervorgerufener Kummer, Schmerz, Betrübnis, Sorge). Das Zeitwort »leiden« hingegen kommt vom ahd. *līdan* (ertragen, erdulden, sich fortbewegen, in die Fremde ziehen, Not durchstehen). In der Umgangssprache wird zwischen Leid und Leiden meist nicht unterschieden. In therapeutischer Hinsicht ist es jedoch hilfreich, die Bedeutungsunterschiede zu differenzieren:

Leid ist ein objektiver Umstand, der einem anderen Menschen oder mir selbst unvermittelt zustoßen oder angetan werden kann, z. B. durch äußere Gewalt oder durch eine plötzlich ins Leben tretende Erkrankung. Leid wird durch die medizinische Diagnostik abgebildet, klassifiziert, behandelt, insofern es »Krankheitswert« besitzt. Ob die Medizin Leid als Krankheit anerkennt oder nicht, für die leidtragende Person bleibt es oft für lange Zeit fremd, übermächtig, möglicherweise traumatisch belastend.

Leiden hingegen ist kein äußerliches Faktum, sondern der innere Prozess der Auseinandersetzung, Aneignung und Annahme des leidenden Subjekts, also der Patientin oder des Patienten.

Das Subjekt »Patient« ist dem Leid gegenüber passiv (lat. *subiectus:* unterworfen), überwältigt. Im Leiden hingegen ist das Subjekt sowohl passiv als auch aktiv in der eigenen Krankheitsverarbeitung, in der Sinnsuche, in der Entwicklung einer subjektiven Krankheitstheorie, zu der Kausal- und Kontrollattribution gehören.

Diagnostik in einer psychosomatisch orientierten Medizin muss sich am Leid *und* am Leiden orientieren, an objektiven Befunden ebenso wie am subjektiven Befinden. Die Frage »Worunter leiden Sie?« ist die Schlüsselfrage, um das subjektive Erleben des Patienten zu erfassen (Sack 2019). Sie kann verschieden formuliert werden, kommt möglicherweise durch die Gestaltung der Situation, durch Tonfall, Mimik und Gestik, durch Pausieren (kurze Unterbrechung der klinischen Routine) bei der Patientin an, die sich durch die Offenheit des Arztes »traut«, darüber zu sprechen, wie es ihr wirklich geht.

1.6 Aushandeln als Teil der Schmerzarbeit

Viktor von Weizsäcker beschreibt die folgende »Urszene« der Schmerzbehandlung:

> »Wenn die kleine Schwester den kleinen Bruder in Schmerzen sieht, so findet sie vor allem Wissen einen Weg: schmeichelnd findet den Weg ihre *Hand,* streichelnd will sie ihn dort *berühren,* wo ihm weh tut. So wird die kleine Samariterin zum ersten Arzt. Ein Vorwissen um eine Urwirkung waltet unbewusst in ihr; es leitet ihren Drang zur Hand und führt die Hand zur wirkenden Berührung. Denn dies ist es, was der kleine Bruder erfahren wird: die Hand tut ihm wohl. Zwischen ihn und seinen Schmerz tritt die Empfindung des Berührtwerdens von schwesterlicher Hand, und der Schmerz zieht sich vor dieser neuen Empfindung zurück. Und so entsteht auch der erste Begriff des Arztes, die erste Technik der Therapie« (Weizsäcker 1926/1987, S. 27).

Die Be*hand*lung fängt mit der kindlichen *Hand* an: Weizsäcker spricht eher nüchtern und wenig emotional von »Technik«. Behandlung setzt voraus, dass beide aus*han*deln, was auf dem Spiel steht. »Schmerzarbeit« ist zunächst ein Handeln der Schmerzpatientin, die sich zum Schmerz verhält – hingebend (leidenschaftlich-kämpferisch), objektivierend (stoisch) und triebgewollt. Schmerz, so Weizsäcker, sei »sinnlicher Zweifel«: Gehört das fremde Es des Schmerzes zu mir? »[D]as Ergebnis der Schmerzarbeit ist Ent-Scheidung: Wiederherstellung der Einheit des Selbst mit sich nach Ausstoßung eines Es« (Weizsäcker 1926/1987, S. 41). Bewältigung der Schmerzarbeit ist eine gemeinsame Aufgabe für Ärztin und Patient:

»Die Aufgabe ist für Arzt und Kranken Bewältigung der Schmerzarbeit und ihrer Entscheidung. Sie ist nicht Beseitigung des Schmerzes, sondern Bewältigung der Schmerzarbeit, die der Einzelne, sofern er zum Arzte geht, nicht leisten konnte; sonst ginge er nicht zum Arzte« (Weizsäcker 1926/1987, S. 46).

Gegenüber der Erste-Person-Perspektive des (Schmerz-)Patienten hat die Dritte-Person-Perspektive der medizinischen Forschung und Theoriebildung sowie die interdisziplinäre (multimodale) Schmerztherapie eine sekundäre, dienende Rolle. Die Psychosomatische Medizin und Psychotherapie (kurz: »Psychosomatik«) sieht ihre Aufgabe von der Zweiten-Person-Perspektive aus: Im Dialog mit dem Patienten wird ausgehandelt, woher und wie der Schmerz zustande kommt und aufrechterhalten wird, wozu er dient und wie er zu behandeln ist. Diese psychosomatische »Zusammenführung« (Stresing 2009) muss mit dem Patienten ausgehandelt werden. Der Begriff »psychosomatisch« kann in gemeinsamer Bedeutung zwischen Arzt und Patientin oder unterschiedlich gebraucht werden, z. B. kann der Patient »psychosomatisch« als »nur psychogen«, »nicht ernsthaft«, »eingebildet« oder »simuliert« auffassen und darüber irritiert sein, dass seine Erste-Person-Perspektive in Zweifel gezogen wird (Frick 2022).

Wenn die subjektive Krankheitstheorie der Patientinnen und professionelle Modelle der Behandler auseinanderklaffen, droht eine Sprachverwirrung, an der auch die vordergründige Anpassung der Patienten an den medizinischen Slang nichts ändert. Das aus der Wahrscheinlichkeitstheorie stammende Modell des »Predictive Processing« postuliert eine fortwährende, meist implizit-unbewusste Vorhersage-Aktivität des Organismus und fasst Symptome als Vorhersage-Fehler auf. Im Kontext funktioneller Körperbeschwerden hilft Predictive Processing, mögliche Spaltungen zwischen organischen und psychosozialen Faktoren, zwischen Arzt und Patient zu überwinden und stattdessen eine »ökumenische« Sprache einzuüben (Henningsen et al. 2018).

Funktionelle Schmerz- und sonstige Störungen bei Tumorerkrankungen und anderen palliativmedizinisch behandelten Störungsbildern müssen zwar von vorwiegend somatoformen Beschwerden unterschieden werden. Es kann jedoch eine Komorbidität »organischer« und »funktioneller« Erkrankungen vorliegen. Gerade »therapierefraktäre« Schmerzen können eine »nicht fassbare« psychische oder spirituelle Bedeutung tragen (Algret et al. 2011). So ergibt eine aktuelle Untersuchung von Tumorpatienten (Hui et al. 2020) 67% krebsbezogene, 26% behandlungsbezogene Schmerzen und 34% chronic non-malignant pain. Aus der Erwähnung psychotherapeutischer Interventionen ergibt sich, dass die Autoren dabei auch funktionelle Beschwerden im Blick haben. Auch diese palliativmedizinische Studie spricht für eine möglichst breite, nicht auf Ausschluss beruhende Simultandiagnostik. Sowohl arzt- als auch patientenseitig kann eine einseitige, z. B. auf eine organische Verursachung fixierte Zuschreibung vorliegen. Beide bedürfen dann einer Reattribuierung, die sie im Aushandeln des Behandlungsplans erreichen können (▶ Kap. 2 »Ein blinder Fleck?« in diesem Band).

1.7 Bio-psycho-sozio-spirituelle Medizin

Im Digitalen Wörterbuch der Deutschen Sprache (dwds.de, Zugriff am 14.4.19) wird »Psychosomatik« definiert als die »Wissenschaft von der Bedeutung seelischer Vorgänge für Entstehung und Verlauf von Krankheiten«. Die Forschung (Steinberg 2018) führt das Adjektiv »psychosomatisch« auf Heinroth zurück, bei dem wir lesen: »Gewöhnlich sind die Quellen der Schlaflosigkeit psychisch-somatisch, doch kann auch jede Lebenssphäre für sich allein den vollständigen Grund derselben enthalten« (Heinroth 1818, S. 49). Heinroth geht es also um die Kausalattribution des Symptoms »Schlaflosigkeit«, vor dem Hintergrund eines Dualismus der »Lebenssphären« Psyche und Soma. Im ärztlichen Alltag wird trotz Engels (1977) bio-psycho-sozialem Modell das Adjektiv »psychosomatisch« noch immer als Restkategorie organmedizinisch nicht erklärbarer Krankheitszustände verwendet. Im diagnostischen Prozess wird entweder eine Komorbidität aus dem Kapitel F der ICD-10 kodiert oder – nosologisch unbestimmt – F54 (»Psychologische Faktoren oder Verhaltensfaktoren bei anderenorts klassifizierten Krankheiten«). Kriterien dafür sind:

- Es liegt eine klar definierte »körperliche« Erkrankung vor.
- An ihrer Entstehung, Auslösung oder Verlauf sind psychische Faktoren (wie Sorgen, emotionale Konflikte, ängstliche Erwartung) mit beteiligt.
- Eine eigene Diagnose als psychische Störung ist aber nicht gerechtfertigt.

Diese Sammelkategorie wird in der ICD-11 wohl unverändert als eigene Kategorie (6E40: »Psychologische Faktoren oder Verhaltensfaktoren bei anderenorts klassifizierten Störungen oder Erkrankungen«) bestehen bleiben, um psychosomatische Wechselwirkungen abzubilden. Dies hat den Vorteil der Abrechenbarkeit psychotherapeutischer Leistungen: Bei vielen körperlichen Erkrankungen wird auf diese Weise eine begleitende Psychotherapie mit dem Ziel der besseren Krankheitsbewältigung möglich.

Im klinischen Jargon, aber auch in der Alltagssprache haftet dem Wort »psychosomatisch« neben der begrifflichen Unschärfe auch eine latente Abwertung oder Infragestellung von Krankheits-Beschwerden an, die sowohl im palliativmedizinischen als auch im IASP-Schmerzkonzept überwunden sind.

Der ausschließende Denkstil des medizinischen Diskurses verknüpft z. B. die Definition somatoformer Störungen mit »Fehlender organischer Erklärbarkeit«. Das sich auf den diskursiven Ausschluss stützende unikausale Krankheitsmodell fördert aufseiten der Patientin eine identifikatorische Anpassung an die ärztliche Erklärungs- und Erwartungshaltung:

> »Auch einseitige somatische Ursachenvorstellungen (»Krankheitsmodell«) kommen eher bei Patienten mit funktionellen Körperbeschwerden vor, wobei allerdings die meisten Untersuchungen andeuten, dass sich dieses erst im Verlauf der Beschwerden bilden, Patienten zumindest in der Frühphase oft recht ausgewogene biopsychosoziale Ursachenvorstellungen haben und einseitige somatische Ursachenattributionen und Krankheitslabels eher von Ärzten kommen« (AWMF 2018, S. 49).

Psychosomatische Krankheitsmodelle dienen dazu, das bio-psycho-soziale Modell der Humanmedizin (Engel 1977), möglicherweise erweitert um eine spirituelle Dimension (Hefti 2013), in die Arzt-Patienten-Beziehung einzubringen. Die Diskursanalyse medizinischer Lehrbücher (Schimak 2014), aber auch von Arzt-Patient-Interaktionen (Stresing 2009) zeigt, dass der Begriff »psychosomatisch« oft nicht ganzheitlich, sondern spaltend verwendet wird. Wichtiger als die in der Dritte-Person-Perspektive beschreibende Terminologie ist in der Erste-Person-Perspektive des Patienten das Erleben der Psyche-Soma-Diskonnexion (McDougall 1991/1998; Storck 2017).

Auf das Leiden unter der Entkopplung verschiedener Erlebensbereiche, besonders quälend in der Auseinandersetzung mit dem »Es« in der Schmerzarbeit, antwortet das Total-Pain-Konzept nicht kategorial und additiv, sondern dimensional und integrativ. Aus diesem klinischen Ansatz ebenso wie aus der hieraus abgeleiteten Palliative Care-Definition der WHO kann eine psychosomatisch gewendete Humanmedizin lernen: Der kategoriale und störungsorientierte Ansatz ärztlichen Handelns wird nicht ersetzt, sondern ergänzt durch dialogisches Aushandeln und durch die gemeinsame therapeutische Arbeit (vgl. Schmerzarbeit).

Eine existenziell gewendete Psychotherapie kann zwar hilfreich in der Bewältigung einer Erkrankung sein, ist jedoch nie ausschließlich störungsorientiert. Weil Sterben ebenso wenig wie Geborenwerden eine Krankheit ist (obwohl beides im Krankenhaus stattfinden kann), ist Psychotherapie in der palliativen Situation keine Behandlung einer Krankheit (Broda und Wilms 2019; Noyon 2019). Dieselbe spirituelle Offenheit, die in der palliativen Situation vonnöten ist, braucht die Psychotherapie auch in anderen Krisensituationen während des Lebenszyklus (Frick et al. 2018).

1.8 Zusammenfassung: Was Palliative Care und Psychosomatische Medizin voneinander lernen

Palliative Care ist über das Gebiet der Palliativmedizin hinaus ein transprofessionelles Arbeitsfeld und ein breit aufgestelltes bürgerschaftliches Engagement. Der von Cicely Saunders geprägte Begriff »total pain« steht einerseits für die globale Notsituation schwerkranker und sterbender Menschen und macht insofern professionelles Handeln notwendig. Andererseits steht er für eine existenzielle Grenzsituation, die eine existenzielle Antwort »auf Augenhöhe«, eine intersubjektive Begegnung erfordert, die auch Teil der psychotherapeutischen Haltung ist. Der medizinische Diskurs ist durch Strategien der Objektivierung in Diagnostik und Therapie außerordentlich erfolgreich. Allerdings ist diese Effizienz durch den weitgehenden Ausschluss des Subjekts erkauft. Sowohl die palliative als auch die psychosomatische Medizin verstehen sich als Fachgebiete der modernen evidenzbasierten Medizin. Beide stellen durch die (Wieder-)Einführung des Subjektes ein Korrektiv für den vorherrschenden medizinischen Diskurs bereit.

Literatur

Algret C, Pimont M, Bourlot D (2011) La douleur chronique en soins palliatifs ou… empreinte de l'insaisissable. Ethique und Santé 8: 198–203.
AWMF (2018) S3 Leitlinie »Funktionelle Körperbeschwerden« AWMF-Reg.Nr. 051–001 S3. (https://www.awmf.org/uploads/tx_szleitlinien/051-001l_S3_Funktionelle_Koerperbeschwerden_2018-11.pdf, Zugriff am 02.05.2022).
AWMF (2019). S3 Leitlinie »Funktionelle Körperbeschwerden«. (www.awmf.org/leitlinien/detail/ll/051-001.html, Zugriff am 29.03.2020).
Broda M, Wilms B (2019) Ist Sterben krankheitswertig? Zur Rolle von Psychotherapie am Lebensende. PiD-Psychotherapie im Dialog 20: 61–65.
Burbaum C, Stresing A-M, Fritzsche K, Auer P, Wirsching M, Lucius-Hoene G (2010) Medically unexplained symptoms as a threat to patients' identity? A conversation analysis of patients' reactions to psychosomatic attributions. Patient Education and Counseling 79: 207–217.
Deutsche Gesellschaft für Palliativmedizin (o.J.) Definition zur Hospiz- und Palliativversorgung. (White Paper für Standards und Richtlinien für Hospiz und Palliative Care in Europa: Teil 1 (dgpalliativmedizin.de), Zugriff am 02.05.2022).
Engel GL (1977) The need for a new medical model: a challenge for biomedicine. Science 196: 129–136.
Foucault M (1972/1991) Die Ordnung des Diskurses. Frankfurt a. M.: Fischer.
Frick E (2020) Unterwegs zum Facharzt für Spirituelle Medizin? Entwurf eines medizinisch-therapeutischen Spiritual Care-Modells zwischen Professionalisierung und Deprofessionalisierung. Spiritual Care 9: 137–147.
Frick E (2022) Das Wort »psychosomatisch« als Sprechhandlung. In: T. Reuster & P. Schönknecht (Hrsg.) Brücken zwischen Psychiatrie und Philosophie: Ein interdisziplinärer Dialog. Berlin: Springer. S. 89–109.
Frick E, Ohls I, Stotz-Ingenlath G, Utsch M (Hrsg.) (2018) Fallbuch Spiritualität in Psychotherapie und Psychiatrie. Göttingen: Vandenhoeck und Ruprecht.
Hefti R (2013) The extended Biopsychosocial Model: A whole-person-approach to psychosomatic medicine and psychiatry. Psyche und Geloof 24: 119–129.
Heinroth JCA (1818) Lehrbuch der Störungen des Seelenlebens oder der Seelenstörungen und ihrer Behandlung. Vom rationalen Standpunkt aus entworfen. II. Teil. Leipzig: Fr. Chr. Wilh. Vogel.
Heller A (2012) Das perimortale Omnikompetenzsyndrom. Anspruch als Belastungsfaktor. In: Müller M, Pfister D (Hrsg.) Wie viel Tod verträgt das Team? Belastungs- und Schutzfaktoren in Hospizarbeit und Palliativmedizin. Göttingen: Vandenhoeck und Ruprecht. S. 68–79.
Henningsen P (2007) Kognitive Neurowissenschaft als Umgangslehre. In: Deter H-C (Hrsg.) Allgemeine klinische Medizin: Ärztliches Handeln im Dialog als Grundlage einer modernen Heilkunde. Göttingen: Vandenhoeck und Ruprecht. S. 30–39.
Henningsen P, Gündel H, Kop WJ, Löwe B, Martin A, Rief W, Rosmalen JG, Schröder A, den Bergh Van O (2018) Persistent physical symptoms as perceptual dysregulation: a neuropsychobehavioral model and its clinical implications. Psychosomatic Medicine. 80(5): 422–431.
Hui D, Abdelghani E, Chen J, Dibaj S, Zhukovsky D, Dev R et al. (2020) Chronic nonmalignant pain in patients with cancer seen at a timely outpatient palliative care clinic. Cancers 12(1): 214.

Husserl E (1952) Ideen zu einer reinen Phänomenologie und phänomenologischen Philosophie. II Phänomenologische Untersuchungen zur Konstitution. Den Haag: Martinus Nijhoff Publishing.
Kissane DW (2012) The relief of existential suffering. Archives of Internal Medicine 172: 1501–1505.
Krikorian A, Limonero JT (2012) An integrated view of suffering. Journal of Palliative Care 28: 41–49.
Lebrun J-P (2017) De la maladie au malade: psychanalyse et médecine dans la cité. Toulouse: Eres.
McDougall J (1991/1998) Theater des Körpers [Théâtres du corps]. 2 Aufl. Stuttgart: Klett-Cotta.
Merleau-Ponty M (1960/2007) Zeichen (Signes, dt.) (Bd. 590). Hamburg: Meiner.
Müller M (2007) Total Pain. In: Knipping C (Hrsg.) Lehrbuch Palliative Care. 2. Aufl. Bern: Huber. S. 386–413.
Nilges P, Diezemann A (2018) Chronischer Schmerz – Konzepte, Diagnostik und Behandlung. Verhaltenstherapie und Verhaltensmedizin 39: 167–186.
Noyon A (2019) Existenzielle Ansätze in der Psychotherapie. PiD – Psychotherapie im Dialog 20: 43–48.
OPD (Arbeitsgemeinschaft) (Hrsg.) (2004) Operationalisierte Psychodynamische Diagnostik. Grundlagen und Manual. 4. Aufl. Bern Göttingen Toronto Seattle: Huber.
Sack M (2019) Individualisierte Psychotherapie. Ein methodenübergreifendes Behandlungskonzept. Stuttgart: Schattauer.
Saunders C (2000) The evolution of palliative care. Patient Education and Counseling 41: 7–13.
Schimak A (2014) Über die Schamesröte einer jungen Turnusärztin: – Die Darstellung der Psychosomatik in Lehrbüchern der Medizin. Eine kritische Diskursanalyse. Hamburg: Kovac.
Schmitz H (1998/2007) Der Leib, der Raum und die Gefühle. Bielefeld Locarno: Sirius.
Steinberg H (2018) Zum 200. Jahrestag der Schöpfung des Begriffes »Psychosomatisch« in der medizinischen Weltliteratur durch Johann Christian August Heinroth. PPmP-Psychotherapie·Psychosomatik Medizinische Psychologie 68: 7–9.
Storck T (2017) »Als ich eins war …«: Psychoanalytische Psychosomatik und Anderes verstehen. Psyche 71: 95–122.
Stresing A-M. (2009). Patienten mit somatoformen Störungen im psychotherapeutischen Gespräch. Eine konversationsanalytische Untersuchung zur interaktiven Erarbeitung eines psycho-somatischen Krankheitsverständnisses. Albert-Ludwigs-Universität, Freiburg i. Br.
Strohmer J (2020) Klassifikation psychischer Störungen. In: Wirtz MA (Hrsg.) Dorsch – Lexikon der Psychologie. (https://dorsch.hogrefe.com/stichwort/klassifikation-psychischer-stoerungen, Zugriff am 16.09.2022).
Treede RD (2018) The International Association for the Study of Pain definition of pain: as valid in 2018 as in 1979, but in need of regularly updated footnotes. Pain Reports 3(2): e643
Valdes-Stauber J, Bachthaler S (2016) Patientenversorgung im psychoonkologischen Konsiliar- und Liaisondienst-Unterschiede zwischen Patienten mit und ohne psychiatrische Komorbidität. PPmP-Psychotherapie Psychosomatik Medizinische Psychologie 66: 429–440.
Voll K, Müller JJ, Loetz C, Frick E (2017) Was verstehen Studierende unter dem Begriff der Seele? Ein Vergleich der Fachrichtungen Medizin, Philosophie, Theologie und Psychologie. Spiritual Care 6: 7–20.
Weizsäcker Vv (1926/1987) Die Schmerzen. In: Achilles P, Janz D, Schrenk M, von Weizsäcker CF (Hrsg.) Der Arzt und der Kranke. Stücke einer medizinischen Anthropologie (Gesammelte Schriften 5) (Bd. 5). Frankfurt am Main: Suhrkamp. S. 27–47.
Weizsäcker Vv (1933/1997) Der Gestaltkreis. Theorie der Einheit von Wahrnehmen und Bewegen (Gesammelte Schriften 4). In: Janz D, Rimpau W, Schindler W (Hrsg.) Frankfurt a. M.: Suhrkamp.
Weizsäcker Vv (1944/1987) Die Grundlagen der Medizin. In: Janz D, Schindler W (Hrsg.) Gesammelte Schriften (Bd. 7). Frankfurt a. M.: Suhrkamp. S. 7–28.

2 Ein blinder Fleck? – Funktionelle Beschwerden und Bodily Distress bei Todkranken und Sterbenden

Constanze Hausteiner-Wiehle, Heribert Sattel und Eckhard Frick

Lange Zeit waren schwere Erkrankungen oder der bevorstehende Tod Themen, für die Betroffene keinen passenden Gesprächsrahmen besaßen. Ärzte fühlten sich bis in die 70er Jahre des 20. Jahrhunderts verpflichtet, solche Diagnosen ihren Patienten nicht mitzuteilen:

> »Der Arzt muss sich also vor allen Dingen angelegen seyn lassen, Hoffnung und Muth beim Kranken zu erhalten, lieber die Sache leicht machen, alle Gefahr verbergen, und, je mehr sie zunimmt, desto mehr Heiterkeit und frohen Muth auf der Stirn tragen; am allerwenigsten aber ihm Ungewissheit oder Unentschlossenheit merken lassen, wenn sie auch da wäre. [...] Man sieht hieraus, wie höchst tadelnswerth das Betragen derer Aerzte ist, welche kein Bedenken tragen, dem Kranken die Gefahr, ja wohl den Tod anzukündigen, und wie unrecht die Angehörigen handeln, die den Arzt dazu auffordern. Niemand ist befugt, dem Arzte einen solchen Auftrag zu geben, und nie braucht ein Arzt sich ihn geben zu lassen. Den Tod verkündigen, heisst, den Tod geben, und das kann, darf nie ein Geschäft dessen seyn, der blos da ist, um Leben zu verbreiten« (Hufeland 1806, S. 17).

Das hat sich seit Beginn des 19. Jahrhunderts etwas, aber nicht grundlegend geändert: Bis in die jüngere Vergangenheit wurden vor allem psychosoziale Bedürfnisse Todkranker und Sterbender tabuisiert. Die Entwicklung von Psychoonkologie und Palliativmedizin stellt einen Ansatz dar, nun auch dieses Schweigen zu überwinden: Die seelische Belastung durch genetische Risiken, Diagnose und Prognose und auch die zwischenmenschlichen und spirituellen Bedürfnisse Todkranker und Sterbender werden nun gesehen und gewürdigt (Holland 2002; Leitlinienprogramm Onkologie 2020; Saunders 2000/2006). Einen blinden Fleck gibt es allerdings noch: Körperliche Beschwerden werden weiterhin fast ausschließlich auf organische Prozesse und Erkrankungen zurückgeführt und auch so behandelt. Aktuelle Empfehlungen, vor allem die neue diesbezügliche S3-Leitlinie (2019), ermuntern nun zunehmend auch in der Palliativmedizin zu einer »psychosomatischeren« Sichtweise.

2.1 Subjektivität und Objektivität in der Palliativmedizin

Wie die psychosomatische und oft auch die Rehabilitationsmedizin versteht sich die Palliativmedizin nicht überwiegend als biomechanische Medizin. Sie nutzt nicht nur »objektive« empirisch-naturwissenschaftliche Methoden, sondern auch »subjektive« phänomenologisch-interpretative. Das heißt, schwer messbare und komplex verwobene Größen wie Biografie, Kontext, Wünsche, Bedürfnisse, Ziele und Motive von Patienten werden in der Palliativmedizin als wichtige Einflussfaktoren überwiegend für den Erkrankungsverlauf (sehr selten auch für den Erkrankungsbeginn) erkannt und genutzt. Dem persönlichen Krankheitserleben, individuellen Ursachenvorstellungen sowie der aktiven Mitwirkung an der Behandlung und der Gestaltung der damit verbundenen Ziele wird Raum gegeben, standardisierte Therapien werden individuell modifiziert.

Zentral ist dieser Zugang vor allem bei zwei Phänomenen: beim Ausmaß der gesamten erlebten *Erkrankungsschwere*, den damit verbundenen Sorgen, Ängsten und funktionellen Einschränkungen, sowie bei konkreten, erlebten *Körperbeschwerden*. Hier ergeben sich nämlich besonders oft »naturwissenschaftliche Irritationen«: Schwere Erkrankungen können mit geringem Leidensdruck einhergehen, minderschwere mit hohem (»Zufriedenheitsparadox«) (Herschbach 2002). Wenn geäußerte Beschwerden nicht mit organischen, laborchemischen oder apparativen Befunden korrelieren, gelten sie als zweitrangig, sogar »simuliert« oder »eingebildet« und damit illegitim (Hausteiner-Wiehle und Henningsen 2020; Sharpe und Greco 2019). Wenn es dagegen objektivierbare Befunde oder Komorbiditäten gibt, werden die Beschwerden der Patienten diesen Befunden in Gänze zugeschrieben und damit manchmal »übertherapiert«. Wirkt die Behandlung dann nicht, sind Patienten und Behandler ratlos. Dies kommt auch in der Palliativmedizin mit ihren schwersten Erkrankungen und erheblichen Befunden, die natürlich nachvollziehbarer Weise zunächst im medizinischen Fokus stehen, immer wieder vor. Und dann?

Werden nach der üblichen medizinischen Vorgehensweise »unklare« Körperbeschwerden ignoriert, angezweifelt oder darauf wie auf allgemeingültige Anzeigen auf dem »Armaturenbrett Körper« reagiert, bleibt das unmittelbare, intra-, aber auch interpersonelle, extero- und interozeptive *Erleben* auf der Strecke. In diesem kann uns aber ganz unmittelbar, noch vor-sprachlich, das subjektive – sehr menschliche – Nicht-Berechenbare, Zweideutige, oft Appellative begegnen, für das wir eben *keine* guten laborchemischen oder apparativen Tests haben. In jeder individuell verstandenen Humanmedizin sollte die hochindividuelle »perzeptive Synthese« der Körperwahrnehmung (Sharpe und Greco 2019) diagnostisch und therapeutisch genutzt werden. Algret et al. (2011) sprachen beispielsweise bei therapierefraktären Schmerzen von Palliativpatienten von einem häufig missverstandenem »Totem«, einer Anpassung an individuelle Narrative, einer Verdichtung früherer, möglicherweise unbewusster Erfahrungen, die jetzt nicht anders ausgedrückt werden können als durch das Symptom. Schon Frank (1961/1992) identifizierte die Demoralisierung (Hoffnungslosigkeit, fehlende Coping-Ressourcen, Gefühl der Sinnlosigkeit) als den entscheidenden Faktor der Psychotherapie-Motivation. Die Demoralisierung zu beachten, heißt, in der Schmerz-Psychotherapie neben symptomorientierten Interventionen in erster Linie die Selbstkompetenz zu fördern (Figueiredo und Griffith 2016). Im palliativen Bereich kann eine Schmerz- oder andere Symptomatik die Hoffnungslosigkeit als Kern der Demoralisierung ausdrücken (▶ Kap. 4 »Depression und Demoralisierung« in diesem Band).

2.2 Begriffe, Konzepte, Diagnosen

Psychosomatische Beschwerden

Eine Bezeichnung von Beschwerden als »psychosomatisch« klingt oft abwertend und sollte vom Behandlungsteam mit großer Vorsicht verwendet werden, vor allem in der Palliativmedizin (▶ Kap. 12 »Wie palliativ ist die Psychosomatische Medizin und Psychotherapie?« in diesem Band). Todkranke und Sterbende, so scheint es, haben doch wirklich andere als psychosomatische Probleme! Dass dieser Begriff trotzdem noch benutzt wird, mag an mehrerlei Dingen liegen.

Erstens: (Fehl-)Attribution. Viele Begriffe, gerade wenn sie adjektivisch benutzt werden (»psychosomatische Beschwerden«), implizieren eine *Begründung*, woher etwa bestimmte Beschwerden kommen, bei »psycho-somatisch« also von »Psyche« und »Körper« zugleich. So soll eine Verbindung aufgezeigt und eine Brücke gebaut werden – gleichzeitig werden dadurch aber (leider) auch zwei voneinander getrennte Entitäten definiert, als wären »Körper« und »Seele« fremde Länder oder durch ein Hindernis getrennte Ufer. Eine solche dualistische Trennung ist jedoch eine künstliche, weil sie die vielen Verflechtungen und Wechselwirkungen sowie die Möglichkeit ausblendet, dass beides die Endpunkte eines biologischen Kontinuums sind. Zudem wird der Begriff »psychosomatisch« meist mit »psychisch« oder »psychogen« gleichgesetzt. Monokausale, unidirektionale Erklärungsmodelle – »rein psychisch« ebenso wie »rein körperlich« – bergen aber immer die Gefahr reduktionistischen Schubladendenkens und werden nur manchen Erkrankungen und den allerwenigsten Erkrankten gerecht. Besonders problematisch ist die Verwendung des Begriffs »psychosomatisch« als Ausschlussdiagnose, gleichsam als beliebige, hilflose Ausrede für ärztliches Nicht-mehr-weiter-Wissen: »Wir finden nichts, dann muss es wohl psychosomatisch sein.« Interessanterweise kommt ein solcher Reduktionismus eher durch Ärzte und die Organisation des Gesundheitswesens (einschließlich seiner Finanzierung); die Patienten selbst haben zumindest am Anfang ihres Krank-Seins oft einen recht breiten Ursachenbegriff (Ring et al. 2005). Schwerkranke etwa berichten: »Ich bin schwer krebskrank und kann nicht mehr mit meinen Freunden wandern gehen. Mir fehlen die Freuden und die Ablenkung, die Krankheit stresst und ängstigt mich, und einsam bin ich auch.«

Zweitens: Nachrangigkeit. Psychische Fragestellungen werden meist nicht nur als »anders«, sondern auch als weniger wichtig und weniger gefährlich wahrgenommen, oft nicht einmal als Gegenstand der »eigentlichen« Medizin (»vielleicht ist es doch *nur* psychisch!«). Gerade wenn – wie in der Palliativmedizin – ein Befund, eine Erkrankung da sind, setzen wir gerne Scheuklappen auf, denn dann haben wir ja »etwas« gefunden, an dem wir Medizin betreiben können. Eine Hierarchisierung von »Psyche« und »Soma« ist aber unzulässig, weil sie die hohe Relevanz psychosozialer Bedürfnisse und Funktionen für die Entstehung oder Heilung von Krankheiten, für die Bewältigung des Alltags und für eine erfüllte Existenz und damit auch ein erfülltes Lebensende und Sterben ignoriert. So wie man während einer Chemotherapie oft vom alltäglichen Leben ausgeschlossen ist oder bei Lungenversagen ersticken kann, so können Menschen auch an Verzweiflung oder unklaren Beschwerden zugrunde gehen, und zwar sowohl sozial durch Stigma, Rückzug, Vereinsamung als auch wortwörtlich durch Suizid.

Drittens: Vagheit. Die moderne biomechanische Medizin beansprucht inzwischen, körperliche Vorgänge recht gut zu beschreiben, zu messen und zu beeinflussen (wobei – so gut gelingt ihr das allerdings auch wieder nicht; viele Pathophysiologien sind weiterhin unklar, und die meisten Medikamente unterliegen Placebo-Effekten). Wie »Stress«, »Lernen« oder »(Kindheits-)Erfahrungen« wirken, ist für uns beim Verständnis von Beschwerden weniger sichtbar oder präsent als etwa ein Knochenbruch oder ein histologisch gesicherter Tumor. Anders als solche Befunde sind Beschwerden wie Schwindel oder Erschöpfung in der Regel nicht eindeutig bestimmten Krankheiten zuzuordnen. Dass mit »psychosomatischer« Behandlung meist eine psychotherapeutische gemeint ist, ist vor allem für Menschen mit Körperbeschwerden oft schwer nachvollziehbar, und psychosomatische Therapiekonzepte wirken ja ohnehin weniger fassbar als etwa pharmakologische oder operative.

Somatisierung

Der Begriff »Somatisierung« wird meist als Bereitschaft zur Symptombildung verstanden, also im deskriptiven Sinne als verstärktes Erleben, vermehrte Darbietung und negativistische Bewertung von Körperbeschwerden (Lipowski 1988; Regier et al. 2009). Er bezeichnet aber auch in einem ätiologischen Sinne einen Abwehrmechanismus, nämlich also die Rückverwandlung (»Re-Somatisierung«: Schur 1955) von Affekten in ihren körperlichen Ausdruck, wenn diese nicht mehr als Wut, Angst, Depression usw. gefühlt werden können. Bei der Somatisierung handelt es sich um eine Anwendung des psychoanalytischen Konversionsmodells, mit dem pseudo-neurologische sensu-motorische Störungen beschrieben wurden, auf Organerkrankungen (als »Umwandlung« von seelischen Konflikten und Belastungen wie ein geheimnisvoller »Sprung aus dem Seelischen in die somatische Innervation«: (Crombez et al. 2009; Freud 1916–17/1940). Hohe Somatisierungswerte werden nicht nur bei »psychosomatischen« Patienten, sondern auch bei Patienten mit endokrinen, dermatologischen, rheumatologischen, kardiologischen, neurologischen und gastrointestinalen Erkrankungen berichtet (Grassi et al. 2013). Auch bei körperlich Kranken gehen sie mit erhöhter medizinischer Inanspruchnahme, erhöhter Schmerzwahrnehmung, geringerer gesundheitsbezogener Lebensqualität und schlechterem Behandlungsergebnis einher (Übersicht bei Grassi et al. 2013). Somatisierung wurde als Prädiktor für eine dysfunktionale Opioid-Adhärenz (Über- *und* Unterdosierung) identifiziert (Trafton et al. 2011). Zusammenhänge zwischen Schmerzstärke, Depressivität, Angst, Feinseligkeit und Somatisierung lassen sich auch bei Krebspatienten erkennen; und sogar bei definitionsgemäß wieder gesunden Krebs-Überlebenden geht Somatisierung mit einem höheren Risiko für Arbeitslosigkeit einher (Grassi 2013). Bei Krebspatienten mit starken Schmerzen korreliert Somatisierung mit Depressivität, Angst (z. B. davor, dass die Erkrankung fortschreitet), Bewältigungsschwierigkeiten, Hoffnungs- und Hilflosigkeitserleben (Übersicht bei Grassi 2013).

Funktionelle Beschwerden

»Funktionell« ist das Gegenteil von »strukturell« oder »morphologisch«, nicht von »organisch« oder »somatisch« (Tölle 1999). »Funktion« beschreibt zunächst einmal die Aufgaben und Wirkungen eines Objekts, die man von seiner Form, seinem Material und seiner Struktur abgrenzen kann. (Fehl-)Funktionen werden oft erst wirksam (und sichtbar) in einer Kette oder einem System mit anderen Funktionen. Oft kommt es zu Dominoeffekten bzw. Teufelskreisen. Um funktionelle Beschwerden zu lindern, ist daher ein Blick auf das gesamte System bzw. den gesamten Organismus nötig (wie beim Konzept des »total pain«; Saunders 2000; ▶ Kap. 1 »Total pain« in diesem Band). Wenn sie lange übersehen bzw. fehlattribuiert werden und chronifizieren, können funktionelle Beschwerden zu strukturellen Folgeschäden führen; zunächst sind sie aber meist reversibel.

Meist sind funktionelle Körperbeschwerden eher unspezifisch, wie etwa Erschöpfung, Verdauungsstörungen oder Schmerzen unterschiedlichster Lokalisation, manchmal aber sehr bildlich (»mir zieht es den Boden unter den Füßen weg«). Sie haben ein außerordentlich breites Erscheinungs- und Schweregradspektrum und können sowohl in einem organisch gesunden Körper vorkommen *als auch* komorbide zu zusätzlich bestehenden Erkrankungen; sie sind anders als erkrankungstypische Symptome oder Befunde *mehrdeutig*. Zudem können sie auch eine Funktion *haben*; z. B. auf eine Problematik an anderer Stelle aufmerksam machen, oder für Entlastung sorgen, damit das System »nicht heiß läuft«. Das kann auch eine kommunikative Funktion sein; Körper-Sprache besteht ja nicht nur aus Haltungen und Gesten, sondern auch aus »inneren« Notsignalen wie »hilf mir« oder »bleib weg« – auch und vielleicht gerade bei Todkranken und Sterbenden.

Man geht heute von einer multifaktoriellen Genese funktioneller Beschwerden aus. Eigene oder beobachtete Erkrankungen oder Traumata und damit verbundene negative (Körper-)Erfahrungen spielen bei ihrer *Entstehung* eine Rolle – aber nicht bei jedem Patienten. Mindestens ebenso wichtig sind (epi-)genetische Faktoren, Komorbiditäten, Modelllernen und Erwartungen sowie ganz besonders aktueller Stress und Konflikte mit all ihren psychophysiologischen Auswirkungen: angespannte Haltung und Atmung, ängstliche Schonung, Überreiztheit durch Schlafmangel. Ein außerordentlich wichtiger *aufrechterhaltender*, oft *verstärkender* Faktor sind wir Ärzte selbst, etwa durch Aktionismus, Nocebo-Effekte oder dem Bedürfnis nach rechtlicher Absicherung (»da hilft nur eine Spritze«, »sicherheitshalber noch eine Laparoskopie«), bei fehlenden Befunden auch durch das Absprechen von Legitimität, was wiederum zu einer Verdeutlichung von Beschwerden führen kann (»Sie haben nichts«, »Sie bilden sich das nur ein«). Dwyer et al. (2017) betonen einerseits das diagnostische und therapeutische Potenzial des multidisziplinär und bio-psycho-sozio-spirituell arbeitenden Palliativteams bei »medically unexplained symptoms«, heben aber andererseits die Fortsetzung einer Leidensgeschichte mit wechselnden und scheiternden Behandlungsversuchen hervor. Weit häufiger ist in der Palliativmedizin jedoch die Konstellation funktioneller Beschwerde(anteile) bei schwer körperlich Erkrankten, bei denen eine rein monokausale somatische Attribution (»natürlich kommt die Müdigkeit von Ihrem Gehirntumor«) das ärztliche Verstehen und damit das therapeutische Angebot einengt.

Für Krebspatienten wurden als die häufigsten Beschwerden Schmerz, Übelkeit/Appetitlosigkeit, Missempfindungen, Fatigue/Erschöpfung/Schwäche, Atemnot, Muskelschmerzen, Schwindel und Herzklopfen sowie Kombinationen mehrerer *verschiedener* Beschwerden genannt – und zwar jetzt wie vor 20 Jahren und unabhängig davon, ob nach Somatisierung gesucht wurde oder nicht (Bubis et al. 2020; Chaturvedi und Maguire 1998; Chaturvedi et al. 2006). Ein ähnliches Bild zeigt sich bei Patienten mit terminalen systemischen rheumatologischen Erkrankungen (Cho et al. 2019) und Palliativpatienten generell (Teunissen et al. 2007). Eine Latent-Class-Analyse, die 1.527 Krebspatienten nach zehn typischen Symptomen aus dem NCCN-Distress-Thermometer und der Memorial Symptom Assessment Scale fragte (Schmerz, Übelkeit, Körperbild, Atemnot, wunde Mundschleimhaut, Verstopfung, Durchfall, geschwollene Füße, Probleme mit dem Wasserlassen/der Sexualität), fand hochsignifikant mehr Beschwerden in den Clustern »Körperbeschwerden« (64%), aber auch »Freudlosigkeit/Angst mit erheblicher Psychopathologie« (71%) und »Anpassung/Demoralisierung« (58%) als im Cluster »Geringer Stress«, was zumindest eine enge Assoziation körperlicher und psychischer Belastungen nahelegt (Bobevski et al. 2018). Eine aktuelle Studie, die etwas differenzierter Schmerz bei Patienten mit fortgeschrittenen Krebserkrankungen untersuchte, fand bei 34% »chronic *non-malignant* pain«, von denen wiederum mehr als ein Drittel dennoch Opioide einnahmen (Hui et al. 2020). Die S3-Leitlinie »Palliativmedizin« (2020) erwähnt das häufige Nebeneinander von organischen *und* funktionellen Darmveränderungen als Korrelat von nicht-Tumortherapie-induzierter Übelkeit und Erbrechen bei rund 50% der Patienten. Sie geht auch auf körperliche Manifestationen von Angst ein, insbesondere Atemnot, (Bauch-, Kopf-)Schmerzen, Verspannungen, motorische Unruhe, Mundtrockenheit, Palpitationen, übermäßiges Schwitzen, Diarrhoe, Schwindel, Benommenheit, Konzentrationsschwierigkeiten, Erschöpfung/Fatigue und Schlafstörungen.

Der Begriff »funktionell« wird gut angenommen; das pathophysiologische Konzept, das er transportiert, ist recht gut nachvollziehbar (Creed et al. 2010; Stone et al. 2002). In ICD-10 und ICD-11 gibt es mehr und mehr »organische« Kapitel, die »funktionelle« Diagnosen mit aufnehmen, z.B. funktionelle gastroenterologische und neurologische Erkrankungen. Darüber hinaus wurde kürzlich vorgeschlagen, eine den medizinischen Subdisziplinen übergeordnete gemeinsame Kategorie der »funktionellen somatischen Erkrankungen (FSD)« zu etablieren (Burton et al. 2020).

Bodily Distress

Dem bisherigen Begriff »somatoform« haftete etwas »Gemachtes« und »Falsches« an (»nur die Form körperlicher Krankheit imitierend«). Er war und ist für Patienten und auch für viele Ärzte schwer verständlich. Das Konzept »somatoforme Störungen« sah außerdem das Fehlen einer organischen Erklärung als zwingend für die Diagnose an, was im klinischen Alltag zu langen, unnötigen und teuren Abklärungen und zu unnötigen und unter Umständen gefährlichen Therapieversuchen führte. Vor einigen Jahren wurde daher ein hilfreiches Konzept definiert, das die bisherige Bezeichnung »somatoforme Beschwerden« bzw. »somatoforme Störungen« ablösen soll: »Bodily Distress«, was man auf Deutsch mit »Körperliches Belastetsein« übersetzen kann. Der Begriff deutet ein gut nachvollziehbares und wenn man so will »ganzheitliches« psychophysiologisches Ätiologieverständnis an, denn Stress oder Distress ist ja meist eine Mischung aus biologischen, psychischen und sozialen (und manchmal auch spirituellen) Belastungen und Bedürfnissen.

Das Konzept wird in der fast fertigen ICD-11 als »Bodily Distress Disorder (BDD)« verankert und ganz ähnlich wie das »Somatic Symptom Disorder (SSD)« des DSM-5 definiert (Basavarajappa et al. 2020). Beides kann man deutsch mit »Körperliche Belastungsstörung« übersetzen und dann diagnostizieren, wenn Patienten zusätzlich zu einer oder mehreren körperlichen Beschwerden einige psychobehaviorale Charakteristika (und damit auch therapeutische Ansatzpunkte) aufweisen, wie sie auch bei palliativmedizinischen Patienten vorkommen, z. B. starke Beschäftigung mit oder Angst vor den Beschwerden, Schonung, Rückzug, Suche nach medizinischer Rückversicherung; und wenn diese Kombination zu signifikanten Beeinträchtigungen von Lebensqualität und Leistungsfähigkeit führt. Dabei spielen Kausalität oder Kausalattribution explizit *keine* Rolle: Sowohl BDD als auch SSD werden als eigenständige, aber auch als mögliche und wichtige Komorbiditäten zu »organischen« Erkrankungen anerkannt. Man braucht also ebenso wenig einen Ausschluss organischer Erkrankungen wie den Beweis psychischer Auslöser; daher kann das Konzept nun auch in der Palliativmedizin angewendet werden. Allerdings fordern die Diagnosekriterien, dass die psychobehavioralen Charakteristika »exzessiv« bzw. »disproportional« sein müssen. Stress, Angst und die entsprechenden körperlichen Korrelate sind aber bei palliativmedizinischen Patienten sicherlich ganz überwiegend angemessen und nachvollziehbar.

Noch radikaler ist das für die neue ICPC vorgeschlagene Konzept des »Bodily Distress Syndromes (BDS)« (Fink und Schröder 2010). Hier wird – zumindest im allgemeinmedizinischen Screening – lediglich nach typischen Symptomen und Symptomclustern gefragt, aber nicht nach Ursachen, nicht nach psychobehavioralen Auffälligkeiten, nicht nach Beschwerde-Auswirkungen. Dies macht das Konzept sehr einfach und damit ökonomisch. Es hat sich nämlich gezeigt, dass allein das Wahrnehmen und Berichten von (multiplen) körperlichen Beschwerden in der Bevölkerung ebenso wie in klinischen Populationen eine verringerte Lebensqualität und ein geringeres Funktionsniveau sowie eine erhöhte medizinische Inanspruchnahme voraussagt – und zwar unabhängig von »körperlichen« Risikofaktoren und Komorbiditäten (Ladwig et al. 2001).

Weder zu BDD, SSD oder BDS gibt es bislang Daten bei Palliativpatienten. Ein Screening für SSD in einer bevölkerungsbasierten Stichprobe ergab aber hohe Werte bei Patienten mit einer Krebserkrankung (Kop et al. 2019).

Psychologische Faktoren oder Verhaltensfaktoren bei anderenorts klassifizierten Krankheiten

Wenn eine klar definierte Erkrankung vorliegt, an deren Entstehung, Auslösung oder Aufrechterhaltung psychische Faktoren beteiligt sind, aber eine eigene Diagnose als psychische Störung nicht gerechtfertigt erscheint, bietet die ICD-10 außerdem die Möglichkeit, »*psychologische Faktoren oder Verhaltensfaktoren bei anderenorts klassifizierten Krankheiten*« zu codieren. Diese F54 ist keine Diagnose im engeren Sinne, sondern eher eine Sammelkategorie für »dysfunktionale Krankheitsbewältigung«, also emotionale Konflikte, übergroße Besorgtheit, ängstliche Erwartung oder aber körperliche Stressbeschwerden im Zusammenhang mit körperlichen Erkrankungen, auf die zusätzlich zu deren organmedizinischer Therapie reagiert werden muss. Sie wird in der ICD-11 wohl unverändert als eigene Kategorie (6E90) bestehen bleiben, um vielfältige, aber minderschwere psychosomatische Wechselwirkungen abzubilden. Die F54 ist sozusagen die »Eintrittskarte« dafür, dass auch körperlich Kranke Psychotherapie bekommen können.

2.3 Diagnostisches und therapeutisches Vorgehen bei funktionellen Beschwerde(anteile)n und Bodily Distress in der Palliativmedizin

Zentral in der Diagnostik funktioneller Beschwerden bzw. Beschwerdeanteilen ist ein »erweiterter Blick«, also eine biopsychosoziale Simultandiagnostik, die auch einen zumindest orientierenden psychopathologischen Befund einschließt. Schon die Anamnese sollte »erweitert« sein, um das gesamte (!) Beschwerdespektrum, den psychosozialen Kontext, die Geschichte und Persönlichkeit des Patienten, sein Körpererleben und seine Bewältigungsstrategien zumindest in Umrissen zu erfassen (Hausteiner-Wiehle und Henningsen 2015; Roenneberg et al. 2019; S3-Leitlinie und Patientenleitlinie »Funktionelle Körperbeschwerden«; S3-Leitlinie »Palliativmedizin«). Bei Anhaltspunkten für psychische Begleiterkrankungen und/oder schwererwiegende funktionelle Beschwerden sollte ein Psychiater oder Psychosomatiker konsiliarisch hinzugezogen werden.

Grundsätzlich erfolgt die Behandlung von funktionellen Körperbeschwerden und Bodily Distress gestuft (Hausteiner-Wiehle und Henningsen 2015; Roenneberg et al. 2019; S3-Leitlinie und Patientenleitlinie »Funktionelle Körperbeschwerden«; S3-Leitlinie »Palliativmedizin«). In der Palliativmedizin besteht sie überwiegend aus allgemeinen Basis-Maßnahmen, also im Wesentlichen aus einem empathischen Umgang, der die Patienten entlasten und die ihnen verbleibende Zeit beschwerdeärmer machen soll. Wenn die Basis-Maßnahmen nicht ausreichen, sollte eine psychologisch/psychotherapeutische bzw. psychiatrisch/psychosomatische Mitbehandlung im Sinne einer »Liaison-Behandlung« organisiert werden. Natürlich gibt es für schwere Verläufe die Möglichkeit einer klassischen Richtlinien-Psychotherapie oder einer stationären psychosomatischen bzw. multimodalen Behandlung, beides wird aber bei Todkranken und Sterbenden in den seltensten Fällen erwünscht, praktikabel und sinnvoll sein. Hilfreich sind kurze, einfache Angebote vor Ort.

Gespräch und Zuwendung

Eine offene Mimik und Körpersprache, das Anhören der Krankheits- und Lebensgeschichte, der aktuellen Sorgen und Nöte, und das Versichern von ärztlicher Sorgfalt und Verständnis sind im Grunde selbstverständliche ärztliche Tätigkeiten, für die man keinen Spezialisten braucht, die man nicht extra planen und auch nicht immer extra abrechnen muss. Sie werden aber viel zu wenig genutzt, weil Zeit und Energie zu fehlen scheinen, weil Klinik-Geschäftsführer oder Praxis-Steuerberater solche »Dekorationen« nicht ökonomisch finden, oder weil Ärzte kein Vertrauen in die eigenen zwischenmenschlichen oder gar psychologischen Fähigkeiten haben (Hausteiner-Wiehle und Henningsen 2015; Roenneberg et al. 2019; S3-Leitlinie und Patientenleitlinie »Funktionelle Körperbeschwerden«). Dabei lohnen sie sich gleich doppelt: Die Beschwerdedarstellung enthält diagnostische Informationen und therapeutische Ansatzpunkte; ärztliches Gespräch und Zuwendung wirken entlastend, tröstend, klärend und dadurch manchmal beschwerdelindernd.

- Funktionelle Beschwerden gehören zu den häufigsten Beratungsanlässen in der Allgemein- ebenso wie in der Spezialistenmedizin; mindestens 20% aller Beschwerden stellen sich als »funktionell« heraus. Sie sind also »normal«.
- Sie vergrößern oft die Beschwerdelast und die Sorgen Betroffener – aber verkürzen nicht zusätzlich die Lebenserwartung: Sie sind also nicht »gefährlich«.
- Allein schon der Austausch, auch mit anderen Betroffenen, kann die Beschwerden lindern – auch ohne messerscharfe Erklärungen: Geteiltes Leid ist halbes Leid.
- Erkennt und würdigt der Arzt die gesamte Beschwerdelast, die individuellen psychosozialen Belastungen, das subjektive Ausmaß an Angst und Depressivität, verstehen Patienten: Körper und Seele hängen eng zusammen, beides darf und muss in der Behandlung berücksichtigt werden.
- Ein Gespräch kann selbst beschwerdelindernd wirken, als Entlastung und Entängstigung, aber auch unter Nutzung verbaler Placebo-Effekte. Nocebo-Botschaften und die Verwendung von Angst-Reizwörtern sollen vermieden werden (»Nicht, dass gerade Ihre Lunge vollläuft …«; »Sie brauchen keine Angst zu haben, Sie werden daran nicht versterben«).

In der Palliativmedizin gibt es zum Glück bereits das Bewusstsein, die Skills, die Zeit und das Geld für Gespräch und Zuwendung. Denn der Gesprächsbedarf ist hoch, die Themen sind existenziell, und manchmal ist die Kommunikation mit palliativmedizinischen Patienten wegen deren Bewusstseinsstörungen oder ihrer (nachvollziehbaren!) ängstlich-selektiven Aufmerksamkeit zusätzlich erschwert. In der neuen S3-Leitlinie »Palliativmedizin« (2020) gibt es ein ganzes einleitendes Kapitel mit vielen wertvollen praktischen Tipps für eine patientenzentrierte Kommunikation. Sie empfiehlt, bei körperlichen Beschwerden die Anamnese psychosozial zu erweitern, z. B. bei Übelkeit und Erbrechen nach gerichteter und ungerichteter Angst oder Sorgen zu fragen (z. B. anderen zur Last zu fallen). Auch in der Wundanamnese werden einige psychosomatische Aspekte hervorgehoben (u. a. Lebensqualität, Funktionseinschränkungen, Scham, Ekel, Kontrollverlust, Selbst- und

Körperbild, Bewältigungsstrategien). Vor allem für supportive Behandlungsaspekte herrscht in der Palliativmedizin ein hohes Bewusstsein.

Psychoedukation

Eine Vermittlung des Verwobenseins körperlicher und seelischer Vorgänge bedarf nicht nur ärztlicher Empathie, sondern auch konkreten Wissens (Hausteiner-Wiehle und Henningsen 2015; Roenneberg et al. 2019; S3-Leitlinie und Patientenleitlinie »Funktionelle Körperbeschwerden«; S3-Leitlinie »Palliativmedizin«). Wenn sie das wünschen, sollen Palliativpatienten daher nicht nur über die Pathophysiologie und Prognose ihrer Grunderkrankung informiert werden sowie über etwaige anstehende Eingriffe, sondern auch über die Mechanismen funktioneller Körperbeschwerden, z. B. die Problematik von Reizzuständen, körperlichen Angstäquivalenten oder Teufelskreisen (Toscano et al. 2012; Patientenleitlinie »Funktionelle Körperbeschwerden«).

- Allein dadurch, dass sie verstanden werden und nicht mehr ängstigen, können funktionelle Beschwerdeanteile zurückgehen, weil Angst-Korrelate wie schlechter Schlaf, Anspannung, Herzklopfen dann wegfallen.
- Mit guten »inneren Modellen« für Körperteile, die noch hinreichend gesund sind und ruhig genussvoll »benutzt« werden dürfen, lassen sich das Körpergefühl verbessern und Körperschemastörungen (wie Ansteuerungsprobleme, Ekel oder Hass gegenüber bestimmten Körperteilen) reduzieren.
- Mit guten »inneren Modellen« von psychophysiologischen Abläufen lassen sich auch geeignete Gegenmaßnahmen wie Wundpflege, Stumpftraining, Achtsamkeits- oder Atemübungen besser vermitteln.

Autonomie und Partizipation

Ein zentraler Punkt in der Therapie funktioneller Körperbeschwerden ist das Ablegen der Krankenrolle, das Aufgeben passiver Bewältigungsstrategien und das Verbessern der eigenen Selbstwirksamkeit (Hausteiner-Wiehle und Henningsen 2015; Roenneberg et al. 2019; S3-Leitlinie und Patientenleitlinie »Funktionelle Körperbeschwerden«). Das gilt – natürlich eingedenk der krankheitsbedingten Grenzen – auch für Palliativpatienten. Durch Ablenkung und Konzentration auf Schöneres, Wichtigeres wird ängstliche Selbstbeobachtung reduziert und den Beschwerden ihre »Hauptrolle« genommen. Gefunden werden sollen Lebensbereiche, oder zumindest Momente, in denen man kein (Tod-)Kranker ist, sondern sich in anderen Rollen erlebt, z. B. als Familienmensch, der zum eigenen Geburtstag lädt oder ein Geschenk ersinnt, oder als Profi, der noch einmal etwas von seiner Berufserfahrung weitergeben kann, in denen man sich nicht als Fall erlebt, schon gar nicht als »Problemfall«. Gerade die geschwächten und von medizinischen und pflegerischen Interventionen abhängigen Palliativpatienten sollten sich so oft wie möglich als aktiv in ihrer Behandlung erleben, in dem sie Verrichtungen selbst machen und sich autonom für oder auch gegen Maßnahmen entscheiden dürfen. So können sie bis zuletzt Selbstwirksamkeit erleben, d. h. ihren Selbst-Wert und konkrete Folgen ihrer Entscheidungen. Die neue S3-Leitlinie »Palliativmedizin« empfiehlt z. B. gezielt eine Stärkung von Selbstmanagement und Kontrollgefühl von Patienten mit einer malignen Wunde. Für das Fatigue-Management wird aerobes Ausdauer- und Krafttraining empfohlen; auch sportliche Aktivität (anstatt passiver Massagen oder Be-Handlungen) kann die Selbstwirksamkeit stärken.

Psychotherapeutische (Schmerz-)Behandlung

Die nächste Behandlungsstufe funktioneller Körperbeschwerden baut auf Zuwendung und Psychoedukation auf, integriert aber zusätzlich konkrete psychotherapeutische Themen und Techniken, die durch qualifizierte Psychologen bzw. ärztliche Psychotherapeuten angeboten werden sollen (Hausteiner-Wiehle und Henningsen 2015; Roenneberg et al. 2019; S3-Leitlinie und Patientenleitlinie »Funktionelle Körperbeschwerden«). Besonders viele Erkenntnisse dazu gibt es aus der Behandlung chronischer Schmerzen, bei denen biologische und psychosoziale Schmerzverstärker ja oft Hand in Hand gehen (Roenneberg et al. 2020). Folgende Methoden sollen hier herausgegriffen werden:

- *Entspannung und Los-Lassen.* Flache, hektische Atmung, verspannte Muskeln oder Verdauungsprobleme aufgrund eines erhöhten Sympathikotonus sind typische Beispiele für funktionelle Beschwerden, bei denen verschiedene Entspannungsverfahren bzw. die gezielte Steuerung von Anspannung und Entspannung hilfreich sein können (z. B. progressive Muskelrelaxation, funktionelle Entspannung, Biofeedback). Gerade wenn sie meditativ und imaginativ erweitert werden, kommt auch eine psychische bzw. transzendentale Komponente des Los-Lassens dazu, die gerade mit Palliativpatienten behutsam erarbeitet werden kann. Die S3-Leitlinie »Palliativmedizin« (2020) empfiehlt »symptomorientierte Hypnose zur Reduktion psychogener Anteile belastender/ängstigender Symptome wie z. B. Schmerz, Übelkeit, Atemnot«.
- *Arbeit mit Emotionen.* Gefühle sind »Ganzkörperereignisse« und gehen mit evolutionär alten körperlichen und *seelischen* Aktivierungsmustern einher. Gerade die Emotionen von palliativmedizinischen Patienten sind oft stark körperlich verankert oder sogar »vergraben« (siehe auch nächster Punkt). Die neue S3-Leitlinie (2020) spricht davon, dass Betroffene manchmal gezielte Ermutigung brauchen, um verbal oder nonverbal ihre Gefühle zu äußern, z. B. durch Weinen und Trauern über Verluste. Die meisten Patienten können dabei alltagssprachliche Bilder wie »die Angst sitzt im Nacken«, »schlägt auf den Magen« oder »macht schwindelig«, »vor Ärger läuft die Galle über« oder »der Abschied schmerzt« gut nachvollziehen und verstehen, dass körperliche Beschwerden zuweilen auch vom Ansprechen von Sorgen oder Lösen von Konflikten profitieren. Sie können von Techniken der Affektverbalisation, -mentalisierung und -regulation profitieren, z. B. von einem Dialog mit ihren Gefühlen oder vom Aufschreiben (»von der Seele schreiben«). Weil die Belastungen meist real sind, sollten auch konkrete psychosoziale Hilfen angeboten werden (Familienhilfe, Schuldnerberatung etc.).

- *Arbeit mit dem Körper.* Für eine psychotherapeutische Arbeit mit dem Körper gibt es zahlreiche Ansätze (z. B. die oben erwähnten Entspannungstechniken, Feldenkrais, Dialog mit dem Körper). Für palliativmedizinische Patienten kann eine Mentalisierung und Mobilisierung (und soweit möglich Überwindung) negativer Einstellungen, Affekte und Bewegungsmuster gegenüber dem Körper oder einzelner Körperteile hilfreich sein. Besonders wichtig ist es dabei, den Körper zu kräftigen, für ihn zu sorgen, ihn wenigstes für Momente wieder positiv zu erleben oder seine krankheitsbedingten Defizite möglichst liebevoll zu akzeptieren. Dazu braucht es nicht einmal gezielte Körper-Psychotherapie; auch Freizeit-Sport oder Fitness-Training, allein oder in der Gruppe, kann dies ermöglichen.
- *Differenzierung zwischen Schmerz als somatischem Depressions-Äquivalent und Demoralisierungssyndrom* (▶ Kap. 4 »Depression und Demoralisierung« in diesem Band): Durch das Eingehen des Psychotherapeuten auf Hoffnungslosigkeit, fehlende Coping-Ressourcen und erlebte Sinnlosigkeit wird die Schmerzsymptomatik weniger als »Total pain« wahrgenommen (▶ Kap. 1 »Total pain« in diesem Band), sondern vielmehr als medikamentösen, physio- und psychotherapeutischen Interventionen *und* als der eigenen Krankheitsbewältigung zugänglich erlebt (Figueiredo und Griffith 2016).

Auf andere psychotherapeutische Themen und Strategien (z. B. Depression, (Progredienz-/Todes-)Angst, Todeswünsche) wird in diesem Kapitel nicht eingegangen; hier ist aber anzumerken, dass es ein wachsendes Interesse und erste positive Erfahrungen mit »Body-Mind-Ansätzen« gibt.

Bei nicht-terminalen körperlichen Erkrankungen gibt es zahlreiche Berichte über eine geringe bis mittlere Patientenpräferenz und Wirksamkeit von psychologischen Interventionen auf körperliche Beschwerden, z. B. auf Schmerz (zahlreiche Übersichten in der Cochrane Library). »Funktionelle« oder »Distress«-Beschwerden werden dabei nicht unbedingt differenziert. Die Interventionen beinhalten meist mehrere Komponenten, vor allem Psychoedukation, Akzeptanz, Sinnfindung, Schmerzbewältigung und Achtsamkeit/Entspannung. Bei Palliativpatienten ist die Datenlage bezüglich körperlicher Beschwerden als Zielparameter deutlich schlechter. Ein aktueller Cochrane-Review zur Reduktion von Cancer-related Fatigue durch Psychoedukation belegt einen kleinen Effekt (Bennett et al. 2016), ein weiterer Review zur Wirksamkeit einer Vielzahl sehr unterschiedlicher psychologischer Interventionen auf Cancer-related Fatigue am Lebensende weist auf einen nur kurzfristigen Effekt bei geringer Evidenz und schlechter Studienqualität hin (Poort et al. 2017). Auch von Blanckenburg und Leppin beschreiben in ihrem Review (Blanckenburg und Leppin 2018) einen Mangel an wissenschaftlicher Aufarbeitung; sie berichten aber immerhin von ermutigenden Ergebnissen von Hypnose bei Schmerzen und von Psychoedukation und progressiver Muskelrelaxation bei Atemnot. Auch wenn funktionelle Beschwerdeanteile dort nicht explizit erwähnt werden, trägt die neue S3-Leitlinie »Palliativmedizin« (2020) die wenige Literatur zum Umgang mit Atemnot, Schmerz, Fatigue und Verdauungsstörungen in der Palliativmedizin zusammen; ihre Empfehlungen stützen sich fast durchgehend auf einen sehr breiten Expertenkonsens.

Medikamentöse Therapie

Eine gezielte medikamentöse Behandlung steht bei funktionellen Körperbeschwerden im Hintergrund, das gilt auch und gerade für palliativmedizinische Patienten, die oft ohnehin schon viele Medikamente einnehmen. Dass die Zuordnung konkreter Beschwerden als krankheits- oder therapiebedingt oder aber als funktionell im Einzelfall schwierig ist, darf aber keinesfalls dazu führen, dass ihnen Medikamente *vorenthalten* werden.

Medikamente können bei funktionellen Beschwerden durchaus lindernd wirken, z. B. Probiotika oder Prokinetika bei Reizdarmbeschwerden oder Analgetika zum Durchbrechen des Teufelskreises aus Schmerz und Verspannung. Wenn eine komorbide, kriteriumsgemäß ausgeprägte Angst, Depression oder ein Delir bestehen, sollten diese psychopharmakologisch behandelt werden, weil sich begleitende funktionelle Beschwerden dann ebenfalls oft bessern. Die S3-Leitlinie »Palliativmedizin« (2020) erwähnt unter anderem Opipramol zur Behandlung von Angstsymptomen, das sowohl für generalisierte Angststörungen und somatoforme Störungen zugelassen ist. Es wird explizit auf gute klinische Erfahrungen in der Palliativversorgung hingewiesen

Patienten werden allerdings durch Medikamente oft noch stärker auf passive medizinische Interventionen fixiert oder können Nebenwirkungen und dann zusätzliche Beschwerden bekommen, z. B. eine subjektiv oft sehr belastende Obstipation unter Opioiden. Wichtig bei funktionellen Beschwerden ist, dass nicht mehr gegeben wird als nötig (nicht aus Ratlosigkeit, um den Patienten zu beruhigen oder gar ruhigzustellen). Die Verordnung soll als vorübergehende, unterstützende Maßnahme erklärt werden, die dabei helfen soll, etwa wieder besser zu schlafen, sich bewegen oder konzentrieren zu können, um z. B. an psychotherapeutischen oder sozialen Angeboten teilnehmen zu können. Daher sollte im Zweifelsfall ein Behandlungsversuch erfolgen, das Medikament aber bei fehlender Wirksamkeit als (weiterer) Hinweis auf funktionelle Beschwerdeanteile auch wieder abgesetzt werden.

2.4 Last but not least: Funktionelle Beschwerden und Bodily Distress bei palliativmedizinischem Personal

Zum Schluss soll der Blick kurz auf die palliativmedizinischen Behandler gelenkt werden. Funktionelle Beschwerden und Bodily Distress können natürlich auch sie betreffen, umso mehr als ihre Tätigkeit körperlich und seelisch sehr belastend ist. Schicht- und Nachtdienst, schwierige Entscheidungen und das Mit-Fühlen oder auch Mit-Leiden mit den Patienten gehören zu ihrem Alltag. Die so genannte »Schmerzempathie« beschreibt ja nicht nur ein Erkennen und Verstehen, sondern auch ein Nachempfinden mitmenschlichen Schmerzes (Riečanský und Lamm 2019).

Als subklinische Manifestationen sind bei verschiedenen Berufsgruppen das Burnout-Syndrom bzw. die Compassion Fatigue beschrieben, die durch Probleme mit der persönlichen Leistungsfähigkeit, Depersonalisation und emotionale Erschöpfung bzw. reduzierte Empathiefähigkeit gekennzeichnet sind, aber auch mit Schlafstörungen und insgesamt einer Neigung zu körperlichen Beschwerden einhergehen (Cross 2019; Kase et al. 2019; Parola et al. 2017). Bei Palliativpersonal wird die Querschnittsprävalenz mit rund 12–17 % angegeben, mit höheren Raten im Kontext der häuslichen Pflege und bei Sozialarbeitern (Kase et al. 2019; Parola et al. 2017). Ein Review mit Metaanalyse über 17 Studien zu Distress bei Onkologen berichtete über schweres Burnout in rund 32 % (23–48 %) und psychiatrische Diagnosen in 27 % (12–36 %) (Medisauskaite und Kamau 2017). Dabei muss berücksichtigt werden, dass es sich meist um Fragebogen-Selbsteinschätzungen handelt, die eher einen Risikozustand als eine Diagnose im engeren Sinne beschreiben. Nur wenige Studien beschäftigen sich mit der körperlichen Beschwerdelast (auch ein blinder Fleck?): Ulrich und Fitzgerald erfassten unter anderem körperliche Stresssymptome bei onkologischem Personal (Ullrich und Fitzgerald 1990) und fanden vor allem hohe Raten an Rücken- und Kopfschmerzen, Erschöpfung, Reizbarkeit, Nacken- und Gliederschmerzen; die meisten Beschwerden außer Erschöpfung waren beim Pflegepersonal (50–90 %) stärker ausgeprägt als beim ärztlichen Personal (30–60 %). Areia und Kollegen (Areia et al. 2019) untersuchten die psychische Gesundheit von pflegenden Familienangehörigen Todkranker; 66 % gaben hohe Stresslevels an, 69 % hohe Depressions-, 72 % hohe Angst-, und 51 % leider nicht weiter differenzierte hohe Somatisierungswerte.

Die Konzepte »funktionelle Körperbeschwerden« und »Bodily Distress« können hier im Sinne eines »körperlichen Frühwarnsystems« sowohl primär- als auch sekundärpräventiv hilfreich sein: »When the body says stop …« (Danish Committee for Health Education 2012).

2.5 Zusammenfassung und Ausblick

Eine psychosomatische Perspektive kann für eine sowohl *thematisch* (z. B. seelische und körperliche Beschwerdelast sowie psychosoziale Belastungsfaktoren als zumindest »zusätzliche Baustellen«) als auch *methodisch* (phänomenologisch-hermeneutisch in Ergänzung zum empirisch-experimentellen) erweiterte Medizin stehen, auch und gerade in der Palliativmedizin. Die neueren Konzeptualisierungen von funktionellen Körperbeschwerden und Bodily Distress lenken dabei den Blick weg von dualistischen Kausalattributionen hin zu psychophysiologischen Zusammenhängen, Wechselwirkungen und Behandlungsansätzen.

Angesichts der immer schweren Grunderkrankungen ist es bei Todkranken und Sterbenden zwar kaum möglich, funktionelle Beschwerdeanteile »herauszurechnen« bzw. zu »beweisen«. Angesichts der ohnehin »ganzheitlich« verstandenen, nicht-invasiven und kostengünstigen Therapieergänzungen, die dem beidseitigen Beschwerde-Erklärungsmodell oft nur Nuancen hinzufügen, ist es aber meist auch gar nicht nötig. Zudem können unnötige medizinische Interventionen und Irritationen reduziert werden. Eine Codierung als »psychologische oder Verhaltensfaktoren«, selten auch einer »somatoformen« bzw. »körperlichen Belastungsstörung« kann im Einzelfall hilfreich sein, wenn es um die Organisation und Abrechnung konkreter psychotherapeutischer Interventionen geht, im Regelfall ist eine zusätzliche F-Diagnose aber nicht nötig. Zentral sind ein breiter differenzialdiagnostischer Blick, genaues Zuhören, Nachfragen (auch nach weiteren, vielleicht krankheitsuntypischen Beschwerden) und Erklären, sowie ein flexibles Angebot konkreter beschwerdelindernder psychologischer Interventionen.

Literatur

Algret C, Pimont M, Bourlot D (2011) La douleur chronique en soins palliatifs ou... empreinte de l'insaisissable. Éthique & Santé 8(4): 198–203.
Areia NP, Fonseca G, Major S, Relvas AP (2019) Psychological morbidity in family caregivers of people living with terminal cancer: Prevalence and predictors. Palliat Support Care 17(3): 286–293.
Basavarajappa C, Dahale AB, Desai G (2020) Evolution of bodily distress disorders. Curr Opin Psychiatry 33(5): 447–450.
Bennett S, Pigott A, Beller EM, Haines T, Meredith P, Delaney C (2016) Educational interventions for the management of cancer-related fatigue in adults. Cochrane Database Syst Rev(11).
Blanckenburg Pv, Leppin N (2018) Psychological interventions in palliative care. Curr Opin Psychiatry 31(5): 389–395.
Bobevski I, Kissane D, Vehling S, McKenzie D, Glaesmer H, Mehnert A (2018) Latent class analysis differentiation of adjustment disorder and demoralization, more severe depressive and anxiety disorders, and somatic symptoms in patients with cancer. Psycho-Oncol 27(11): 2623–2630.
Bubis LD, Davis LE, Canaj H, Gupta V, Jeong Y, Barbera L, Li Q, Moody L, Karanicolas PJ, Sutradhar R (2020) Patient-reported symptom severity among 22,650 cancer outpatients in the last six months of life. Journal of pain and symptom management 59(1): 58–66. e54.
Burton C, Fink P, Henningsen P, Löwe B, Rief W (2020) Functional somatic disorders: discussion paper for a new common classification for research and clinical use. BMC Medicine 18(1): 1–7.
Chaturvedi SK, Maguire GP (1998) Persistent somatization in cancer: a controlled follow-up study. J Psychosom Res 45(3): 249–256.
Chaturvedi SK, Peter Maguire G, Somashekar BS (2006) Somatization in cancer. Int Rev Psychiatry 18(1): 49–54.
Cho J, Zhou J, Lo D, Mak A, Tay SH (2019) Palliative and end-of-life care in rheumatology: high symptom prevalence and unmet needs. Semin Arthritis Rheum 49(1): 156–161.
Creed F, Guthrie E, Fink P, Henningsen P, Rief W, Sharpe M, White P (2010) Is there a better term than »medically unexplained symptoms«? J Psychosom Res 68(1): 5–8.
Crombez G, Beirens K, Van Damme S, Eccleston C, Fontaine J (2009) The unbearable lightness of somatisation: a systematic review of the concept of somatisation in empirical studies of pain. Pain 145(1–2): 31–35.

Cross LA (2019) Compassion fatigue in palliative care nursing: A concept analysis. Journal of Hospice and Palliative Nursing 21(1): 21.

Dwyer J, Taylor K, Boughey M (2017) Survivorship of severe medically unexplained symptoms in palliative care. BMJ Supp Pall Care 7(3): 281–285.

Figueiredo JMd, Griffith JL (2016) Chronic pain, chronic demoralization, and the role of psychotherapy. J Contemp Psychother 46(3): 167–177.

Fink P, Schröder A (2010) One single diagnosis, bodily distress syndrome, succeeded to capture 10 diagnostic categories of functional somatic syndromes and somatoform disorders. J Psychosom Res 68(5): 415–426.

Frank JD (1961/1992) Die Heiler. Wirkungsweisen psychotherapeutischer Beeinflussung. Vom Schamanismus zu modernen Therapien. Stuttgart: Klett-Cotta.

Freud S (1916–17/1940) Vorlesungen zur Einführung in die Psychoanalyse. In A. Freud, E. Bibring, W. Hoffer, E. Kris, O. Isakower (Hrsg.), Gesammelte Werke (Vol. 11). London: Imago.

Grassi L, Caruso R, Nanni MG (2013) Somatization and somatic symptom presentation in cancer: a neglected area. Int Rev Psychiatry 25(1): 41–51.

Hausteiner-Wiehle C, Henningsen P (2015) Kein Befund und trotzdem krank? Mehr Behandlungszufriedenheit im Umgang mit unklaren Körperbeschwerden-bei Patient und Arzt. Stuttgart: Schattauer.

Hausteiner-Wiehle C, Henningsen P (2020) Subjektivität und Objektivität, Kranksein und Krankheit. Der Nervenarzt 91(9): 854–856.

Herschbach P (2002) Das »Zufriedenheitsparadox« in der Lebensqualitätsforschung. Psychother Psych Med 52(03/04): 141–150.

Holland JC (2002) History of psycho-oncology: overcoming attitudinal and conceptual barriers. Psychosom Med 64(2): 206–221.

Hufeland CWv (1806) Die Verhältnisse des Arztes. Journal der practischen Arzneykunde und Wundarzneykunst 23[16](3): 5–36.

Hui D, Abdelghani E, Chen J, Diba, S, Zhukovsky D, Dev R, Tanco K, Haider A, Azhar A, Reddy A, Epner D, Arthur J, Dalal S, Heung Y, Reddy S, De La Cruz M, Liu D, Bruera E (2020) Chronic non-malignant pain in patients with cancer seen at a timely outpatient palliative care clinic. Cancers 12(1).

Kase SM, Waldman ED, Weintraub AS (2019) A cross-sectional pilot study of compassion fatigue, burnout, and compassion satisfaction in pediatric palliative care providers in the United States. Palliat Support Care 17(3): 269–275.

Kop WJ, Toussaint A, Mols F, Löwe B (2019) Somatic symptom disorder in the general population: Associations with medical status and health care utilization using the SSD-12. Gen Hosp Psychiatry 56: 36–41.

Ladwig K-H, Marten-Mittag B, Erazo N, Gündel H (2001) Identifying somatization disorder in a population-based health examination survey: psychosocial burden and gender differences. Psychosomatics 42(6): 511–518.

Leitlinienprogramm Onkologie (2020) Erweiterte S3-Leitlinie Palliativmedizin für Patienten mit einer nicht-heilbaren Krebserkrankung (https://www.leitlinienprogramm-onkologie.de/fileadmin/user_upload/Downloads/Leitlinien/Palliativmedizin/Version_2/LL_Palliativmedizin_Langversion_2.2.pdf).

Lipowski ZJ (1988) Somatization: the concept and its clinical application. Am J Psychiatry 145(11): 1358–1368.

Medisauskaite A, Kamau C (2017) Prevalence of oncologists in distress: Systematic review and meta-analysis. Psycho-Oncol 26(11): 1732–1740.

Parola V, Coelho A, Cardoso D, Sandgren A, Apóstolo J (2017) Prevalence of burnout in health professionals working in palliative care: a systematic review. JBI Evidence Synthesis 15(7): 1905–1933.

Poort H, Peters M, Bleijenberg G, Gielissen MF, Goedendorp MM, Jacobsen P, Verhagen S, Knoop H (2017) Psychosocial interventions for fatigue during cancer treatment with palliative intent. Cochrane Database Syst Rev(7).

Regier DA, Narrow WE, Kuhl EA, Kupfer DJ (2009) The conceptual development of DSM-V. Am J Psychiatry 166(6): 645–650.

Riečanský I, Lamm C (2019) The role of sensorimotor processes in pain empathy. Brain Topogr 32(6): 965–976.

Ring A, Dowrick CF, Humphris GM, Davies J, Salmon P (2005) The somatising effect of clinical consultation: What patients and doctors say and do not say when patients present medically unexplained physical symptoms. Soc Sci Med 61(7): 1505–1515.

Roenneberg C, Henningsen P, Hausteiner-Wiehle C (2020) Chronische Schmerzsyndrome und andere persistierende funktionelle Körperbeschwerden. Der Nervenarzt 91(7): 651–661.

Roenneberg C, Sattel H, Schaefert R, Henningsen P, Hausteiner-Wiehle C (2019) Funktionelle Körperbeschwerden. Dtsch Arztebl Int 116(33–34): 553–560.

S3-Leitlinie (2019) »Funktionelle Körperbeschwerden«. www.awmf.org/leitlinien/detail/ll/051-001.html 437–453.

Saunders CM (2000/2006) The evolution of palliative care. In Cicely Saunders: selected writings 1958–2004 (S. 251–258). Oxford University Press.

Schur M (1955) Comments on the metapsychology of somatization. Psychoanal Study Child 10(1): 119–164.

Sharpe M, Greco M (2019) Chronic fatigue syndrome and an illness-focused approach to care: controversy, morality and paradox. Med Humanit 45(2): 183–187.

Stone J, Wojcik W, Durrance D, Carson A, Lewis S, MacKenzie L, Warlow CP, Sharpe M (2002) What should we say to patients with symptoms unexplained by disease? The »number needed to offend«. Br Med J 325(7378): 1449–1450.

Teunissen SC, Wesker W, Kruitwagen C, de Haes HC, Voest EE, de Graeff A (2007) Symptom prevalence in patients with incurable cancer: a systematic review. J Pain Symptom Manage 34(1): 94–104.

Tölle R (1999) Funktionelle Beschwerden-Somatisierungsstörungen. Deut Arztebl 96: 100–102.

Toscano L, Rosendal M, Fink P, Schröder A (2012) When the body says stop. Information about functional disorders. Kopenhagen: The Danish Committee for Health Education.

Trafton JA, Cucciare MA, Lewis E, Oser M (2011) Somatization is associated with non-adherence to opioid prescriptions. J Pain 12(5): 573–580.

Ullrich A, Fitzgerald P (1990) Stress experienced by physicians and nurses in the cancer ward. Soc Sci Med 31(9): 1013–1022.

3 Psycho-existenzielles Leiden am Lebensende

Tamara Thurn

Patienten mit einer lebensverkürzenden Erkrankung erleben im Krankheitsverlauf signifikante Einschränkungen, Veränderungen sowie Verluste in verschiedenen Bereichen ihres Lebens und sind mit existenziellen Themen wie der eigenen Endlichkeit oder Fragen nach dem Sinn des Lebens konfrontiert. Die Auseinandersetzung mit diesen Themen kann zu Neuorientierung und persönlichem Wachstum führen, aber auch zu Verzweiflung und psycho-existenziellem Leiden, einem Zustand, der verbunden ist mit Gefühlen von Sinn- und Hoffnungslosigkeit. Im folgenden Abschnitt soll ein Überblick zur Definition des Begriffs, über die Bedeutung psycho-existenziellen Leidens in der Palliativversorgung und zu möglichen psychotherapeutischen Interventionen gegeben werden.

3.1 Begriffsbestimmung

Psycho-existenzielles Leiden ist bisher kein präzise definierter Begriff mit einem klaren theoretischen Rahmenkonzept. Die in der Literatur vorgelegten Definitionen sind vielfältig, nach Schulz-Kindermann (2017) reichen diese von ›Leiden an der Existenz‹ (und mit der Existenz verbundenen Fragen und Ängsten) bis hin zu ›Existenziellem Leiden, im Sinne eines umfassenden, die eigene Existenz durchdringenden Leidens‹. Darüber hinaus wird eine eindeutige Begriffsbestimmung dadurch erschwert, dass eine Vielzahl an Begriffen, unter anderem ›holistic suffering‹, ›existential pain‹, ›existential distress‹, ›psychosocial suffering‹ oder ›spiritual pain‹, synonym verwendet werden (Best et al. 2015b).

Ein häufig zitierter Artikel zum Begriff des Leidens stammt von Eric Cassell (1982), der in seinem Beitrag zunächst die rein biomedizinische Perspektive auf Krankheit und Leiden kritisiert und eine holistische Betrachtungsweise fordert. Leiden, so Cassell, ist ein umfassendes Erleben, das nicht nur den Körper allein, sondern immer die Person als Ganzes, d.h. in all ihren Dimensionen (physisch, psychisch, sozial, existenziell und spirituell), betrifft. Er definiert Leiden als »state of severe distress associated with events that threaten the intactness of the person« (S. 640). Leiden kann dabei in Bezug auf verschiedene Aspekte des Mensch-Seins, unter anderem auch körperliche Schmerzen, erlebt werden und wird als im höchsten Maße subjektiv verstanden: Individuelle Wertvorstellungen und Deutungsmuster haben einen wesentlichen Einfluss darauf, welche Situation als Be-

3 Psycho-existenzielles Leiden am Lebensende

drohung der persönlichen Integrität wahrgenommen und was somit als Leiden erlebt wird. Chapman und Gavrin (1993) nehmen das Verhältnis von Schmerz und Leiden in den Fokus und betonen, dass es sich um unterschiedliche Phänomene handelt, die sich jedoch gegenseitig beeinflussen können. Wie Cassell gehen die beiden Autoren davon aus, dass Leiden ein multidimensionales Geschehen ist und verschiedene Stressoren auf biologischer, psychischer und sozialer Ebene zum Erleben von Leiden führen können. Leiden wird beschrieben als ein komplexer negativer affektiver und kognitiver Zustand, der charakterisiert ist durch eine wahrgenommene Bedrohung der Integrität des Selbst sowie erlebter Hilflosigkeit angesichts dieser Bedrohung, während psychosoziale und individuelle Bewältigungsressourcen aufgebraucht sind. Dieser Definition ähnlich ist der Beitrag von Krikorian und Limonero (2012), die in ihre Konzeptualisierung von Leiden am Lebensende Aspekte des transaktionalen Stressmodells nach Lazarus und Folkman (1984) integrieren: »suffering is a multi-dimensional and dynamic experience of severe stress that occurs when there is a significant threat to the whole person and regulatory processes (which would normally enable adaptation) are insufficient, leading to exhaustion« (S. 45). Die Multidimensionalität des Erlebens von Leiden bezieht sich dabei sowohl auf mögliche Auslöser des Leidenserlebens als auch auf die Selbstregulations- und Bewältigungsmechanismen, die alle Dimensionen (physisch, psychisch, spirituell, sozio-kulturell) des menschlichen Erlebens betreffen können.

Während die bisher vorgestellten Definitionen existenzielles Leiden im Sinne eines die Existenz durchdringenden und die ganze Person umfassendes Leiden konzeptualisieren, legen einige Autoren den Fokus ihrer Definitionen auf existenzielles Leiden als Leiden in der Auseinandersetzung mit der eigenen Existenz und existenziellen Themen wie der Endlichkeit des Lebens oder der Frage nach dem Sinn des Lebens. So beschreiben beispielsweise Vehling und Kissane (2018) in ihrer Übersichtsarbeit existenzielles Leiden als einen unangenehmen psychischen Zustand, der durch Situationen ausgelöst wird, in denen grundlegende (und als selbstverständlich wahrgenommene) Erwartungen des Menschen bezüglich Gerechtigkeit, Kontrolle, Sicherheit oder und der Hoffnung auf ein langes Leben infrage gestellt werden. Mit existenziellem Leiden verbundene Emotionen umfassen unter anderem Angst vor dem Tod, vor Leid/Schmerzen oder die Sorge, eine Belastung für andere darzustellen, Einsamkeit, Sinnlosigkeit, Hoffnungslosigkeit, Scham, Trauer, Bedauern oder Verbitterung. Murata und Morita (2006) definieren psycho-existenzielles Leiden als einen Schmerz durch die Auslöschung des Daseins und der Bedeutung des Selbst. Im Rahmen schwerer Erkrankungen werde psycho-existenzielles Leiden ausgelöst durch den Verlust grundlegender Aspekte des menschlichen Daseins: 1) Verlust von Beziehungen (Isolation, Angst anderen zur Last zu fallen), 2) Verlust von Autonomie (Abhängigkeit durch die Erkrankung, Verlust von Kontrolle und Kontinuität) und 3) Auflösung der eigenen Zukunft (Angst vor dem Tod, Hoffnungslosigkeit). Kissane (2000) hebt in seiner Definition von existenziellem Leiden das Erleben eines Lebens ohne Sinn hervor und beschreibt sechs existenzielle Themen (Tod, Sinn, Trauer, Einsamkeit, Freiheit und Würde) als die zentralen existenziellen Herausforderungen terminal erkrankter Patienten. Existenzielles Leiden entstehe in der Auseinandersetzung mit der eigenen Sterblichkeit und damit verbundenen Gefühlen von Ohnmacht, Sinnlosigkeit,

Enttäuschung, Bedauern und Angst vor dem Tod. Auf dieser Definition aufbauend definieren Kissane et al. (2001) in einer späteren Arbeit Diagnosekriterien für das Demoralisierungssyndrom als psychiatrisches (und von depressiven Erkrankungsbildern abgrenzbares) Syndrom existenziellen Leidens bei Palliativpatienten (► Kap. 4 »Depression und Demoralisierung« in diesem Band). Demoralisierung wird dabei verstanden als emotionaler Zustand einer Person, der in der Auseinandersetzung mit den existenziellen Herausforderungen einer fortgeschrittenen Erkrankung (wie z. B. Ungewissheit, wahrgenommene Unkontrollierbarkeit, Verlust sozialer Rollen, Angst vor Tod und Sterben) auftreten und als Reaktion auf diese Belastung verstanden werden kann. Anhaltende Hoffnungslosigkeit, Sinnverlust und Bedeutungslosigkeit sind Kernsymptome des Demoralisierungssyndroms, begleitet von Gefühlen der Hilflosigkeit, Pessimismus, Gefühle des persönlichen Versagens, reduzierte Copingfähigkeiten sowie Einsamkeit und Isolation.

3.2 Bedeutung psycho-existenziellen Leidens in der Palliativversorgung

Es wird davon ausgegangen, dass die Auseinandersetzung mit existenziellen Ängsten und Sorgen, insbesondere in der letzten Lebensphase, ein universelles Phänomen menschlichen Erlebens, darstellt (Morita et al. 2004; Rattner und Berzoff 2016). In Studien zeigt sich, dass Palliativpatienten existenzielle Themen als persönlich bedeutsam einschätzen und auch das Bedürfnis äußern mit Ärzten oder anderen Fachkräften über diese Aspekte zu sprechen (Boston et al. 2011; Bolmsjö 2000). Als relevante Themen werden von Patienten dabei besonders Hoffnungslosigkeit und Sinnverlust, Angst vor dem Verlust von Autonomie, Kontrolle und Würde, Sorge um die Angehörigen und davor zur Last zu fallen sowie Angst vor dem Tod genannt (Blinderman und Cherny 2005; Bolmsjö 2000; Morita et al. 2004). Zeitpunkt, Art und Intensität der Auseinandersetzung mit diesen existenziellen Problemen sind individuell höchst unterschiedlich – und wird von Patienten nicht zwangsläufig als belastend und im Sinne eines psycho-existenziellem Leidens erleben (Best et al. 2015b; Blindermann und Cherny 2005; Vehling und Kissane 2018).

Insgesamt zeigen sich in Studien zu existenziellen Problemen und damit verbundener Belastung bei Palliativpatienten große Unterschiede im Hinblick auf die Prävalenz psycho-existenziellen Leidens. Z. B. gaben in der längsschnittlichen Befragung von Chochinov et al. (2002b) nur 7,5 % der insgesamt 213 Palliativpatienten mit einer fortgeschrittenen Krebserkrankung eine signifikante Belastung durch den Verlust von Würde an. In einer neueren Studie zu existenziellem Leiden im Kontext von Würde und Würdeverlust berichteten dagegen 19 % der untersuchten Patienten, dass existenzielles Leiden für sie ein signifikantes Problem darstelle (Bovero et al. 2018). Pelletier et al. (2002) untersuchten die Prävalenz der Belastung durch existenzielle Probleme bei Patienten mit einem Hirntumor und stellten fest, dass

25 % der befragten Patienten moderates bis extremes Leiden bezüglich existenzieller Probleme (u. a. Sinnverlust) angaben. Die Studie von de Faye et al. (2006) befragte Krebspatienten im fortgeschrittenen Stadium zu Belastungsfaktoren auf physischer, sozialer und existenzieller Ebene. Existenzielle Probleme, wie Sorgen bezüglich der Zukunft oder Hoffnungslosigkeit, stellten dabei für 13–29 % der Patienten eine moderate bis extreme Belastung dar. 14 % der Patienten erlebten dagegen überhaupt keine Belastung durch existenzielle Probleme. In einer großen multizentrischen kanadischen Studie mit 381 Krebspatienten zeigte sich, dass die Hälfte der Patienten kein Leiden, ein Viertel geringes Leiden und ein weiteres Viertel moderates bis extremes Leiden erlebten (Wilson et al. 2007). Von den Patienten, die Leiden berichteten, gaben 18 % bzw. 19 % der Patienten existenzielle Sorgen (u. a. Kontrollverlust, Angst vor dem Tod) bzw. sozio-relationale Gründe (u. a. Abhängigkeit, Einsamkeit, Sorge um Angehörige) als Ursachen ihres Leidens an. Einen weiteren Hinweis auf die Prävalenz psycho-existenziellen Leidens geben Untersuchungen zu Demoralisierung (als Syndrom existenziellen Leidens): in ihrer Übersichtsarbeit berichten Robinson et al. (2015) Prävalenzraten zwischen 13 % und 18 % für klinisch signifikante Demoralisierung bei Patienten mit lebensverkürzenden Erkrankungen.

Diese Prävalenzraten machen deutlich, dass die Auseinandersetzung mit Krankheit, Sterben und damit verbundenen existenziellen Themen nicht von allen Patienten als belastend erlebt wird. Bei einem Teil der Patienten in der Palliativversorgung führt diese existenziell herausfordernde Situation jedoch zu existenzieller Not und Verzweiflung und kann so im weiteren Verlauf Wohlbefinden und Lebensqualität der Patienten wesentlich beeinträchtigen. Zudem zeigen Studien einen Zusammenhang zwischen psycho-existenziellem Leiden und Depressions- und Angstsymptomatik (Wilson et al. 2007), Symptombelastung (Chochinov et al. 2002b) sowie Suizidgedanken und dem Wunsch zu sterben (Albert et al. 2005; Hudson et al. 2006). Auch im Rahmen von Studien zu ärztlich assistiertem Suizid wird wiederholt berichtet, dass existenzielles Leiden und dabei vor allem Themen wie Autonomie/Abhängigkeit, Würde, Sinnverlust, Hoffnungslosigkeit und Sorgen anderen zur Last zu fallen, von Patienten häufig als Grund für den Wunsch nach Suizidhilfe genannt werden (Li et al. 2017; Ganzini et al. 2002). Dies zeigt deutlich die tiefgreifenden Belastungen und Auswirkungen, die mit dem Erleben von anhaltendem psycho-existenziellen Leiden einhergehen.

3.3 Psychotherapeutische Behandlungsansätze

In den letzten Jahrzehnten wurden daher mehrere spezifische psychotherapeutische Interventionen entwickelt, die existenzielle Sorgen und Belastungen thematisieren oder explizit die Linderung psycho-existenziellen Leidens zum Ziel haben (Best et al. 2015a; LeMay und Wilson 2008). Die bisher entwickelten Interventionen basieren dabei auf unterschiedlichen Therapieverfahren (u. a. humanistische Psychotherapie, existenzielle Psychotherapie oder kognitive Verhaltenstherapie), setzen im

Therapieprozess vielfältige Techniken und Methoden ein und unterscheiden sich in Behandlungsintensität sowie Interventionssetting. Während einige Interventionen einen inhaltlichen Schwerpunkt auf spezifische Aspekte existenziellen Leidens (z. B. Würdeerleben, Sinn) setzen, wird in anderen Interventionen auf das breite Spektrum existenzieller Fragen und Ängste, die im Zusammenhang mit einer lebensbedrohlichen Erkrankung auftreten können, eingegangen. Die Mehrheit der Therapien wurden für Patienten mit einer Krebserkrankung entwickelt, wobei sie zu unterschiedlichen Zeitpunkten im Krankheitsverlauf ansetzen. Im Folgenden sollen einige der mit einem Fokus auf existenzielles Leiden konzipierten und empirisch überprüften psychotherapeutischen Behandlungsansätze dargestellt werden:

Supportiv-expressive Gruppentherapie (SEGT)

Die *supportiv-expressive Gruppentherapie* basiert auf den Arbeiten von Irvin D. Yalom zur existenziellen Psychotherapie und prozessorientierten Gruppenpsychotherapie und wurde in den 1970er Jahren ursprünglich als Langzeitgruppentherapie mit wöchentlichen Treffen über ein Jahr oder länger für Patientinnen mit Brustkrebs entwickelt (Spiegel et al. 1981). Diese Langzeitbehandlung wurde nachfolgend zu einer strukturierten Kurzzeitbehandlung mit insgesamt zwölf wöchentlich stattfindenden Gruppensitzungen weiterentwickelt (Spiegel et al. 1999).

Die *SEGT* hat zum Ziel, die mit einer Krebserkrankung einhergehenden psychischen Belastungen zu reduzieren, die Krankheitsbewältigung zu fördern und die Lebensqualität der Patienten zu verbessern. Der prozessorientierte Behandlungsansatz fokussiert den Erfahrungsaustausch und den Ausdruck von Emotionen sowie die Stärkung persönlicher Bewältigungsressourcen und den Aufbau unterstützender Beziehungen zwischen den Teilnehmern. Die Gruppe soll einen geschützten Raum darstellen, der es den Patienten erlaubt, sich mit existenziellen Themen und Fragen im Zusammenhang mit der Erkrankung (z. B. verändertes Körper- oder Selbstbild, Verlust von Rollen, Aufgaben und Sinn, Angst vor Tod und Sterben) auseinanderzusetzen und diese zu bearbeiten. So sollen die mit diesen Themen verbundenen Ängste gemindert und insgesamt eine emotionsorientierte Bewältigung gefördert werden.

Mehrere randomisiert-kontrollierte Studien zur *SEGT* weisen auf die Wirksamkeit der Langzeitgruppentherapie bei Patientinnen mit metastasiertem Brustkrebs im Hinblick auf eine Reduktion negativer Stimmungszustände hin (LeMay und Wilson 2008). In zwei Pilotstudien mit Vorher-/Nachher-Vergleich führte auch die Kurzzeit-*SEGT* zu einer Reduktion negativer Stimmungszustände bzw. einer Verbesserung der Lebensqualität (Spiegel et al. 1999; Reuter et al. 2010).

Sinnzentrierte Psychotherapie (Meaning-Centered Psychotherapy)

Die sinnzentrierte Psychotherapie ist eine manualisierte und strukturierte Kurzzeittherapie für Patienten mit einer fortgeschrittenen Krebserkrankung, die von einer Arbeitsgruppe um den Psychiater William S. Breitbart am Memorial Sloan Kettering Cancer Center in New York zunächst als Gruppentherapie entwickelt und nachfolgend für das Einzelsetting adaptiert wurde (Breitbart et al. 2010; Breitbart et al. 2012). Ziel der Intervention ist es, die Patienten dabei zu unterstützen, ein Gefühl von Sinn und Bedeutung im eigenen Leben (trotz schwerer Erkrankung) zu erhalten oder zu vertiefen und so zu einer Besserung der Lebensqualität und des spirituellen Wohlbefindens beizutragen. Den theoretischen Hintergrund für die sinnzentrierte Psychotherapie bilden die Logotherapie von Viktor Frankl und dessen Arbeiten zum *Willen zum Sinn* als primäre menschliche Motivationskraft. Im Rahmen seines Sinnkonzeptes betont Frankl »Sinn kann nicht gegeben, sondern muss gefunden werden« (1977, S. 28) und stellt die Bedeutung von Werten und Werteverwirklichung als zentrale Möglichkeit der Sinnfindung heraus.

Darauf aufbauend bietet die sinnzentrierte Psychotherapie onkologischen Patienten einen Rahmen, sich mit Sinn, Werte- und Zielorientierung in ihrem eigenen Leben vor dem Hintergrund ihrer Erkrankung auseinanderzusetzen. In acht Gruppensitzungen (bzw. sieben Einzelsitzungen) werden unterschiedliche Schwerpunktthemen behandelt: 1. Konzepte und Quellen von Lebenssinn, 2. Auswirkung der Krebserkrankung auf Sinn und Identität, 3. Sinnschöpfung aus der eigenen Lebensgeschichte (mit Blick auf Vergangenheit, Gegenwart und Zukunft), 4. Sinnschöpfung durch Einstellungen, 5. Sinnschöpfung durch Kreativität und Verantwortungsübernahme und 6. Sinnschöpfung aus dem Erleben (z. B. durch Liebe, Natur, Humor). Mithilfe von psychoedukativen Elementen, Austausch und Diskussion in der Gruppe sowie erlebnis- und erfahrungsaktivierenden Übungen werden die Teilnehmer angeleitet sich ihrer persönlichen Sinnquellen bewusst zu werden und neue Möglichkeiten der Sinnfindung zu erkunden.

Die Wirksamkeit der sinnzentrierten Psychotherapie wurde in mehreren randomisiert-kontrollierten Studien untersucht: sowohl im Gruppen- als auch im Einzelsetting führte die Intervention zu einer signifikanten Verbesserung des spirituellen Wohlbefindens und der Lebensqualität von Patienten mit einer fortgeschrittenen Krebserkrankung (Breitbart et al. 2012, 2015, 2018). Hinsichtlich der Reduktion depressiver Symptome lieferten die Studien dagegen uneindeutige Ergebnisse (Breitbart et al. 2015, 2018). Eine Sekundäranalyse der Daten aus den Wirksamkeitsstudien weist darauf hin, dass die Behandlungseffekte über eine Veränderung des Sinnerlebens der Patienten (als postulierter Wirkmechanismus der Therapie) vermittelt werden (Rosenfeld et al. 2018).

Managing Cancer and Living Meaningfully (CALM)

Die »Managing Cancer and Living Meaningfully (CALM)«-Intervention, eine individualisierte und teilstrukturierte Kurzzeittherapie für Patienten mit einer fortgeschrittenen Krebserkrankung, wurde von der Arbeitsgruppe um Gary Rodin am Princess-Margaret-Hospital in Toronto entwickelt (Rodin et al. 2018). Die CALM-Intervention hat das Ziel, Depressivität und Belastung im Umgang mit einer verkürzten Lebenserwartung zu reduzieren sowie den Prozess der *doppelten Bewusstheit* zu fördern (Colosimo et al. 2018; Rodin et al. 2018). *Doppelte Bewusstheit* wird dabei verstanden, als die Fähigkeit, sich mit dem bevorstehenden Tod auseinanderzusetzen und sich gleichzeitig präsent und mit dem Leben verbunden zu fühlen sowie flexibel, entsprechend den Anforderungen der aktuellen Situation, zwischen diesen Ich-Zuständen wechseln zu können (Rodin und Zimmermann 2008).

Dies zeigt sich auch im inhaltlichen Aufbau der CALM-Intervention, in der sowohl praktisch-organisatorische Themen im Umgang mit einer lebenslimitierenden Erkrankung als auch existenzielle Themen integriert werden. Der Schwerpunkt liegt dabei auf den folgenden vier Bereichen:

1. Symptomkontrolle und Kommunikation mit Behandlern
2. Veränderungen der eigenen Person und der Beziehungen zu nahestehenden Menschen
3. Spiritualität und Sinnerleben
4. Aufrechterhaltung von Hoffnung sowie Auseinandersetzung mit dem Tod und zukunftsbezogenen Sorgen

Die vier Themenbereiche sollen in der Kurzintervention mit einem Umfang von 3–6 Sitzungen innerhalb eines halben Jahres mit den Patienten bearbeitet werden. Dabei können der Ablauf der Intervention und die inhaltliche Gestaltung der einzelnen Sitzungen auf die Bedürfnisse, aktuellen Belastungen und den Gesundheitszustand des Patienten individuell zugeschnitten werden.

In einer randomisiert-kontrollierten Studie mit 305 Krebspatienten mit einer Lebenserwartung von mindestens einem Jahr berichteten Patienten im CALM-Interventionsarm ein geringeres Maß an depressiven Symptomen und eine bessere Vorbereitung auf das Lebensende im Vergleich zur Kontrollgruppe, die gemäß dem üblichen onkologischen Behandlungskonzept behandelt wurde (Rodin et al. 2018). Inzwischen wurde das CALM-Manual auch für den deutschen Sprachraum adaptiert und evaluiert: Patienten, die mit der CALM-Intervention behandelt wurden, gaben sechs Monate nach der Intervention weniger depressive Symptome an als zur Baseline-Erhebung, im Vergleich mit einer nicht-manualisierten supportiven psycho-onkologischen Intervention waren diese Veränderungen jedoch nicht statistisch signifikant (Mehnert et al. 2020).

Würdezentrierte Therapie (dignity therapy)

Ausgehend von Studienergebnissen zum Zusammenhang zwischen dem Verlust von Würde und Sterbewünschen sowie eigenen qualitativen Studien zum Würdeverständnis von terminal erkrankten Patienten entwickelte die Forschungsgruppe um den kanadischen Psychiater Harvey M. Chochinov zunächst ein Modell zu Würde bei unheilbaren Erkrankungen, das die Grundlage der würdezentrierten Therapie darstellt (Chochinov et al. 2002a; Chochinov et al. 2005). Das Modell beschreibt drei primäre Quellen, die für das Würdeerleben von Patienten von Bedeutung sind: *Krankheitsbezogene Aspekte*, d.h. Faktoren, die aus der Erkrankung des Patienten entstehen (wie z.B. der Grad der Unabhängigkeit, Symptomlast auf physischer und psychischer Ebene), können das Würdegefühl von Patienten beeinflussen. Verschiedene psychische und spirituelle Faktoren, die häufig ihren Ursprung in der Persönlichkeit, Biografie und Lebenserfahrungen des Patienten haben, können als sogenanntes *würdebewahrende Repertoire* den Umgang mit Krisen und somit auch das Würdegefühl des Patienten beeinflussen. Das Würdemodell zählt hierunter einerseits *würdebewahrende Perspektiven* im Sinne von inneren Einstellungen und Ansichten (u. a. Selbstkontinuität, Aufrechterhaltung von Rollen, Generativität/Vermächtnis) und andererseits *würdebewahrendes Handeln* im Sinne von Verhaltensweisen, die einen würdebewahrende Umgang mit sich verändernden Lebensumständen im Rahmen einer lebenslimitierenden Erkrankung ermöglichen (z. B. Leben im Hier und Jetzt, Erhalt von Normalität, Streben nach spirituellem Wohlbefinden). Das *Inventar sozialer Würde* als dritter Aspekt des Würdegefühls bezieht sich darauf, wie das Beziehungserleben, soziale Umstände und das Verhalten anderer Menschen (z. B. soziale Unterstützung, Haltung der Behandelnden, Belastung für andere sein, Sorgen hinsichtlich der Zeit nach dem Tod) das Würdegefühl des Patienten beeinflussen kann.

Das Würdemodell dient als Leitbild der *würdezentrierten Therapie*, in deren inhaltlicher und formaler Gestaltung sowie der therapeutischen Grundhaltung die verschiedenen Aspekte des Modells Berücksichtigung finden. Als zentrales Element der Intervention ist jedoch das Konzept der Generativität zu betrachten: Generativität bezeichnet die Möglichkeit, der nachfolgenden Generation Orientierung zu geben und ein Vermächtnis zu hinterlassen, und kann bei Patienten mit einer lebensverkürzenden oder lebensbedrohenden Erkrankung dazu führen, sich damit zu beschäftigen, welche Bedeutung ihr Leben hatte und welchen Einfluss ihr Leben auch über den Tod hinaus haben könnte. Die *würdezentrierte Therapie* unterstützt Patienten anhand eines strukturierten Vorgehens dabei, sich mit den Gedanken an Generativität auseinanderzusetzen und etwas Bleibendes (ein persönliches schriftliches Vermächtnis) zu gestalten, das wichtige Aspekte ihres Selbst und ihrer Lebensgeschichte festhält und den eigenen Tod überdauert.

Während die bisher beschriebenen Behandlungsansätze an früheren Zeitpunkten des Krankheitsverlaufs ansetzen, wurde die *würdezentrierte Therapie* mit einem Fokus auf Patienten am Lebensende entwickelt (Chochinov et al. 2005). Die Intervention umfasst ca. 2–4 Sitzungen im Einzelsetting innerhalb eines Zeitraums von etwas zwei Wochen und beinhaltet zwei wesentliche Komponenten:

1. Angeleitetes Gespräch zwischen Therapeut und Patient: Mithilfe eines Fragenkatalogs als Gesprächsleitfaden werden die Patienten angeleitet, über Erfahrungen und Aspekte ihres Lebens, die für sie persönlich bedeutsam waren und die andere Menschen in Erinnerung behalten sollen (z. B. prägende Momente, Rollen, Erfolge, gewonnene Erkenntnisse), zu sprechen sowie mögliche Hoffnungen, Wünsche oder Ratschläge für die Menschen, die sie zurücklassen, zu formulieren.
2. Erstellung und Übergabe des individuellen Generativitätsdokuments: Das auf Tonband aufgenommene Gespräch wird zunächst vom Therapeuten transkribiert und editiert und anschließend mit dem Patienten besprochen und korrigiert. In der abschließenden Sitzung wird das vollendete Generativitätsdokument dem

Patienten übergeben, der es (als persönliches Vermächtnis) an Personen seiner Wahl weitergeben oder ihnen hinterlassen kann.

In den vergangenen Jahren wurde die Intervention in verschiedenen Ländern weltweit, unter anderem auch Deutschland, sowie für unterschiedlichen Settings und für unterschiedliche Patientengruppen (z. B. Patienten mit amyotropher Lateralsklerose, Patienten mit kognitiven Einschränkungen oder Demenz) adaptiert und erprobt (Mai et al. 2018; Martínez et al. 2017). Studien zur Wirksamkeit der würdezentrierten Therapie im Hinblick auf psychische Belastung, wie z. B. Depressivität oder Angst, weisen uneindeutige Ergebnisse auf (Chochinov et al. 2011; Fitchett et al. 2015; Martínez et al. 2017). Es sollte jedoch berücksichtigt werden, dass es sich bei der *würdezentrierten Therapie* um eine inhaltlich eng fokussierte Intervention mit nur wenigen Sitzungen handelt und auch die dynamische Situation in der Behandlung von Patienten im Endstadium einer Erkrankung eine besondere Herausforderung darstellt. Patienten erleben die Intervention jedoch mehrheitlich als hilfreich für sich und ihre Familien, geben eine hohe Zufriedenheit an und berichten ein gesteigertes Gefühl von Würde und Sinn (Chochinov et al. 2005; Chochinov et al. 2011; Martínez et al. 2017).

3.4 Fazit

Es dürfte deutlich geworden sein, dass existenzielle Probleme einen bedeutsamen Aspekt der Situation von Patienten am Lebensende darstellen und dass die Konfrontation mit Tod und Sterben bei einem Teil der Patienten mit dem Erleben psycho-existenziellen Leidens einhergeht – einem höchst individuellen Zustand, der die ganze Person des Patienten betrifft und geprägt ist von tiefgreifenden Erfahrungen von Sinnverlust, Hilflosigkeit, Hoffnungslosigkeit und Einsamkeit. Dabei äußern Palliativpatienten einerseits das Bedürfnis nach Austausch und Unterstützung in dieser Grenzerfahrung, gleichzeitig scheint es Patienten schwer zu fallen, ihr Leiden auszudrücken und über ihr Leiden zu sprechen (Best et al. 2015b; Boston et al. 2011). Um Patienten in diesem Prozess zu unterstützen und psycho-existenzielles Leiden zu lindern, wurden daher in den vergangenen Jahrzehnten verschiedene psychotherapeutische Interventionen entwickelt, die darauf abzielen, Worte zu finden für das Leiden, sich mit existenziellen Ängsten auseinanderzusetzen sowie Sinn und Würde am Lebensende zu erhalten. Darüber hinaus erscheint es jedoch wichtig, dass existenzielle Ängste und Leiden, nicht nur im Rahmen psychotherapeutischer Angebote, sondern auch im Rahmen der multiprofessionellen Versorgung und in der Weiterbildung von Palliativfachkräften eine stärkere Berücksichtigung finden. Dabei gilt es, Fachkräfte in der Palliativversorgung zu befähigen: 1. psycho-existenzielles Leiden zu erkennen und anzusprechen, 2. Patienten einen geschützten, d. h. von Offenheit und Akzeptanz geprägten, Raum zu bieten, in dem existenzielle Probleme geäußert werden können und dürfen, sowie 3. mit Patienten, die psycho-existenzielles Leiden erleben, im Kontakt zu bleiben, d. h. präsent zu sein, mit einer Haltung von »Zulassen, Aushalten und Begleiten« (Cassell 1999; Rattner und Berzoff 2016; Schnell 2018).

Literatur

Albert S, Rabkin J, Del Bene M, Tider T, O'Sullivan I, Rowland L, Mitsumoto H (2005) Wish to die in end-stage ALS. Neurology 65: 68–74.

Best M, Aldridge L, Butow P, Olver I, Price MA, Webster F (2015a) Treatment of holistic suffering: a systematic literature review. Pall Med 29: 885–898.

Best M, Aldridge L, Butow P, Olver I, Webster F (2015b) Conceptual analysis of suffering in cancer: a systematic review. Psychooncology 24: 977–986.

Blinderman CD, Cherny NI (2005) Existential issues do not necessarily result in existential suffering: lessons from cancer patients in Israel. Palliat Med 19: 371–380.

Bolmsjö I (2000) Existential issues in palliative care – interviews with cancer patients. J Palliat Care 16: 20–24.

Boston P, Bruce A, Schreiber R (2011) Existential suffering in the palliative care setting: an integrated literature review. J Pain Symptom Manage 41: 604–618.

Bovero A, Sedghi NA, Opezzo M, Botto R, Pinto M, Ieraci V, Torta R (2018) Dignity-related existential distress in end-of-life cancer patients: Prevalence, underlying factors, and associated coping strategies. Psychooncology 27: 2631–2637.

Breitbart W, Pessin H, Rosenfeld B, Applebaum AJ, Lichtenthal WG, Li Y, Saracino RM, Marziliano AM, Masterson M, Tobias K, Fenn N (2018) Individual meaning-centered psychotherapy for the treatment of psychological and existential distress: A randomized controlled trial in patients with advanced cancer. Cancer 124: 3231–3239.

Breitbart W, Poppito S, Rosenfeld B, Vickers AJ, Yuelin L, Abbey J, Olden M, Pessin H, Lichtenthal W, Sjoberg D, Cassileth BR (2012) Pilot randomized controlled trial of individual meaning-centered psychotherapy for patients with advanced cancer. J Clin Oncol 30: 1304–1309.

Breitbart W, Rosenfeld B, Gibson C, Pessin H, Poppito S, Nelson C, Tomarken A, Timm AK, Berg A, Jacobson C, Sorger B, Abbey J, Olden M (2010) Meaning-centered group psychotherapy for patients with advanced cancer: a pilot randomized controlled trial. Psychooncology 19: 21–28.

Breitbart W, Rosenfeld B, Pessin H, Applebaum A, Kulikowski J Lichtenthal WG (2015) Meaning-centered group psychotherapy: An effective intervention for improving psychological well-being in patients with advanced cancer. J Clin Oncol 33: 749–754.

Cassell EJ (1982) The nature of suffering and the goals of medicine. NEJM 306: 639–645.

Cassell EJ (1999) Diagnosing suffering: a perspective. Ann Intern Med 131: 531–534.

Chapman CR, Gavrin J (1993) Suffering and its relationship to pain. J Palliat Care 9: 5–13.

Chochinov HM, Hack T, McClement S, Kristjanson L, Harlos M (2002a) Dignity in the terminally ill: a developing empirical model. Soc Sci Med 54: 433–443.

Chochinov HM, Hack T, Hassard T, Kristjanson LJ, McClement S, Harlos M (2002b) Dignity in the terminally ill: a cross-sectional, cohort study. Lancet 360: 2026–2030.

Chochinov HM, Hack T, Hassard T, Kristjanson L, McClement S, Harlos M (2005) Dignity therapy: a novel psychotherapeutic intervention for patients near the end of life. J Clin Oncol 23: 5520–5525.

Chochinov HM, Kristjanson LJ, Breitbart W, McClement S, Hack TF, Hassard T, Harlos M (2011) The effect of dignity therapy on distress and end-of-life experience in terminally ill patients: A randomized controlled trial. Lancet Oncol 12: 753–762.

Colosimo K, Nissim R, Pos AE, Hales S, Zimmermann C, Rodin G (2018) »Double awareness« in psychotherapy for patients living with advanced cancer. J Psychother Integr 28: 125–140.

de Faye BJ, Wilson KG, Chater S, Viola RA, Hall P (2006) Stress and coping with advanced cancer. Palliat Support Care 4: 239–249.

Fitchett G, Emanuel L, Handzo G, Boyken L, Wilkie DJ (2015) Care of the human spirit and the role of dignity therapy: a systematic review of dignity therapy research. BMC Palliat Care 14: 8.

Frankl V (1977) Das Leiden am sinnlosen Leben. Psychotherapie für heute. Freiburg: Herder Verlag.

Ganzini L, Silveira M, Johnston W (2002) Predictors and correlates of interest in assisted suicide in the final month of life among ALS patients in Oregon and Washington. J Pain Symptom Manage 24: 312–317.

Hudson PL, Kristjanson LJ, Ashby M, Kelly B, Schofield P, Hudson R, Aranda S, O'Connor M, Street A (2006) Desire for hastened death in patients with advanced disease and the evidence base of clinical guidelines: a systematic review. Palliat Med 20: 693–701.

Kissane DW (2000) Psychospiritual and existential distress. The challenge for palliative care. Aust Fam Physician 29: 1022–1025.

Kissane DW, Clarke DM, Street AF (2001) Demoralization Syndrome – a relevant psychiatric diagnosis for palliative care. J Palliat Care 17: 12–21.

Krikorian A, Limonero JT (2012) An integrated view of suffering in palliative care. J Palliat Care 28: 41–49.

Lazarus RS, Folkman S (1984) Stress, appraisal and coping. New York: Springer.

LeMay K, Wilson KG (2008) Treatment of existential distress in life threatening illness: A review of manualized interventions. Clin Psychol Rev 28: 472–493.

Li M, Watt S, Escaf M, Gardam M, Heesters A, O'Leary G, Rodin G (2017) Medical assistance in dying – implementing a hospital-based program in Canada. N Engl J Med 376: 2082–2088.

Mai SS, Goebel S, Jentschke E, van Oorschot B, Renner KH, Weber M (2018) Feasibility, acceptability and adaption of dignity therapy: a mixed methods study achieving 360° feedback. BMC Palliat Care 17: 73.

Martínez M, Arantzamendi M, Belar A, Carrasco JM, Carvajal A, Rullán M, Centeno C (2017) ›Dignity therapy‹, a promising intervention in palliative care: A comprehensive systematic literature review. Palliat Med 31: 492–509.

Mehnert A, Koranyi S, Philipp R, Scheffold K, Kriston L, Lehmann-Laue A, Engelmann D, Vehling S, Eisenecker C, Oechsle K, Schulz-Kindermann F, Rodin G, Härter M (2020) Efficacy of the Managing Cancer and Living Meaningfully (CALM) individual psychotherapy for patients with advanced cancer: A single-blind randomized controlled trial. Psychooncology 29: 1895–1904.

Morita T, Kawa M, Honke Y, Kohara H, Maeyama E, Kizawa Y, Akechi T, Uchitomi Y (2004) Existential concerns of terminally ill cancer patients receiving specialized palliative care in Japan. Support Care Cancer 12: 137–140.

Murata H, Morita T (2006) Conceptualization of psycho-existential suffering by the Japanese Task Force: the first step of a nationwide project. Palliat Support Care 4: 279–285.

Pelletier G, Verhoef MJ, Khatri N, Hagen N (2002) Quality of life in brain tumor patients: the relative contributions of depression, fatigue, emotional distress, and existential issues. J Neurooncol 57: 41–49.

Rattner M, Berzoff J (2016) Rethinking suffering: Allowing for suffering that is intrinsic at end of life. J Soc Work End Life Palliat Care 12: 240–258.

Reuter K, Scholl I, Sillem M, Hasenburg A, Härter M (2010) Implementation and benefits of psychooncological group interventions in German Breast Centers: A pilot study on supportive-expressive group therapy for women with primary breast cancer. Breast Care 5: 91–96.

Robinson S, Kissane DW, Brooker J, Burney S (2015) A systematic review of the demoralization syndrome in individuals with progressive disease and cancer: a decade of research. J Pain Symptom Manage 49: 595–610.

Rodin G, Lo C, Rydall A, Shnall J, Malfitano C, Chiu A, Panday T, Watt S, An E, Nissim R, Li M, Zimmermann C, Hales S (2018) Managing Cancer and Living Meaningfully (CALM): A

Randomized Controlled Trial of a Psychological Intervention for Patients With Advanced Cancer. J Clin Oncol 36: 2422–2432.

Rodin G, Zimmermann C (2008) Psychoanalytic reflections on mortality: a reconsideration. J Am Acad Psychoanal Dyn Psychiatry 36: 181–196.

Rosenfeld B, Cham H, Pessin H, Breitbart W (2018) Why is Meaning-Centered Group Psychotherapy (MCGP) effective? Enhanced sense of meaning as the mechanism of change for advanced cancer patients. Psychooncology 27: 654–660.

Schnell T (2018) Einlassen, Zulassen, Loslassen: Über ein konstruktives Leidensverständnis. Z Palliativmed 19: 249–255.

Schulz-Kindermann F (2017) Existenzielles Leiden und sinnbezogene Interventionen. Nervenheilkunde 36: 988–992.

Spiegel D, Bloom JR, Yalom I (1981) Group support for patients with metastatic cancer. A randomized outcome study. Arch Gen Psychiatry 38: 527–533.

Spiegel D, Morrow GR, Classen C, Raubertas R, Stott PB, Mudaliar N, Pierce HI, Flynn PJ, Heard L, Riggs G (1999) Group psychotherapy for recently diagnosed breast cancer patients: a multicenter feasibility study. Psychooncology 8: 482–493.

Vehling S, Kissane DW (2018) Existential distress in cancer: Alleviating suffering from fundamental loss and change. Psychooncology 27: 2525–2530.

Wilson KG, Chochinov HM, McPherson CJ, LeMay K, Allard P, Chary S, Gagnon PR, Macmillan K, De Luca M, O'Shea F, Kuhl D, Fainsinger RL (2007) Suffering with advanced cancer. J Clin Oncol 25: 1691–1697.

4 Depression und Demoralisierung

Gabriele Stotz-Ingenlath und Eckhard Frick

4.1 Einführung

Angesichts des möglichen nahen Endes des eigenen Lebens bei unheilbarer Krankheit reagieren Betroffene individuell unterschiedlich. Eine »Normalität« des Befindens kann es dabei wohl ebenso wenig geben wie eine pathologische, »kranke« Reaktionsform. Karl Jaspers hat unheilbares Kranksein, Scheitern, Schuld und Einsamkeit als »Grenzsituationen« des Lebens bezeichnet, in denen der Mensch zurückgeworfen wird auf sein Ich, seine innere Grundhaltung. So bedeutet das Erleben einer schweren körperlichen Erkrankung, die unausweichlich zum Tode führen wird, eine große Herausforderung (▶ Kap. 3 »Psycho-existenzielles Leiden am Lebensende« in diesem Band). Diese Herausforderung, so Jaspers, können wir als »Existenzerhellung« annehmen und durchstehen oder aber vermeiden. Dann suchen wir Halt in übernommenen Weltanschauungen und Erklärungsmodellen, die Jaspers (1932) »Gehäuse« nennt.

Die Bewältigung der Lebenssituation bei einer schweren, möglicherweise zum Tode führenden Erkrankung kann durch eine psychische Krankheit zusätzlich erschwert und noch leidvoller werden. Deshalb muss in dieser Lebensphase das Augenmerk besonders auf das Vorliegen einer psychischen Störung gerichtet werden, die auch bei unheilbaren körperlichen Erkrankungen noch behandelt werden kann.

Eine Depression ist eine solche diagnostizierbare und behandelbare Krankheit, die nicht zwangsläufig zusammen mit einer unheilbaren körperlichen Krankheit auftreten muss, wohl aber durch diese ausgelöst werden kann. Bei manchen Patienten bestand eine depressive Störung mit rezidivierenden depressiven Episoden auch schon vorher und bricht nun unter der Belastung der Auseinandersetzung mit dem nahenden Tod wieder aus. Für das Vorliegen einer Depression gibt es klare Kriterien und Verschlüsselungen in internationalen Klassifikations-Manualen und etablierte, evidenzbasierte Behandlungsleitlinien.

Als Demoralisierung wird ein Syndrom der Hilflosigkeit, Hoffnungslosigkeit, der erlebten Sinnlosigkeit und des Versagens persönlicher Bewältigungsmechanismen in ausweglosen Situationen bezeichnet. Unter »Moral« versteht man meist die Gesamtheit sittlicher Normen und Verhaltensweisen. In unserem Zusammenhang geht es jedoch um das Bedeutungsfeld »Bereitschaft, sich einzusetzen; Disziplin; gefestigte innere Haltung, Selbstvertrauen«, wie es in den Kontexten »Moral einer Mannschaft/einer Armee« oder »Arbeitsmoral« vorkommt. So heißt »Demoralisieren«: »jemanden entmutigen, verwirren oder durcheinanderbringen« (Frank 1974,

S. 429), etwa im Sinne einer psychologischen Kriegsführung, durch die Moral, Kampfbereitschaft und Kampfesmut einer Truppe untergraben werden soll.

Das Demoralisierungssyndrom fand noch keinen Eingang in die gängigen psychiatrischen Diagnosesysteme. Umstritten bleibt die Krankheitswertigkeit der Demoralisierung und damit ihre Behandlungsbedürftigkeit bzw. Behandelbarkeit (Parker 2004). Allerdings geht Demoralisierung oft mit Suizidalität und dem Wunsch nach beschleunigtem Tod einher, weshalb dieser Zustand Beachtung finden und mit Unterstützungsangeboten beantwortet werden muss (S3-Leitlinie Palliativmedizin Empfehlung 18.8: Banyasz und Wells-Di Gregorio 2018; Leitlinienprogramm Onkologie 2020; Straker 2020). Die Grenze zwischen schon krank und noch gesund ist bei der Palette möglicher Reaktionen eben fließend wie der Farbübergang bei einem Regenbogen.

Dieses Kapitel widmet sich dem Spektrum depressiver Reaktionsweisen in der palliativmedizinischen Situation – im Hinblick auf ihre noch mögliche und sinnvolle Behandlung. An einem Ende des Spektrums steht die Depressionskrankheit, am anderen Ende das Demoralisierungssyndrom, das u. E. kein krankhaftes Symptom ist.

Zunächst werden die Symptomatologie und Ätiologie von Depression und Demoralisierung geschildert. Es folgt eine Darstellung der diagnostischen Kriterien bzw. Konzepte und des differenzialdiagnostischen »Feldes« sowie möglicher Evaluationsmethoden. Zuletzt werden Möglichkeiten der Behandlung erörtert.

4.2 Symptomatologie und Ätiologie

Depression

Eine Depression ist die weltweit häufigste psychische Erkrankung, die – wie das lateinische Wort »deprimere« = »herunterdrücken« besagt – mit schwerwiegendem seelischen und körperlich spürbaren Bedrücktsein einhergeht. Das gesamte Ich ist davon betroffen, die Symptome beeinträchtigen alle Lebensbereiche, die Alltagsbewältigung und die Beziehungen zur Umgebung.

Die Bereiche der Gedanken, der Gefühle und des Körpers sind beteiligt:

Auf der Ebene der Gedanken liegen Konzentrations-, Aufmerksamkeits- und Gedächtnisstörungen vor, es kommt zu quälendem Grübeln, zu Selbstvorwürfen, übertriebenen Schuld- und Versagensgefühlen, Krankheits- oder Verarmungs- sowie ganz allgemein Zukunftsängsten, Hoffnungslosigkeit, Interessensverlust, zu großer Unschlüssigkeit und Unfähigkeit zu entscheiden, zum Verlust von Zielvorstellungen, Selbstachtung und persönlicher Sinngebung und zu immer wiederkehrender Beschäftigung mit dem Tod, zu passiven Todeswünschen oder aktiven Suizidgedanken.

Auf der Ebene der Gefühle liegt neben der schweren, bedrückten Stimmung oft eine abgründige Angst vor, der Verlust von Freude oder sogar ein »Gefühl der

Gefühllosigkeit«, die Unfähigkeit, auf Ereignisse emotional zu reagieren und eine Resonanzlosigkeit auf Mit- und Umwelt. Antrieb und Lebenselan sind vermindert oder blockiert, manchmal fühlen sich Betroffene aber auch agitiert, innerlich getrieben und unruhig.

Auf der Ebene des Körpers sind Ein- und Durchschlafstörungen ein Hauptproblem, Libido und Appetit gehen verloren, es kann zu Gewichtsabnahme, zu Schwäche, Schwindel, Gleichgewichtsstörungen, Tinnitus, aber auch zu Magen-Darm-Problemen, Kopf- und Rückenschmerzen, zu Druck auf dem Brustkorb oder zum Kloßgefühl im Hals kommen. Meist findet sich für diese Symptome kein körperliches Korrelat.

Am schlimmsten ist die Symptomatik morgens, man spricht daher vom »Morgentief«. Die Betroffenen ziehen sich sozial zurück, sie verstummen, fühlen sich unverstanden, als Last für ihre Angehörigen, sie haben keinen Lebenswillen und keine Ausstrahlung mehr, ihre inneren Kraftquellen sind nicht mehr spürbar und die frühere Haltung und Lebenseinstellung kann völlig verändert sein. Sie reagieren nicht mehr auf Ermutigung oder Aufheiterungsversuche, und können auch objektiv ihre soziale Rolle und ihre Aufgaben nicht mehr erfüllen. So kommt zum subjektiven Leidensdruck und Insuffizienzgefühl auch objektiv ein Funktionsverlust hinzu. Für die Angehörigen sind Betroffene oft nicht mehr wieder zu erkennen und nicht mehr zu verstehen.

Ätiologisch gehen wir heute von einem multifaktoriellen Stress-Vulnerabilitätsmodell aus. Wenn äußere belastende Lebensereignisse wie Verluste, Überforderung, Schicksalsschläge, aber auch körperlich schwere Erkrankungen auf eine innere Veranlagung und Empfindlichkeit (Vulnerabilität) treffen, kann eine depressive Erkrankung ausgelöst werden. Auch die schwere unheilbare Krankheit selbst, hormonelle oder medikamentöse Einflüsse oder Nebenwirkungen von Medikamenten können auf körperlicher Ebene organisch bzw. »von innen« dazu führen, dass das Gleichgewicht im Hirnstoffwechsel ausgelenkt wird. Manchmal allerdings lassen sich auch keine konkreten Auslösesituationen eruieren. Physiologisch kommt es bei einer Depression zu einem relativen Mangel der Neurotransmitterstoffe Noradrenalin und Serotonin im synaptischen Spalt zwischen miteinander in Verbindung stehenden Nervenzellen im neuronalen Netzwerk. Die Weiterleitung des elektrischen Impulses wird dadurch erschwert und blockiert. Zu dieser Entgleisung des Gleichgewichts kann es auch bei lang andauernder psychischer Anspannung kommen.

Demoralisierung

Der Begriff »Demoralisierung« meint einen Zustand der Entmutigung, Zermürbung und Hoffnungslosigkeit in einer ausweglosen Situation, in der keine positiven Perspektiven mehr gesehen werden können und alle Bewältigungsmechanismen zu versagen scheinen. Unter »loss of morale«, also »Verlust der Moral«, des »Kampfesmutes«, wird der Verlust einer positiven oder optimistischen und hoffnungsvollen Lebenseinstellung und tragenden inneren Haltung in Grenzsituationen des Lebens verstanden. Diese positive, wert-schätzende Einstellung kann verloren gehen, wenn

4 Depression und Demoralisierung

die Belastungsgrenze eines Menschen in seiner Lebenssituation überschritten wird. Der Begriff »Demoralisierung« wird in der Literatur zwar auch manchmal bei Inhaftierten, Opfern von Gewalttaten oder schweren Schicksalsschlägen verwendet, allerdings wird er meistens auf schwere, andauernde, unheilbare physische Krankheiten in der palliativen Versorgung bezogen. Als Symptome werden immer wieder beschrieben:

Hilflosigkeit, Hoffnungslosigkeit, Empfinden von Sinnverlust im Leben, das Gefühl, für andere eine Last zu sein (Brewer et al. 2018), vom Geschehen überwältigt zu sein und keine Möglichkeit der Bewältigung mehr zu haben (Unfähigkeit zum Coping). Vehling und Mehnert (2014) sprechen vom empfundenen »Verlust von Würde«, der mit dem körperlichen Siechtum verbunden sei. Dischinger et al. (2019) betonen den Verlust der körperlichen Integrität. Betroffene fühlen sich einsam, sozial isoliert, wertlos und deshalb oft verzweifelt, da sie nichts gegen ihren Zustand tun können und keine Optionen mehr für eine bessere Gestaltung der Zukunft haben. Aus diesem »dysphorischen« Gefühlszustand angesichts einer ausweglosen unheilbaren Krankheit entwickeln sich häufig Suizidideen und der Wunsch nach einem vorzeitigen Tod. Es gibt Überlappungen mit der Depression, aber auch Unterschiede und distinkte Symptome. Betroffene bleiben emotional auslenkbar und sprechen an auf Zuwendung, Ermutigung und schöne Begegnungen und Erlebnisse. Die Fähigkeit, sich zu freuen, ist erhalten. Aber es besteht die Gefahr der Einengung des Blickfeldes, des zunehmenden Motivationsverlustes sowie der durch die Hoffnungslosigkeit getriggerten Suizidalität.

Sehr häufig besteht eine Assoziation oder Komorbidität mit Depression und Angsterkrankungen und man sieht Mischbilder und sich überlappende Symptome.

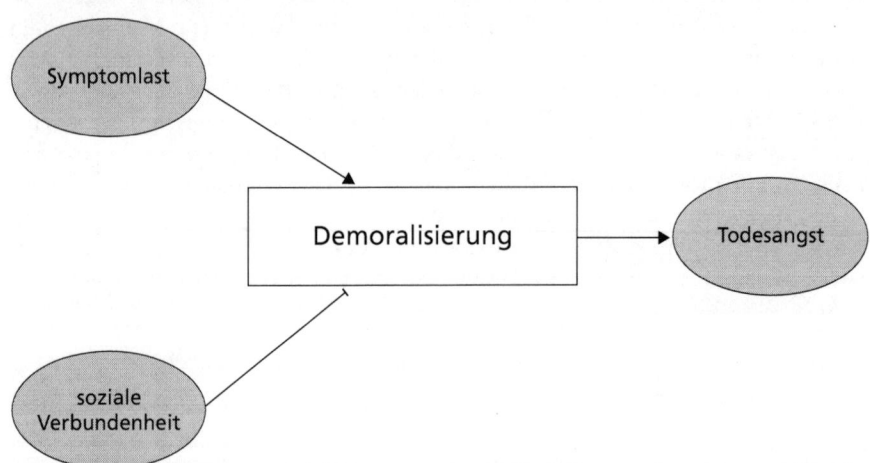

Abb. 4.1: Symptomlast und fehlende soziale Verbundenheit begünstigen die Demoralisierung, die mit gesteigerter Todesangst einhergeht (modifiziert nach einem für fortgeschrittene Tumorerkrankungen empirisch bestätigten Modell, übersetzt nach An et al. 2018)

Ätiologisch ist die Ursache eines Demoralisierungs-Syndroms immer klar. Es gibt eine reale sehr schwerwiegende, lebensbedrohliche Situation, die andauert, meist nicht mehr zur Besserung führt, sondern sich progredient verschlechtert und zum Tode führt und die nicht nur dem Betroffenen als ausweglos erscheint, sondern die in der Regel auch wirklich ausweglos ist. Anders als bei psychischen Störungen, bei denen man oft an Grenzen des Verstehens gerät, ist ein Demoralisierungs-Syndrom und die daraus resultierende Todesangst für Behandler und Angehörige verständlich und nachvollziehbar. Ein sicherer Bindungsstil und soziale Unterstützung wirken der Demoralisierung entgegen, während ein vermeidender Bindungsstil und v. a. Bindungsangst Demoralisierung ebenso fördern (Vehling et al. 2019) wie die Symptomlast (▶ Abb. 4.1). »Moral« (im Sinne von »Kampfesmut«) hat also nicht nur eine individuelle, sondern auch eine sozial-interpersonale Dimension.

Exkurs zur Geschichte des Begriffs »Demoralisierungssyndrom«

Der Psychiater Jerome Frank hat den Terminus »demoralization« 1961 erstmals eingeführt bei Psychotherapie-Patienten mit erschöpften persönlichen Ressourcen, die ihre Probleme nicht mehr selbst lösen konnten, von den Umständen überwältigt waren und durch ihre subjektiv und objektiv erlebte Unfähigkeit Erwartungen zu erfüllen, entmutigt waren.

Später definierte er das Demoralisierungs-Syndrom als durch inneren oder äußeren Stress verursachten Coping-Verlust, der durch die vier Symptome Hilflosigkeit, Hoffnungslosigkeit, Konfusion und eigene Inkompetenz gekennzeichnet ist und Betroffene ihrer Tatkraft und ihres Mutes beraubt.

Schmale und Engel beschrieben Demoralisierung als einen »giving up – given up – complex«, Engel (1968) betonte die »inability to cope« und definierte Demoralisierung aber als nur vorübergehenden Zustand mit Selbstbild-Verlust.

Jerome Franks Schüler Figueiredo (1982) arbeitete am Demoralisierungs-Syndrom die zwei Komponenten des persönlichen Stresses und der subjektiven Inkompetenz heraus.

Clarke und Kissane (2002) trugen dann zur Operationalisierung der Demoralisierung als »existenzielle Belastung im medizinischen Kontext« bei. Sie fügten zu den schon früher herausgearbeiteten Symptomen noch explizit den Pessimismus und das Gefühl, keine Optionen für die Gestaltung der Zukunft mehr zu haben, Motivationsverlust und soziale Isolation hinzu und formulierten in mehreren Veröffentlichungen die fünf Diagnose-Kriterien Bedeutungs-/Sinnverlust, Dysphorie, Entmutigung, Hoffnungslosigkeit und Versagensgefühl.

Hoffnungslosigkeit gilt als Prädiktor von Suizidalität, deshalb wurde es als wichtig erachtet, dieses Syndrom zu erkennen und als therapeutische Konsequenz alle Mühen aufzuwenden, »die Moral« als positive innere Haltung und Sinngebung wiederherzustellen.

4.3 Diagnose und Differenzialdiagnose

Depression – Diagnose

Für die psychiatrische Diagnose einer depressiven Störung gibt es im »Diagnostischen und Statistischen Manual psychischer Störungen« (DSM-5) und in der »Internationalen Klassifikation psychischer Störungen« (ICD-10, nun bereits ICD-11) vorgegebene Kriterien, die erfüllt sein müssen.

Die depressive Episode muss (nach ICD) mindestens zwei Wochen dauern.

Es liegen mindestens zwei der folgenden drei Symptome (Hauptsymptome) vor: depressive Stimmung, Interessen- und Freudverlust an Aktivitäten, die normalerweise angenehm waren, verminderter Antrieb oder gesteigerte Ermüdbarkeit, zusätzlich ein oder mehrere der folgenden Symptome (Nebensymptome): Verlust des Selbstvertrauens und des Selbstwertgefühls, unbegründete Selbstvorwürfe und Schuldgefühle, Suizidgedanken, Konzentrations-, Aufmerksamkeits- und Gedächtnisprobleme, Unentschlossenheit, innere Unruhe (Agitiertheit) und/oder Hemmung, Schlafstörungen, Appetitveränderungen, andere psychosomatische Störungen ohne organisches Korrelat.

Je nach Ausmaß der o. g. Symptome kann man eine depressive Episode in leicht, mittelgradig oder schwer einteilen. Depressive Störungen laufen in Phasen ab, die jeweils ausheilen, allerdings immer wieder auftreten können. Die häufigste Verlaufsform ist eine rezidivierende depressive Störung. Eine depressive Episode kann auch im Rahmen einer bipolaren Erkrankung, bei der manische und depressive Zustände sich abwechseln oder bei schizoaffektiven Störungen vorkommen, bei denen sie kombiniert mit schizophren-wahnhaften Symptomen auftreten. Sie kann sehr leicht ausgeprägt sein und als depressive Grundgestimmtheit dauerhaft das Lebensgefühl prägen wie bei der Dysthymie, tritt dann aber nicht in Phasen auf.

Durch verschiedene (Selbst- und Fremdrating-)Skalen kann eine Depression valide festgestellt werden, u. a. gibt es die Hamilton Depressionsskala (HAMD), die Montgomery-Asperg Depressions-Rating-Skala (MADRS) oder das Beck'sche Depressionsinventar (BDI).

Die Depressionskrankheit sollte fachärztlich durch einen Psychiater festgestellt und behandelt werden.

Demoralisierung – Kriterien

Kriterien für das Demoralisierungs-Syndrom sind (noch) nicht international gültig validiert.

Kategorial kann das Syndrom derzeit nur in den diagnostischen Kriterien für psychosomatische Forschung (DCPR) in einem strukturierten Interview erfasst werden (Porcelli und Sonino 2007; Fava und Sonino 2009; Grassi et al. 2020), die allerdings nicht unumstritten sind (Rief und Sharpe 2005; Robinson et al. 2016a). Demoralisierung gehört dabei zu den »Faktoren, die die medizinische Kondition beeinflussen«. Im neuen DSM-5 ist Demoralisierung aufgelistet als mögliche Vorbedingung einer »major depressive disorder«.

Für eine dimensionale Erfassung und Operationalisierung existieren zwei Fragebögen (Selbstwahrnehmung): Kissane et al. (2004) haben eine erste Demoralisierungs-Skala entwickelt, die mittlerweile in acht Sprachen übersetzt vorliegt. Diese DS I umfasst 24 Items, in denen zu den 5 Bereichen Sinnverlust mit Hoffnungslosigkeit, Dysphorie, Entmutigung, Hilflosigkeit und Versagensgefühle Fragen gestellt werden. Robinson et al. (2016a) haben dann eine überarbeitete und wegen der verminderten Belastbarkeit der Betroffenen etwas verkürzte Fassung erstellt. Die DS II – Skala hat 15 Items, die die zwei Komponenten persönlicher Belastung (Stress) und subjektiv gefühlter Hilflosigkeit abfragen.

Das Demoralisierungs-Syndrom kann von allen Klinikern festgestellt werden. Beschrieben wird es meist im Umkreis der Palliativmedizin. Das Konzept erscheint intuitiv verständlich, wenn man final Erkrankten gegenübersteht. Häufig fühlen Kliniker bei der Begegnung mit unheilbar Kranken selbst in der Gegenübertragung Hoffnungslosigkeit und die Tendenz aufzugeben.

Differenzialdiagnose Depression – Demoralisierung

Differenzialdiagnostisch kommen in der gesamten oben erwähnten Bandbreite pathologischer Reaktionsformen zwischen depressiver Erkrankung und Demoralisierungssyndrom noch andere mögliche Diagnosen in Betracht.

Eine depressive Symptomatik kann gerade in der Palliativmedizin auch organisch bedingt sein, d. h. aufgrund von Hirnerkrankungen, Hirntumoren oder -metastasen bzw. Nebenwirkungen von Bestrahlungen oder Chemo- und Hormon-Therapie aufgetreten sein. Sie wird dann diagnostisch nicht als affektive Störung, sondern als »organische psychische Störung aufgrund einer Schädigung oder Funktionsstörung des Gehirns oder einer körperlichen Krankheit« eingestuft (ICD-10 F06.3).

Die Dysthymie (ICD-10 F34.1) als dauerhafte Niedergestimmtheit, die aber nicht das Ausmaß einer Depression erreicht, wurde oben schon erwähnt.

Eine Anpassungsstörung (ICD-10 F43.2) tritt bei identifizierbaren psychosozialen Belastungen nicht außergewöhnlichen oder katastrophalen Ausmaßes auf und kann ebenfalls mit depressiven Reaktionen und Angst einhergehen. Eine unheilbare Erkrankung mit ungünstigem Ausgang ist allerdings für das Individuum immer eine außergewöhnliche Erfahrung, deshalb greift diese Diagnose bei terminal Erkrankten nicht.

Die posttraumatische Belastungsstörung (ICD-10 F43.1), die sich nach einem kurz- oder langanhaltenden Ereignis oder Geschehen von außergewöhnlicher Bedrohung einstellt, »das nahezu bei jedem tiefgreifende Verzweiflung auslösen würde«, bezieht sich auf Störungen (Nachhallerinnerungen, sich wiederholende Angstträume) in einer Zeit nach (post) überstandener Belastung, was bei aussichtslosen Krankheitszuständen ja nicht der Fall ist: die Belastung bleibt und wird sogar noch größer, ist aber in jedem Fall nicht ein vorübergehendes Einzelereignis, sondern ein dauerhafter, sich zuspitzender Prozess.

Ein der Demoralisierung ähnliches Syndrom hat es bis zur Registrierung ins DSM-5 gebracht: das sogenannte Verbitterungssyndrom (Linden und Rotter 2018).

Nanni et al. (2018) haben dazu in einer Übersichtsarbeit verschiedene Unterscheidungskriterien herausgearbeitet. Beide Syndrome, das Demoralisierungs- und das Verbitterungssyndrom (»embitterment«) sind Reaktionen auf psychosoziale Auslöser, für deren Bewältigung die Coping-Möglichkeiten versagen. Bei der Demoralisierung liegt eine schwere, lebensbedrohliche Kondition vor, bei der Verbitterung belastende, aber nicht außergewöhnliche Lebensereignisse. Beim Demoralisierungssyndrom besteht keine Hoffnung auf Veränderung und der Grad der Kontrollierbarkeit bleibt eingeschränkt, bei positiven Erlebnissen bessert sich jedoch die Stimmung. Beim Verbitterungssyndrom, das Linden und Rotter (2018) als eine spezifische Form der Anpassungsstörung definieren, wird die erlebte Belastung als ungerecht und von anderen, also von außen verursacht wahrgenommen. Es handelt sich im Kern um eine Beziehungsproblematik, in der Betroffene sich als Opfer und von anderen schlecht behandelt fühlen. Znoj (2011) unterscheidet die beiden Syndrome anhand zweier Dimensionen: der Veränderungs-Hoffnung (vorhanden oder nicht) und derjenigen der Kontrollüberzeugungen (innerer oder äußerer »locus of control«): bei einer reifen Entwicklung liegen Hoffnung und internale Kontrollüberzeugungen vor, bei der »gewöhnlichen« Aggression Hoffnung und externale Kontrollüberzeugungen. Beim krankhaften Zustand der Demoralisierung kommt es zu Hoffnungslosigkeit bei internalen Kontrollüberzeugungen, beim Verbitterungssyndrom zu Hoffnungslosigkeit bei externalen Kontrollüberzeugungen.

Die klinisch wichtigste Unterscheidung aber ist die zwischen Depression und Demoralisierungssyndrom (Brewer et al. 2018) – wobei es Überlappungsbereiche gibt (u.a. Mehnert et al. 2011; Tecuta et al. 2015).

Tab. 4.1: Differenzialdiagnose Depression vs. Demoralisierung

Depression	beide	Demoralisierung
andauernder Zustand		situationsabhängig
Anhedonie und Apathie	Schlaf-, Appetit-, Energie-Verlust	Hilflosigkeit und Hoffnungslosigkeit
Ansprechen auf Psychopharmaka und Psychotherapie	Suizidgedanken	kein Ansprechen auf Psychopharmaka
		Ansprechen auf Zuwendung und therapeutischen Optimismus

Bei der Depression ist der eigentliche Auslöser oft unklar, mehrere Faktoren kommen zusammen, es besteht Anhedonie, die Unfähigkeit, Freude zu empfinden. Die Betroffenen lassen sich meist nicht von ihrer negativen Weltsicht abbringen und sie sind oft auch resonanzlos auf Zuwendung. Sie sprechen an auf Pharmakotherapie und nichtmedikamentöse Therapieverfahren wie Schlafentzug, Lichttherapie, transkranielle Magnetstimulation oder – in sehr schweren Fällen – Elektrokrampftherapie und auf intensive Psychotherapie.

Bei der Demoralisierung ist die Triggersituation immer verständlich. Die emotionale Schwingungsfähigkeit ist erhalten, Empfinden von Freude ist möglich, therapeutischer Optimismus und eine empathische Arzt-Patient-Kommunikation wirken positiv, die Betroffenen haben keine depressionsbedingten zusätzlichen körperlichen oder kognitiven Beeinträchtigungen. Medikamente und andere körperliche Interventionen helfen nicht.

Bei beiden Syndromen können Suizidgedanken und Todeswünsche auftreten, was immer eine absolute Behandlungsindikation darstellt und die sorgfältige Evaluation beider Syndrome bei unheilbar Kranken rechtfertigt (u. a. Tang et al. 2015).

4.4 Therapie und Resilienz

Depression

Eine Depressions-Krankheit muss und kann auch im Stadium einer fortgeschrittenen unheilbaren somatischen Erkrankung behandelt werden durch die Gabe von Psychopharmaka und intensive Psychotherapie. Dazu sollte in jedem Fall psychiatrische Kompetenz genutzt werden.

Demoralisierung

Die Behandlung eines Demoralisierungssyndroms ist komplexer. Auf Pharmaka spricht es nicht an. Sehr wichtig ist die therapeutische Zuwendung in der Arzt-Patient-Beziehung, die per se schon therapeutisch wirksam ist. Das Verhalten der behandelnden Ärzte und Ärztinnen spielt eine große Rolle. Bei den Behandlern kommt es unbewusst immer zu Gegenübertragungsphänomenen, die sie sich bewusst machen sollten in Supervisionen und Selbsterfahrung. Wenn die Krankheitssymptome nicht mehr behandelt werden können, geht es um eine Veränderung der Haltung zur Erkrankung sowohl bei den Patienten als auch bei den Behandlern. Selbstverständlich muss somatisch und palliativ alles »Not-wendige« medizinisch getan werden, denn es besteht eine Verquickung zwischen psychischem und physischem Zustand. Die Behandlung muss also medizinisch und psychotherapeutisch integrativ erfolgen (Tecuta et al. 2015). Beachtung finden sollte in diesen Grenzsituationen des Lebens allerdings auch der jeweilige weltanschauliche oder religiöse oder spirituelle Hintergrund der Betroffenen.

Vulnerabilität und Resilienz

Besonders vulnerabel sind nach Kissane (2014) Patienten, die allein und isoliert leben, die keine Arbeit haben und zusätzlich (komorbid) an einer Sucht oder Depression leiden.

Wie resilient, d. h. widerstandsfähig ein Mensch gegen Selbstaufgabe und Hoffnungslosigkeit angesichts einer unheilbaren Krankheit ist, hängt von seiner charakterlichen Struktur, aber auch von seiner Lern- und Lebensgeschichte ab, von Faktoren also, die man als gegeben hinnehmen muss, die man in der Palliativsituation nicht mehr beeinflussen kann, derer man sich aber bewusst sein sollte.

Um die Belastung durch die Situation einschätzen zu können, muss man den weltanschaulichen Hintergrund der Betroffenen kennen (Bovero et al. 2019). Spirituelles Wohlbefinden spielt nach seinen Studien eine protektive Rolle gegen das Demoralisierungssyndrom. Religiös praktizierende Menschen erleiden weniger häufig ein Demoralisierungssyndrom (Mehnert 2011).

Psychotherapeutisches Vorgehen

Die Berücksichtigung des Demoralisierungssyndroms in Palliative Care motiviert auch die beteiligten Psychotherapeuten im Sinne eines person-zentrierten Ansatzes (Grassi et al. 2017) nicht in erster Linie Symptome zu behandeln, sondern den sterbenden Menschen zu begleiten. Die Zuwendung zum individuellen Leid ist nicht nur die Voraussetzung dafür, subjektive Informationen über die Erkrankung zu gewinnen, sondern auch der Anfang jeglicher psychotherapeutischen Beziehung (Sack 2019), die mit der Frage beginnt: »Worunter leiden Sie?«. Weder ist diese Frage leicht zu beantworten, noch sind die verbalen oder nonverbalen Antworten des kranken Menschen leicht zu verstehen. Der Erfolg der gemeinsamen psychotherapeutischen Arbeit hängt jedoch an der Klärung dieser Frage. Frank (1974) zufolge ist Demoralisierung der Ausgangspunkt und die Wiederherstellung der »Moral« (also des »Kampfesmutes«) das Ziel jeglicher Psychotherapie:

»Die Moral kann durch Beseitigung hinderlicher Symptome wiederhergestellt werden, und die verschiedenen psychotherapeutischen Verfahren dürften bei manchen dieser Symptome unterschiedlich wirksam sein. Umgekehrt, insofern die Symptome des Patienten Ausdruck seines demoralisierten Zustandes sind, wird die Wiederherstellung seiner Selbstachtung, egal mit welchen Mitteln, das Nachlassen der Symptome bewirken. Nicht selten wird gelungene Psychotherapie den Patienten aber auch befähigen, mit seinen unveränderten Symptomen besser leben zu können« (Frank 1961/1992, S. 431).

Kranke Menschen klagen beim Arzt in der Regel nicht über Demoralisierung, sondern über körperliche oder psychische Symptome, z. B. von Depression oder Angst. Auch die Hoffnungslosigkeit angesichts der palliativen Situation (Julião et al. 2017; Bovero et al. 2019) oder – allgemeiner gesprochen – schwerer körperlicher Erkrankungen kann ins Demoralisierungssyndrom münden (Behan 2019). Demoralisierung, so Frank, ist das zusätzliche Element, das den Psychotherapie-Kontakt motiviert: erschöpfte Coping-Ressourcen, Hilflosigkeit und Verzweiflung, Hoffnungslosigkeit und Leidensdruck. Andererseits suchen auch nicht alle demoralisierten Menschen psychotherapeutische Hilfe, etwa weil sie fachpsychotherapeutische Hilfe ablehnen oder andere Möglichkeiten finden, ihre »Moral« zu stärken, z. B. eine Selbsthilfegruppe. Zwischen der Depression und anderen Krankheitssymptomen einerseits und der Demoralisierung andererseits sieht Frank einen doppelten Zusammenhang: (1) Je demoralisierter eine Person, desto belastender ist ihre Symptomatik; (2) durch die lähmende Behinderung beeinträchtigen Symptome die Fähigkeit zum Coping und verstärken damit das Gefühl des eigenen Scheiterns.

Wesentliches Element des Therapieprozesses bei Demoralisierung, etwa bei Menschen mit chronischem Schmerz (Figueiredo und Griffith 2016) ist die Differenzierung zwischen dem symptomassoziierten Dys-stress, der sich schwerer, und dem Gefühl der subjektiven Inkompetenz, das sich leichter beeinflussen lässt.

Demoralisierung ist existenzielles Leiden, wirft das Individuum auf sich selbst zurück, vereinzelt es. Diese Grenzsituation zu »erhellen«, wie Jaspers (1932) sagt, erzeugt Kommunikation, Mitteilung in einer Situation der Vereinzelung. Dementsprechend fokussieren bindungstheoretisch fundierte psychotherapeutische Interventionen wie die Managing Cancer and Living Meaningfully (CALM)-Therapie (Vehling et al. 2019; Mehnert et al. 2020) und psychoanalytische Ansätze (Straker 2020) nicht nur individuelle Ressourcen des kranken Menschen, sondern auch seine soziale und Bindungssituation. Aktuelle Studienergebnisse (Kunsmann-Leutiger et al. 2018) deuten auf einen Zusammenhang zwischen Bindungsstil und spirituellem Coping hin, also auf eine Öffnung zur Transzendenz.

CALM und die Meaning and Purpose (MaP)-Therapie (Kissane et al. 2019; Lethborg et al. 2019) (▶ Kap. 3 »Psycho-existenzielles Leiden am Lebensende«, in diesem Band) sind Weiterentwicklungen der Logotherapie nach Viktor E. Frankl (1946). Frankls »Ärztliche Seelsorge« geht davon aus, dass in jeder Lebenssituation aktiv noch Sinn gefunden werden kann, was vor existenzieller Verzweiflung bewahrt. Häufig wird auch Spiritual Care als Unterstützung der Sinnsuche kranker Menschen verstanden. Dabei gilt es allerdings nuancierend zu beachten, dass die heroisch-normative Betonung des »positiven« Lebenssinns dem Leiden an der Sinnlosigkeit und der Klage des leidenden Menschen oft nicht gerecht wird (Karle 2009; Frick 2023).

Neben diesen neo-logotherapeutischen Ansatzen ist auch die Dignity Therapy nach Chochinov ein Ansatz für das Eingehen auf Demoralisierung in der palliativen Situation.

> **Fragenkatalog der »Dignity Therapy« nach Chochinov (Schramm et al. 2014)**
>
> - Erzählen Sie mir ein wenig aus Ihrem Leben; besonders über die Ereignisse, an die Sie sich am meisten erinnern oder die am wichtigsten in Ihrem Leben waren. Was war Ihre beste Zeit?
> - Gibt es bestimmte Dinge, die Sie Ihrer Familie über sich mitteilen wollen? Gibt es bestimmte Erinnerungen, die Sie mit Ihrer Familie teilen wollen?

- Was waren die wichtigsten Rollen, die Sie in Ihrem Leben eingenommen haben (familiär, beruflich, gesellschaftlich etc.)? Warum waren Ihnen diese Rollen wichtig und was haben Sie Ihrer Meinung nach darin erreicht?
- Was waren Ihre wichtigsten Taten, worauf sind Sie besonders stolz?
- Gibt es Dinge, von denen Sie merken, dass sie noch ausgesprochen werden wollen? Oder auch Dinge, die Sie Ihren Angehörigen gerne noch einmal sagen möchten?
- Was sind Ihre Hoffnungen und Wünsche für Ihre Angehörigen?
- Was haben Sie über das Leben gelernt, was Sie gerne anderen weitergeben möchten? Welchen Rat oder welche Lebensweisheiten würden Sie gerne an Ihren … (Sohn, Tochter, Mann, Frau, Eltern etc.) weitergeben?
- Gibt es Worte/Botschaften oder vielleicht sogar dringende Empfehlungen, die Sie Ihren Angehörigen mitgeben möchten, um ihnen zu helfen, ihre Zukunft gut zu bewältigen?
- Gibt es andere Dinge, die Ihnen während dieses Gesprächs einfallen und die Thema sein sollten?

Würde-Therapiesitzungen orientieren sich an den im Kasten wiedergegebenen Fragen. Die Stunden werden audiografiert und nachbearbeitet, sodass die Patienten am Ende des Therapieprozesses ein »Generativitäts-Dokument« zur Verfügung haben, dass sie wichtigen Personen weitergeben und hinterlassen möchten. Eine aktuelle randomisierte Studie (Iani et al. 2020) belegt die Wirksamkeit der Dignity Therapy, insbesondere bezüglich des inneren Friedens.

Existenziell gewendete Psychotherapien, wie sie Yalom (1980/1989), Bauereiß et al. (2018) und Vogel (2020) beschreiben, stützen sich auf die philosophische Reflexion der menschlichen Existenz (Kierkegaard 1849; Heidegger 1927; Jaspers 1932) und bieten dem Patienten Zuwendung, Mit-Aushalten und Beistehen an. Hierfür kann man sich zwar Kompetenzen erwerben, letztlich wirksam in der Begegnung mit den Leidenden wird aber auch das jeweilige Charisma sein, das nicht lehr- oder lernbar ist, sondern im Zwischenmenschlichen unverfügbar hinzukommen kann – oder leider auch manchmal nicht.

Dankbarkeit und Verzeihen sind Haltungen, auf die man in der Psychotherapie hinwirken kann und die den Betroffenen oft inneren Frieden vermitteln und das Abschiednehmen erleichtern, wenn es im späteren Verlauf gilt, das Loslassen seitens der Patienten, aber auch der Angehörigen einzuüben, was sehr schwer ist und von der persönlichen Lebenshaltung entscheidend abhängt. Dabei kommt es auf den Kommunikations-Stil zwischen Behandler und Patient an, der so gut wie möglich geschult werden sollte.

Die Frage nach der Spiritualität darf nicht religiös-konfessionell enggeführt werden. Taktvoll gestellt, hat sie einen Türöffner- und Grüne-Ampel-Effekt, weil sie kranken Menschen erlaubt, über ihre Kraftquellen und Glaubensüberzeugungen zu sprechen, seien diese religiöser oder atheistischer, orthodox-konfessioneller oder eklektischer Natur. Dies kann z.B. durch die spirituelle Anamnese S – P – I – R (Frick 2019) anhand der folgenden vier Fragen geschehen:

- Würden Sie sich im weitesten Sinne als gläubigen/religiösen/spirituellen Menschen bezeichnen? Woraus schöpfen Sie Kraft?
  (S – Spiritualität)
- Sind die Überzeugungen, von denen Sie gesprochen haben, wichtig für Ihr Leben und für Ihre gegenwärtige Situation?
  (P – Platz im Leben)
- Gehören Sie zu einer spirituellen oder religiösen Gemeinschaft (Gemeinde, Kirche, spirituelle Gruppe)?
  (I – institutionalisierte Form/Institution)
- Wie soll ich als Ihr/e Behandler/Seelsorger/Pfleger/In mit diesen Fragen umgehen?
  (R – vom Patienten gewünschte Rolle, die der Behandler einnehmen soll)

Gerade die letzte Frage ist für die Behandlung entscheidend. Man darf auf keinen Fall dem Patienten etwas aufdrängen, muss auch eigene Haltungen zurückhalten und in großer Offenheit und weltanschaulicher Neutralität heraushören, was für die Betroffenen tragfähig ist und Halt gibt. Dafür sollte man sich dann einsetzen, um dem Patienten zu ermöglichen, diesen weltanschaulichen Halt in der letzten Phase seines Lebens zu erfahren.

Allerdings fällt genau dieses für die Patienten so hilfreiche Fragen schwer. Mediziner und Pflegende fühlen sich oft nicht kompetent, Seelsorgende werden kaum noch hinzugezogen in einer zunehmend säkularen Welt, interkulturelle Kompetenzen und Interventionen sind noch nicht etabliert, obwohl der Bedarf in unserer Gesellschaft wächst. Hieran gilt es anzusetzen durch *Awareness*-Programme und Schulungen für alle Berufe im Gesundheitswesen.

4.5 Resümee

Die Palliativsituation kann durch depressive oder andere krankhafte psychische Störungen erschwert werden, die nicht aus den Augen verloren und nicht als situationsadäquat und unabänderlich abgetan werden dürfen. Betrachtet wurden in diesem Artikel mit der Depression und der Demoralisierung zwei Zustände, die im Sterbeprozess auftreten können. Die Depression ist ein Beispiel für eine behandlungsbedürftige Erkrankung. Der Demoralisierung, die keine Krankheitswertigkeit hat, sollte mit Zuwendung und Fürsorge begegnet werden.

In der Sterbephase und den Phasen unmittelbar davor ist jedwedes individuelle Verhalten auf seine Art »richtig«: Trauer, Abschiedsschmerz, Apathie, Loslösung von außen nach innen.

Das Sterben kann niemandem abgenommen werden. Von eminenter Wichtigkeit jedoch ist, dass Betroffene nicht allein gelassen werden in ihrer Hilflosigkeit – aus Hilflosigkeit seitens der beteiligten Behandler.

Oft kommen verbale Verfahren an ihre Grenzen, auch Fragebögen zu Symptomerfassungen sind am Ende des Lebens bei unheilbar Kranken eigentlich obsolet bzw. nicht zumutbar. Auch kommt die Zeit im Sterbeprozess, in der es keines »Kampfesmutes« mehr bedarf, sondern einer loslassenden Akzeptanz, der Raum gegeben werden muss. Wichtig ist, nicht der Weglauftendenz nachzugeben, hinzuschauen, die Betroffenen anzuschauen, wahrzunehmen in ihren Ängsten, Sorgen und letzten Wünschen. Am besten geeignet ist bei der therapeutischen Begleitung final Erkrankter wohl das Zu-hören, das Bei-Stehen, das schweigende Mit-Aushalten – auch, wenn es das Schwerste sein mag. Die Kranken werden es wissen lassen – sie wissen immer mehr.

Literatur

An E, Lo C, Hales S, Zimmermann C, Rodin G (2018) Demoralization and death anxiety in advanced cancer. Psycho-Oncology 27: 2566–2572.
Banyasz A, Wells-Di Gregorio SM (2018) Cancer-related suicide: A biopsychosocial-existential approach to risk management. Psycho-Oncology 27: 2661–2664.
Bauereiß N, Obermaier S, Özünal SE, Baumeister H (2018) Effects of existential interventions on spiritual, psychological, and physical well-being in adult patients with cancer: Systematic review and meta-analysis of randomized controlled trials. Psycho-Oncology 27: 2531–2545.
Behan D (2019) Demoralization during medical illness: A case of common factors treatment. Clinical Social Work Journal 47: 266–275.
Bovero A, Botto R, Adriano B, Opezzo M, Tesio V, Torta R (2019) Exploring demoralization in end-of-life cancer patients: Prevalence, latent dimensions, and associations with other psychosocial variables. Palliative & Supportive Care 17: 596–603.
Brewer BW, Caspari JM, Youngwerth J, Nathan L, Ripoll I, Heru A (2018) Demoralization in medical illness: Feasibility and acceptability of a pilot educational intervention for inpatient oncology nurses. Palliative & Supportive Care 16: 503–510.
Clarke DM, Kissane DW (2002) Demoralization: its phenomenology and importance. Australian and New Zealand Journal of Psychiatry 36: 733–742.
Dischinger MI, Lange L, Vehling S (2019) Loss of resources and demoralization in the chronically ill. General Hospital Psychiatry 61: 10–15.
Engel GL (1968) A life setting conducive to illness: the giving-up—given-up complex. Annals of Internal Medicine 69: 293–300.
Fava GA, Sonino N (2009) Psychosomatic assessment. Psychotherapy and Psychosomatics 78: 333–341.
Figueiredo JMd, Frank JD (1982) Subjective incompetence, the clinical hallmark of demoralization. Comprehensive Psychiatry 23: 353–363.
Figueiredo JMd, Griffith JL (2016) Chronic pain, chronic demoralization, and the role of psychotherapy. Journal of Contemporary Psychotherapy: On the Cutting Edge of Modern Developments in Psychotherapy 46: 167–177.
Frank JD (1961) Persuasion and healing. Baltimore: John Hopkins University Press.
Frank JD (1961/1992) Die Heiler. Wirkungsweisen psychotherapeutischer Beeinflussung. Vom Schamanismus zu modernen Therapien. Stuttgart: Klett-Cotta.
Frank JD (1974) Psychotherapy: The restoration of morale. American Journal of Psychiatry 131: 271–274.
Frankl VE (1946) Ärztliche Seelsorge. Grundlagen der Logotherapie und Existenzanalyse. Wien: Deuticke.

Frick E (2019) Spirituelle Anamnese. In: Roser T (Hrsg.) Handbuch der Krankenhausseelsorge. Göttingen: Vandenhoeck & Ruprecht. S. 291–300. S. https://spiritualcare.de/media/SPIR10.pdf (Aufruf 10.12.22).

Frick E (2023) Über den Sinn des Lebens reden: Wie sinnvoll ist das in Spiritual Care? In: Brüntrup G, Frick E (Hrsg.) Sinn und Motivation. Berlin: De Gruyter. S. 31–42.

Grassi L, Mezzich JE, Nanni MG, Riba MB, Sabato S, Caruso R (2017) A person-centred approach in medicine to reduce the psychosocial and existential burden of chronic and life-threatening medical illness. International Review of Psychiatry (Abingdon, England) 29: 377–388.

Grassi L, Pasquini M, Kissane D, Zerbinati L, Caruso R, Sabato S et al. (2020) Exploring and assessing demoralization in patients with non-psychotic affective disorders. Journal of Affective Disorders 274: 568–575.

Heidegger M (1927) Sein und Zeit. Tübingen: Max Niemeyer.

Iani L, De Vincenzo F, Maruelli A, Chochinov HM, Ragghianti M, Durante S, Lombardo L (2020) Dignity therapy helps terminally ill patients maintain a sense of peace: Early results of a randomized controlled trial. Frontiers In Psychology 11: 1468.

Jaspers K (1932) Philosophie II (Existenzerhellung). Berlin: Springer.

Julião M, Oliveira F, Nunes B, Carneiro AV, Barbosa A (2017) Effect of dignity therapy on end-of-life psychological distress in terminally ill Portuguese patients: A randomized controlled trial. Palliative & Supportive Care 15: 628–637.

Karle I (2009) Sinnlosigkeit aushalten! Ein Plädoyer gegen die Spiritualisierung von Krankheit. Wege zum Menschen 61: 19–34.

Kierkegaard S (1849) Die Krankheit zum Tode. Eine christlich-psychologische Entwicklung zur Erbauung und Erweckung von Anti-Climacus. Herausgegeben von S. Kierkegaard. Kopenhagen.

Kissane DW (2014) Demoralization: A life-preserving diagnosis to make for the severely medically ill. Journal of Palliative Care 30: 255–258.

Kissane DW, Lethborg C, Brooker J, Hempton C, Burney S, Michael N et al. (2019) Meaning and Purpose (MaP) therapy II: Feasibility and acceptability from a pilot study in advanced cancer. Palliative & Supportive Care 17: 21–28.

Kissane DW, Wein S, Love AW, Lee XQ, Kee PL, Clarke DM (2004) The Demoralization Scale: A report of its development and preliminary validation. Journal of Palliative Care 20: 269–276.

Kunsmann-Leutiger E, Loetz C, Frick E, Petersen Y, Müller JJ (2018) Attachment style and spiritual coping in palliative patients. Journal of Hospice & Palliative Nursing 20: 385–391.

Leitlinienprogramm Onkologie (2020) Erweiterte S3-Leitlinie Palliativmedizin für Patienten mit einer nicht-heilbaren Krebserkrankung. (https://www.leitlinienprogramm-onkologie.de/fileadmin/user_upload/Downloads/Leitlinien/Palliativmedizin/Version_2/LL_Palliativmedizin_Langversion_2.2.pdf, Zugriff am 03.05.2022).

Lethborg C, Kissane DW, Schofield P (2019) Meaning and Purpose (MaP) therapy I: Therapeutic processes and themes in advanced cancer. Palliative and Supportive Care 17: 13–20.

Linden M, Rotter M (2018) Spectrum of embitterment manifestations. Psychological Trauma: Theory, Research, Practice, and Policy 10: 1–6.

Mehnert A, Koranyi S, Philipp R, Scheffold K, Kriston L, Lehmann-Laue A et al. (2020) Efficacy of the Managing Cancer and Living Meaningfully (CALM) individual psychotherapy for patients with advanced cancer: A single-blind randomized controlled trial. Psycho-Oncology 29: 1895–1904.

Mehnert A, Vehling S, Höcker A, Lehmann C, Koch U (2011) Demoralization and depression in patients with advanced cancer: Validation of the German version of the Demoralization Scale. Journal of Pain and Symptom Management 42: 768–776.

Nanni MG, Caruso R, Sabato S, Grassi L (2018) Demoralization and embitterment. Psychological Trauma: Theory, Research, Practice, and Policy 10: 14.

Parker M (2004) Medicalizing meaning: demoralization syndrome and the desire to die. Australian & New Zealand Journal of Psychiatry 38: 765–773.

Porcelli P, Sonino N (2007) Appendix 2. Interview for the diagnostic criteria for psychosomatic research. In: Psychological Factors Affecting Medical Conditions (Bd. 28). Basel: Karger Publishers. S. 174–181.

Rief W, Sharpe M (2005) The DCPR: Harbinger (but not prototype) of better approaches in psychosomatic medicine. An answer to the comments of Porcelli and Mangelli (PSYNDEXshort). Journal of Psychosomatic Research 58: 213–213.

Robinson S, Kissane DW, Brooker J, Burney S (2016a) A review of the construct of demoralization: History, definitions, and future directions for palliative care. American Journal of Hospice & Palliative Medicine 33: 93–101.

Sack M (2019) Individualisierte Psychotherapie. Ein methodenübergreifendes Behandlungskonzept. Stuttgart: Schattauer.

Schramm A, Berthold D, Weber M, Gramm J (2014) »Dignity Therapy« – Eine psychologische Kurzintervention zur Stärkung von Würde am Lebensende. Zeitschrift für Palliativmedizin 15: 99–101.

Straker N (2020) The treatment of cancer patients who die. Psychodynamic Psychiatry 48: 1–25.

Tang P-L, Wang H-H, Chou F-H (2015) A systematic review and meta-analysis of demoralization and depression in patients with cancer. Psychosomatics: Journal of Consultation and Liaison Psychiatry 56: 634–643.

Tecuta L, Tomba E, Grandi S, Fava GA (2015) Demoralization: A systematic review on its clinical characterization. Psychological Medicine 45: 673–691.

Vehling S, Mehnert A (2014) Symptom burden, loss of dignity, and demoralization in patients with cancer: A mediation model. Psycho-Oncology 23: 283–290.

Vehling S, Tian Y, Malfitano C, Shnall J, Watt S, Mehnert A et al. (2019) Attachment security and existential distress among patients with advanced cancer. Journal of Psychosomatic Research 116: 93–99.

Vogel RT (2020) Existenzielle Themen in der Psychotherapie. Stuttgart: Kohlhammer.

Yalom ID (1980/1989) Existentielle Psychotherapie. Köln: Edition Humanistische Psychologie.

Znoj H (2011) Embitterment—a larger perspective on a forgotten emotion. In: Linden M, Maercker A (Hrsg.) Embitterment. Wien: Springer. S. 5–16.

5 Der Leib des sterbenden Menschen

Reinhold Esterbauer

Versuche zu bestimmen, was der Mensch in seiner körperlichen Existenz sei, beziehen sich in heutiger naturwissenschaftlicher und medizinischer Praxis vor allem auf funktionale und biochemische Grunddaten. Das führt so weit, dass in den Neurowissenschaften einige aus Experimenten folgern (Libet 2005), dass Freiheit oder Geist bloße Eigenschaften des Gehirns seien, die sich dann einstellten, wenn die Komplexität der Neuronenschaltungen ein bestimmtes Niveau erreicht habe. Der Mensch sei demnach eine vermessbare Größe, deren Erfassung mit quantitativen Zugängen hinreichend gelinge. Gegenläufig dazu wird der menschliche Körper zugleich überhöht und in eine Sphäre gerückt, die ihn zu einem Ort macht, an dem das persönliche Heil der einzelnen ablesbar zu sein scheint. Schönheitsoperationen, Körperkult oder Selbst-Design bringen den Körper in die Position des Unbedingten oder machen ihn nicht selten zur »Projektionsfläche der Transzendenz« (Striet 2013, S. 137), die die eigene Sterblichkeit kaschieren soll.

5.1 Leib und Körper

Wendet man hingegen seinen Blick auf kranke und sterbende Menschen, ergibt sich ein anderer Befund. Der Körper erscheint dann nicht primär als ein – ähnlich einer Maschine – reparierbarer und objektivierbarer Funktionszusammenhang oder als die Widerspiegelung der jeweiligen Selbstkonstruktion, sondern erweist sich vor allem als gebrechlich und verletzbar. Gerade die eigene Sterblichkeit zeigt, dass weder man selbst nur ein biochemischer Roboter noch der Körper bloß die eigene Außenseite ist, sondern dass der Tod einen deshalb bedroht, weil er als *der je eigene* Tod einen persönlich betrifft. Über den eigenen Körper kann man nicht bloß als von einem Gegenüber sprechen, sondern er gehört darüber hinaus zu einem selbst. Das ist der Grund, warum medizinische Behandlung oder Pflege nie nur einen äußerlichen Bereich betreffen, mit dem man peripher verbunden wäre, sondern zugleich die eigene Person. Eingriffe, um den eigenen Körper zu verschönern oder zu verbessern, stellen ebenfalls Versuche dar, sich selbst zu optimieren und nicht nur ein Ding ohne Selbstbezug.

Offenbar kommt – wenigstens in lebensweltlichen Umständen und in Situationen des alltäglichen Lebensvollzugs – das, was ich bislang mit »Körper« bezeichnet habe, nicht nur als Gegenüber vor, an dem man sich zu schaffen machen kann, sondern ist zugleich so mit einem verbunden, dass jede und jeder sich mit ihrem oder seinem Körper identisch weiß. Auf der einen Seite kann man zwar zu seinem Körper in Distanz treten, ihn gestalten oder ihn manipulieren, auf der anderen Seite kommt man aber nicht von ihm los, weil man sich nur durch ihn ausdrücken kann und sogar das Hantieren am eigenen Körper wieder nur körperlich möglich ist. Wie es scheint, weist der Körper – bislang habe ich diesen Ausdruck in einem weiten Sinn verwendet – zwei Dimensionen auf: eine, die ihn als das eigene Gegenüber zugänglich macht, und eine, die einen mit ihm identisch sein lässt. Im Deutschen ist es möglich, diese Dimensionen mit separaten Begriffen zu bezeichnen. So benennt man das Körperliche, dem man gegenübertreten kann, mit dem Wort »Körper« – im engeren Sinn verstanden –, mit dem Ausdruck »Leib« hingegen das Körperliche, worin man sich ausdrücken und selbst vollziehen kann. Helmuth Plessner hat, um die Unterschiede der Bezüge, die man zu Körper und Leib hat, hervorzuheben, festgehalten, dass man seinen *Körper habe*, sein *Leib* aber *sei*. So schreibt er: »Ein Mensch *ist* immer zugleich Leib (Kopf, Rumpf, Extremitäten mit allem, was darin ist) [...] und *hat* diesen Leib als diesen Körper« (Plessner 1982, S. 238; Hervorh. im Original; vgl. Fuchs 2013, S. 82–84).

Wichtig zu beachten ist, dass der Körper, den ich habe, und der Leib, der ich bin, nicht zwei getrennte Bereiche sind, sondern vielmehr zwei Dimensionen ein und desselben meinen. Es treten beide Seiten in verschiedenen Situationen in unterschiedlicher Intensität hervor, ohne dass der jeweils andere Bereich völlig verschwinden würde. So kann man sagen: Mein Körper ist der Leib, den ich habe, und mein Leib ist der Körper, der ich bin. Die Verknüpfung von Körper und Leib lässt sich also nicht auflösen. Vielmehr kann man von einer »*Polarität*« sprechen, »in der wir uns ständig zwischen dem Leib-Sein und dem Körper-Haben hin- und herbewegen« (Fuchs 2013, S. 84; Hervorh. im Original). Ein Leib ohne Körper ist deshalb nicht denkbar, weil das vollständige Versagen des Körpers den Selbstausdruck des Ich unmöglich macht; und einen Körper ohne Leib gibt es nicht, insofern der Verlust des Leibes das Ende des Lebens bedeutet.[1] So benennt auch das alte Wort für Suizid, nämlich »Entleibung«, die Selbsttötung, also das Auslöschen des ganzen Menschen.

---

1 Herrmann Schmitz hingegen vertritt die Trennung von Leib und Körper, wenn er schreibt, dass die »Annahme einer Identität des Leibes mit dem sinnfälligen Körper [...] nicht haltbar« sei und »eine Ausfahrt des Leibes aus dem Körper« für ihn »nicht [sic!] Erstaunliches hätte«. Er nimmt aber die Möglichkeit eines »kausalen Einfluss[es] des Leibes auf den Körper« an (Schmitz 2011, S. 143–144).Jens Soentgen macht dagegen geltend, dass Schmitz zwar den Leib entdeckt, aber dafür den Körper verloren habe (Soentgen 2017), und sieht darin eine »Verwechslung von Autonomie und Autarkie« (Soentgen 2017, S. 64) in Bezug auf den Leib.

5.2 Sterben als leiblich-körperliches Geschehen

Wenn es trotz der Polarität von Körper und Leib zugleich deren untrennbare Verknüpfung festzuhalten gilt und wenn darüber hinaus der Leib das unmittelbare Ausdrucksmedium meiner selbst ist, bildet der »Körperleib« bzw. der »Leibkörper« – wie die Einheit von Körper und Leib oft genannt wird[2] – keine neutrale Größe, sondern ist je *mein* Leibkörper, legt also meine Individualität mit fest. Damit ist die Einzigartigkeit eines jeden Menschen verknüpft, die ihn zu mehr als einem Exemplar in der Menge unzähliger Menschen macht, die dieselben Eigenschaften besitzen. Neben diesen allgemeinen Bestimmungen hat jeder und jede einen Leibkörper, der ihn oder sie abhebt von den Mitmenschen und es möglich macht, einen Menschen als Person zu betrachten, die nicht nur ein Fall unter vielen ist, sondern einen individuellen Namen trägt.

Diese Unterscheidung führt, wenn es um den sterbenden Menschen geht, zur Einsicht, dass zwischen der allgemeinen Sterblichkeit und dem je eigenen Sterben zu unterscheiden ist. Während Sterblichkeit als eine allgemeine Bestimmung gelten kann, die für jeden Menschen zutrifft, insofern er Mensch ist, sind der Tod und mit ihm das Sterben individuell und betreffen jede Person auf eigene Weise. Während die Tatsache, einmal sterben zu müssen, für jeden Menschen gilt, ist sein eigenes Sterben das persönliche Ende seines konkreten Lebens, das er geführt hat. Sterben ist also ein Prozess, der individuell unterschiedlich verläuft und sich je anders ereignet. Wie durch diesen Perspektivenwechsel *der* Tod im Allgemeinen zu *meinem* Tod im Konkreten wird, so wird die allgemeine Sterblichkeit durch denselben Blickwechsel zum eigenen Sterben, das sich nicht abwenden lässt. Es ist also genau zu unterscheiden, ob man über das allgemeine, namenlose Sterben reflektiert oder ob es um das eigene Sterben geht.

Gedanken über den sterbenden Leib können, wenn sie nicht Wesentliches unberücksichtigt lassen, das individuelle Sterben nicht ignorieren und müssen auch das Verhältnis des konkreten Leibes zum Körper in den Blick nehmen. Wenn man nämlich das Sterben in seiner Bedeutung für einen selbst nicht verschweigen will, genügt es nicht, in der Dritte-Person-Perspektive zu verbleiben, sondern man muss auch die Erste-Person-Perspektive zur Geltung bringen, die besonders in nicht-medizinischen, alltäglichen Zusammenhängen Priorität beansprucht, geht es doch um das Ende *meines* konkreten Lebens, das ich zu bestehen habe. Die Aufgabe liegt also darin, nicht über Sterblichkeit im Allgemeinen nachzudenken, sondern über die leib-körperliche Dimension des je eigenen Sterbens, das allerdings in dem Sinn allgemeingültig ist, dass es jeden Menschen trifft, freilich auf je eigene Art und Weise.

Jill McCarthy definiert in einem Buch über »Palliative-Care-Konzepte« das Sterben folgendermaßen: »Sterben ist weniger ein Ereignis als vielmehr ein prozesshafter Vorgang, der mit dem Tod abschließt und den irreversiblen Funktionsverlust [sic!] von Zentralnervensystem, Atmungs- und Kreislaufsystem bedeutet« (McCar-

---

2 Zum Unterschied der beiden Begriffe siehe Waldenfels (2000, S. 252).

thy 2014, S. 327). An dieser Definition fällt auf, dass die leibliche Dimension des Sterbens völlig ausgeblendet bleibt. Denn es ist nur von einem Vorgang die Rede, der mit einem Funktionsverlust zentraler körperlicher Systeme endet und zum Tod führt. Das Sterben kommt bloß als das Nachlassen und schließlich Enden von körperlichen Vorgängen in den Blick, während die subjektive und persönliche Seite dieses Prozesses verschwiegen wird. Es stirbt nach dieser Definition nicht jemand, sondern etwas hört auf zu funktionieren. So fehlt die individuelle und personale Dimension des Sterbens im Allgemeinen und die des Leibkörpers im Besonderen. Unerwähnt bleibt also die *leibliche* Seite, durch die jemand, der stirbt, als Person thematisch werden könnte. Denn insofern der jeweilige Leib das unmittelbare Ausdrucksmedium eines konkreten Menschen ist, bedingen leibliche Gebrechen oder Krankheiten, dass er selbst es ist, dessen Weltbezug verändert wird. Verhindert ein Gebrechen, dass jemand sich nicht mehr in gewohnter Weise ausdrücken kann, seine Bewegungsmöglichkeiten eingeschränkt sind oder umgekehrt der Leib immer weniger von der Umwelt aufnehmen kann, dann meint dies nicht nur den Funktionsverlust eines neutralen Körpers, sondern zugleich die Einschränkung eines konkreten Menschen. *Er selbst* ist davon betroffen.

Berücksichtigt man die leibliche Seite des Sterbens, so lässt sich dieses auch als eine Veränderung des Verhältnisses von Leib und Körper bestimmen. Die angesprochene Polarität zwischen beiden Dimensionen verschiebt sich demnach so, dass die leibliche Seite eines Menschen in den Hintergrund und die körperliche in den Vordergrund tritt. Mehr noch: Der Leib wird immer mehr selbst zum Körper. Beispielsweise geht Herbert Plügge davon aus, dass sich bei Schwerkranken deren Leiblichkeit in Körperlichkeit verwandle, sodass die Leiblichkeit dabei »immer mehr das Merkmal des *Körperlichen*« erhalte, und beschreibt diesen Vorgang als Rückzug »nach innen«, sodass im Verhältnis von Leib und Körper Letzterer immer mehr in Erscheinung tritt (Plügge 1967, S. 39; Hervorh. im Original; vgl. Waldenfels 2019, S. 307). Wie man sieht, bestimmt Plügge das Sterben nicht mehr als rein körperlichen Vorgang, sondern in der Verschiebung der Relation zwischen Leib und Körper, bei der der körperliche Pol im Unterschied zum leiblichen stark hervortritt und für den sterbenden Menschen bestimmend wird. Er geht so weit, dass er davon spricht, dass der sterbende Mensch den Leib immer weiter nach innen verlasse, sodass sein Leibkörper zusehends als »*Hülle*« wahrgenommen werde, hinter der der Sterbende schließlich im Tod völlig verschwindet (Plügge 1967, S. 79; Hervorh. im Original).

Dieses Versinken des Leibes zugunsten des Körpers, das Plügge besonders für Krankheiten konstatiert, die er »konsumierende« (Plügge 1967, S. 78 und öfter) nennt, weil sie den Kranken gleichsam immer weiter »aufzehren«, ist aber nicht der einzige Aspekt, den es zu berücksichtigen gilt. Im Sterben kann sich auch das Umgekehrte ereignen, dass nämlich der Leib hervortritt. Wenn man wie Bernhard Waldenfels Plessners Feststellung, dass man einen Körper habe und man der eigene Leib sei, abwandelt und auf kranke Menschen appliziert, so könnten diese sagen: »Ich *bin* mein Leiden und *habe* eine Krankheit« (Waldenfels 2019, S. 307; Hervorh. im Original; ähnlich Fuchs 2013, S. 87).

Nicht jeder Mensch leidet an derselben Krankheit in gleicher Weise. Umgekehrt sind Schmerzen die eine Krankheit verursacht, nicht nur Schmerzen eines Organs oder eines Körperteils, sondern *meine* Schmerzen, an denen ich als ganze Person zu leiden habe. So kann jemand *ganz Schmerz* geworden sein, obwohl sich die Krankheit an einem bestimmten Ort lokalisieren lässt. Das zeigt an, dass Leid und Krankheit wie Leib und Körper auseinandertreten, wiewohl sie zugleich miteinander verbunden bleiben. Sterben kann deshalb auch bedeuten, dass jemandes Körper immer mehr zum Leib wird, nämlich dann, wenn die Krankheit hinter dem Leid zurücktritt, weil dieses übergroß zu werden droht. Dann leidet jemand an seinem Körper, der sich durch Krankheit immer mehr entfremdet und schließlich das eigene Leid so steigert, dass der Leib zerbricht, weil das Leid unerträglich geworden ist.

Ob nun der Körper hinter dem Leib oder dieser hinter jenem zurücktritt – beide Male entfernen sich beide voneinander. Wird die Distanz zu groß, dann stirbt der Mensch. Das Sterben als Prozess meint besagtes Auseinanderdriften, wenn es sich nicht mehr umkehren lässt und beständig fortschreitet. Distanzen oder Differenzen zwischen Leib und Körper sind allerdings nicht allein und ausschließlich für das Sterben spezifisch. Schon in kleinen Missgeschicken wie dem Stolpern oder bei einem Versprecher macht sich im bislang möglicherweise konfliktfreien und daher unthematischen Verhältnis zwischen Leib und Körper der Körper bemerkbar, indem er den problemfreien Weltbezug kurz unterbricht (Waldenfels 2019). In Krankheiten kann sich dieses Verhältnis für längere Zeit verschieben oder sogar in neuer Form verstetigen, wenn etwa durch eine dauerhafte Behinderung der Weltbezug und der Selbstausdruck eines Menschen modifiziert bleiben. Veränderungen der Leib-Körper-Relation ziehen in unterschiedlichen Graden lebensgeschichtlich oft gravierende Veränderungen mit sich. Doch erst im Sterben steuert die Verbindung auf den Bruch zu, der den Tod bedeutet. Mit einem Ausdruck von Maurice Merleau-Ponty, der den Bezug zur Welt als »Zur-Welt-Sein (être-au-monde)« (Merleau-Ponty 1966, S. 102–103)[3] bestimmt und ihn leiblich ansetzt, lässt sich mit Julia Meer sagen, dass jede Verletzung eine »Modifikation des *Zur-Welt-Seins* nach sich [zieht] wie auch eine Adaptierung der leiblichen Vollzugsformen« (Meer 2019, S. 106). Zu sterben bedeutet dann, dass eine solche Anpassung immer weniger gelingt, bis sie scheitert und das Welt-Verhältnis völlig verloren geht.

5.3 Selbstentzug

Im alltäglichen Leben werden über lange Zeit oft weder Leib noch Körper thematisch. Vielmehr bleiben der Selbstvollzug und der Weltvollzug unproblematisch und laufen wie von selbst ab. Das bedeutet, dass man nicht nur ganz bei sich, sondern zugleich ganz bei der Welt ist. In solcher »Vollzugsidentität« (Pöltner 2008, S. 239–240), die logisch »vor« aller Subjekt-Objekt-Spaltung liegt, kommen auch Körper

---

3 Zum Verhältnis dieses Ausdrucks zum Begriff des »In-der-Welt-Seins« bei Heidegger und zum Problem der Übersetzung siehe die Anmerkung von Rudolf Boehm in: Merleau-Ponty 1965, S. 7 Anm. d. Übersetzers.

und Leib zur Deckung. Ihre Polarität ist nicht zu bemerken, denn ich bin ganz bei mir und zugleich ganz bei der Welt. Erst wenn es zu einer Störung von außen oder aus mir selbst kommt, wird diese Identität nicht nur bemerkt, sondern es treten zudem Körper und Leib auseinander, ohne dass diese Aufspaltung größere Bedeutung etwa für die Gesundheit haben müsste. Der Leibkörper tritt sowohl als Eigenleib als auch als mein Körper in Erscheinung, weil Letzterer »in seiner Gegenständlichkeit […] aufdringlich wird« (Coors 2019, S. 29 Anm. 62). Mein Körper bringt sich etwa dann selbst zur Geltung, wenn sich eine Krankheit ankündigt, ich verletzt werde oder mir jemand physischen Schaden zufügt. Aber auch wenn mir in meiner Bewegung ein Missgeschick passiert oder die sportliche Anstrengung zu groß wird, meldet sich mein Körper als eigene Größe. Gelingt es nicht, wieder – wenigstens partiell – Deckung zu erzielen, sei es auf anderem Niveau oder in veränderter Form, sondern driften beide immer weiter auseinander, beginnt die Einheit von Leib und Körper brüchig zu werden.

Das Auseinandertreten beider Dimensionen kann sich aber nicht nur in kurzen Störungen wie bei kleinen Verletzungen, Überanstrengung oder Müdigkeit ereignen, sondern im Laufe einer Biografie auch für längere Zeit, selbst wenn jemand nicht durch chronische Krankheit belastet ist. Etwa verändern sich der Selbst- und der Weltzugang generell – unabhängig von den erwähnten Störungen – allein schon durch das Fortschreiten des Lebens: Zunehmendes Alter kann jemanden schwächen, während der verschiedenen Lebensphasen zeigen sich differente und je neue Formen des Selbst- und Weltvollzugs, Fruchtbarkeit und Fortpflanzungsfähigkeit verändern sich, Lebensrhythmen werden andere usw. Neben ihrem Verschwinden wachsen einem aber auch immer wieder neue leibliche Möglichkeiten zu – nicht nur während der Entwicklung hin zum Erwachsensein, sondern auch, wenn beispielsweise veränderte Lebensgeschwindigkeiten andere Perspektiven eröffnen oder wenn sich neue Hörgewohnheiten einstellen usw.

Was all diese Verschiebungen im Verhältnis von Leib und Körper charakterisiert, ist die Tatsache, dass sie nicht in der Verfügbarkeit des Menschen liegen. Freilich kann ärztliches und pflegerisches Bemühen helfen, Krankheiten oder Verletzungen zu heilen, doch der Heilungsprozess, der Leib und Körper in ein neues Verhältnis zueinander setzt, wenn auch Narben bestehen bleiben oder Nachwirkungen zu verzeichnen sind, ereignet sich primär im Leibkörper selbst. Man kann nicht zur Gänze über den Heilungsprozess verfügen, sondern ihn höchstens begünstigen. In diesem Sinn sind Prozesse des Leibkörpers einem in weiten Bereichen entzogen. Sie ereignen sich, ohne dass sie vollkommen lenkbar wären. So sind einem schon im normalen Leben Leib und Körper zu einem großen Teil verborgen und für das eigene Wollen nur zum Teil zugänglich.

Diesem Entzug sind zwei unterschiedliche Momente eigen. Zum einen ist er nicht steuerbar, weil schon während des gewöhnlichen Lebensvollzugs jeder Mensch beständig altert und der eigenen leiblich-körperlichen Veränderung nicht Einhalt gebieten kann, selbst wenn es viele Versuche dazu gibt, wie die Bestrebungen des »Anti-Aging« zeigen. Zum anderen weiß jede und jeder um den eigenen Tod: Man kann nicht selbst unbegrenzt leben oder durch andere fortwährend am Leben erhalten werden. Dazu kommt, dass ich weiß, dass der stetig nahende Tod immer *mein* eigener Tod und zugleich »das radikal *Andere* meiner selbst [ist], über das ich nichts vermag« (Pöltner 2019, S. 199).

Die Unverfügbarkeit des eigenen Leibkörpers im alltäglichen Leben setzt sich im Sterben fort (Quigley 2014) und radikalisiert sich im Angesicht des Todes, weil es dann nicht nur um die Veränderung des leiblichen Welt- und Selbstbezugs geht, sondern um dessen Ende. Im Sterben entzieht sich mir der eigene Leibkörper immer mehr, bis er aufhört, Leibkörper zu sein, weil die Verbindung zwischen Leib und Körper zerreißt. Insofern ich auch mein Leib bin, mich im Leib vollziehe und durch ihn »zur Welt« bin, werde ich mir im Entzug des Leibkörpers auch selbst genommen. In dieser Hinsicht in das Sterben der fortschreitende Selbstverlust, der in der Einbuße des eigenen Leibkörpers manifest wird. Aus dieser Perspektive betrachtet, ist das Sterben nicht der letzte Akt im Leben, sondern das fortschreitende »*Nicht-mehr-können-Können*/nous ne *pouvons plus pouvoir*« (Levinas 2003, S. 47; Levinas 1983, S. 62; Hervorh. im Original), in dem mir mein Leib entgleitet und dadurch *ich* mir selbst entzogen werde.

5.4 Zeitlichkeit des sterbenden Menschen

Wenn es auch unumgänglich ist, dass ich sterbe, so bleibt doch unklar, wann mich mein Tod ereilen wird. Er ist mir immer gleich nahe, denn es lässt sich nur statistisch sagen, dass der Tod in höherem Alter wahrscheinlicher eintritt als in der Jugend. Diese seltsame Form von Erschlossenheit, die dem Tod eigen ist – einerseits als gewisses Faktum, andererseits als jederzeit mögliches Ereignis –, löst sich auch im Sterbeprozess nicht auf, außer dass möglicherweise ein ungefährer Zeitrahmen dafür angebbar wird, wie lange jemand noch leben wird. Doch auch diese Prognose verbleibt im Vagen. So weiß ich, dass mein Leibkörper mir, obwohl ich sterblich bin, für die Frist meines Lebens gegeben ist, damit ich mich in der Welt entfalten kann. In gleicher Weise ist er mir aber auch aufgegeben, weil ich mich den Gebrechen und Verletzungen, die mir widerfahren, stellen und dafür Sorge tragen muss, dass mein Leben als ein möglichst gutes Leben fortgesetzt werden kann. Diese Grundbedingung leiblicher Existenz bedeutet, dass mich im eigenen Sterben der Anfang meines Lebens einholt, weil mein Leben nicht nur zu seinem Ende kommt, sondern weil es zugleich seine Vollendung erfährt. Die während der Lebenszeit genutzten oder verspielten Möglichkeiten des Selbst- und Weltvollzugs runden sich zu einem Lebensganzen, über das bis zum Tod das letzte Wort noch nicht gesprochen ist. Denn selbst Sterbende können immer noch Modifikationen anbringen, wenn sie etwa letzte Dinge ordnen, Menschen noch einmal sprechen oder Beziehungen klären möchten.

Dies zeigt sich auch am Leib. Denn im Unterschied zu demjenigen Gedächtnis, das seine Struktur durch das Bewusstsein erhält (Husserl 2000), besitzt der Leib sein eigenes Gedächtnis, das diesseits des Bewusstseins angesiedelt ist. Maurice Merleau-Ponty verweist diesbezüglich auf die Gewohnheiten, Rhythmen und Routinen, die –

ohne ins Bewusstsein zu treten – geordnet ablaufen. Er nennt diese Seite des Leibes im Unterschied zum »aktuellen« den »habituellen Leib« (Merleau-Ponty 1966, S. 107). In diesem haben sich viele Fertigkeiten und Gewohnheiten sedimentiert, die man sich im Laufe seines Lebens angeeignet hat und die man wie von selbst ausführt. Zugleich ist der eigene Leib von den Bewegungen geprägt, die man wie blind beherrscht, und von den Narben, die man davongetragen hat. Das bedeutet: Im Sterben erlischt das Leben nicht nur durch die Störung von Körperfunktionen. Vielmehr vergeht im Sterben nicht nur der Körper eines Menschen, sondern er selbst in seiner leib-körperlichen Einheit – mit seiner Geschichte, die in seinem Leib gesammelt ist. Es hören also nicht nur die lebensnotwendigen Organe auf zu funktionieren, sondern es entschwindet die ganze Welt eines individuellen Menschen, wenn er zu leben aufhört.

Die eigene Geschichte bleibt, solange jemand lebt, niedergelegt in seinem Leib, unabhängig davon, wie gut das explizite Gedächtnis funktioniert oder wie viel jemand vergessen hat, und unabhängig von aller Repräsentation im Bewusstsein. Denn das implizite, leibliche Gedächtnis »vergegenwärtigt die Vergangenheit nicht, sondern enthält sie latent in sich« (Meer 2018, S. 212). Im Tod vergeht mit meinem Leib auch meine eigene Vergangenheit, insofern sie nicht von anderen erinnert wird, weil mein implizites Gedächtnis mit meinem Leib zu zerfallen beginnt. Dennoch ist der Leichnam selbst nach dem Tod nicht einfach nur ein lebloser Körper. Vielmehr haften ihm Spuren des vergangenen Lebens an. Da an ihm die Lebensgeschichte eines konkreten Menschen noch über seinen Tod hinaus sichtbar bleibt, wird einem Leichnam auch Pietät gezollt. Es wäre deshalb zu kurz gegriffen, den toten Leib nur noch als Körper zu sehen (Fuchs 2013). Demgegenüber ist festzuhalten: »Wer einen Leichnam sieht, sieht *jemanden*, der *gewesen* ist« (Pöltner 2002, S. 225; Hervorh. im Original).

5.5 Räumlichkeit des sterbenden Menschen

Edmund Husserl entdeckte, dass es mit dem Ort des Leibes eine besondere Bewandtnis hat. Der Leib kann mit einer Raumvorstellung nicht hinreichend erfasst werden, die davon ausgeht, dass man Körpern – auch menschlichen – wie Dingen einen Platz in einem geometrischen Raum zuweist. Auch wenn sich der Aufenthaltsort eines Menschen durch Koordinaten bestimmen lässt, ist damit die Räumlichkeit des Leibes noch nicht erfasst. Denn im Unterschied zu einem Ding berührt der Leib Gegenstände so, dass bei ihm auch eine entsprechende Empfindung ausgelöst wird. Dinge spüren nicht, dass sie auf einer Oberfläche liegen, oder empfinden keine Schmerzen, wenn sie aneinanderstoßen. Mehr noch: Anders als Gegenstände und anders als bei anderen Sinnen spürt man dann, wenn man etwas berührt, immer auch *sich selbst*. Ertastet ein Finger eine Tischplatte, so spürt man mittels des eigenen Fingers zugleich sich. Im Unterschied etwa zum Auge, das man nicht sieht, wenn man einen Gegenstand erblickt, gehen im Tastsinn Fremd- und Selbstempfindung miteinander einher. Solche Empfindungen, die Husserl »Empfindnisse« nennt, sind nach ihm »*lokalisiert*« (Husserl 1952, S. 145–146; Hervorh. im Original). Das bedeutet, dass sie durch das Zugleich von Gegenstands- und Eigenempfindung einen absoluten Ort markieren, an dem ich bin und von dem aus sich die Ortsbestimmungen von »oben«, »unten«, »vorne« oder »hinten«, »links« oder »rechts« erst angeben lassen. Es werden durch den Tastsinn jeweils neu ein absolutes Hier und ein »*Nullpunkt*« für alle räumliche Orientierung begründet, also ein »letzte[s] zentrale[s] Hier«, »das kein anderes außer sich hat, in Beziehung auf welches es ein ›Dort‹ wäre« (Husserl 1952, S. 158).

Diese »Lokalisation« meiner selbst an einem bestimmten Ort ereignet sich leiblich, da der Leib es ist, mittels dessen ich taste und etwas spüre. So wird mit meinem Leib auch mir selbst ein Ort gegeben, von dem aus ich mich orientieren und die Welt um mich herum räumlich ordnen kann, während die geometrische Raum-Vorstellung davon abstrahiert und meinen Leib und die damit verbundenen Raum-Bestimmungen außer Acht lässt. So kann man für einen sterbenden Menschen zwar die Nummer seines Zimmers angeben, in dem er sich befindet. Damit ist aber nicht erfasst, dass er den Mittelpunkt einer eigenen Welt bildet, in der andere Menschen ihren spezifischen Ort einnehmen und Dinge sowie Angelegenheiten ihre besondere Bedeutung haben.

Oft tritt gerade diese leibliche Räumlichkeit im Sterben in den Vordergrund. Es sind nicht nur letzte Dinge ins Reine zu bringen, damit möglichst wenig ungeregelt zurückbleibt. Vielmehr wird der sterbende Mensch auch zum Mittelpunkt für die Familie sowie für Freundinnen und Freunde. Besuche werden damit begründet, dass man den Sterbenden noch einmal zu sehen wünscht, dass man ihn vielleicht ein letztes Mal sprechen will oder dass man sich von ihm verabschieden möchte. Dies gelingt nur, solange er leiblich präsent ist und man sich in seine Welt begibt. Ein Sterbender rückt ins Zentrum der Sorge um ihn und in den Mittelpunkt personaler Bezüge. Es dreht sich viel um ihn als Mitte, die keine neutrale Raumstelle markiert, sondern einen durch den Leib bestimmten Ort, der besondere Aufmerksamkeit verlangt. Umso schwerer wiegt es, wenn jemand verlassen sterben muss, insofern – neben der menschlichen Enttäuschung – seinem leiblichen Dasein die geschuldete Achtung verweigert wird. Der Ort des Sterbens ist in diesem Sinn nicht nur das Krankenhaus, das Heim oder das Zuhause, in dem sich jemand körperlich befindet, sondern auch der Raum, den ein sterbender Mensch aufgrund seiner Leiblichkeit ausspannt und der seine Welt absteckt. Im Sterben bekommt dieser Leib-Raum besondere Bedeutung, insofern er für andere die Mitte ihrer Bezüge geworden ist.

Die vorangegangenen Überlegungen, die der Leiblichkeit von Sterbenden gewidmet waren, haben gezeigt, dass der Leib im Unterschied zum Körper generell eine eigene Wirklichkeitsdimension des Menschen eröffnet, die sich nicht durch physikalisch verstandene Räumlichkeit oder Zeitlichkeit eingrenzen oder erklären lässt, sondern die spezifische Bestimmung des Menschen als eines Wesens sichtbar macht, das »ich« sagen kann. Zudem gilt: Jeder Mensch *ist* auch sein Leib, insofern er sich leiblich in der Welt vollzieht. Dies zu berücksichtigen ist entscheidend, wenn man zu verstehen versucht, was es heißt, sterben zu müssen. Sterben meint mehr als nur den physiologischen Funktionsverlust, weil es auch die je eigene leibliche Existenz betrifft. Es hat sich darüber hinaus gezeigt, dass die Relation zwischen Leib und Körper im Sterben eine spezifische Form annimmt und dass leibliche Charakteristika im Sterben in besonderer Weise zur Geltung kommen.

Literatur

Coors M (2019) Narrative des guten Sterbens. Zur Normativität narrativer Schemata in der ethischen Diskussion über das Lebensende. Praxis Palliative Care 42: 21–32.
Fuchs T (2013) Zwischen Leib und Körper. In: Hähnel M, Knaup M (Hrsg.) Leib und Leben. Perspektiven für eine neue Kultur der Körperlichkeit. Darmstadt: Wissenschaftliche Buchgesellschaft. S. 82–93.
Husserl E (1952) Ideen zu einer reinen Phänomenologie und phänomenologischen Philosophie. 2. Phänomenologische Untersuchungen zur Konstitution. Haag: Martinus Nijhoff.
Husserl E (2000) Vorlesungen zur Phänomenologie des inneren Zeitbewusstseins. 3. Aufl. Tübingen: Niemeyer.
Levinas E (2003) Die Zeit und der Andere. Hamburg: Meiner.
Libet B (2005) Mind Time. Wie das Gehirn Bewusstsein produziert. Frankfurt/M.: Suhrkamp.
McCarthy J (2014) Tod – das Konzept. In: Baldwin MA, Woodhouse J (Hrsg.) Palliative-Care-Konzepte. Grundbegriffe der Palliative Care begreifen. Bern: Huber. S. 327–332.
Meer J (2018) Die Erinnerung des Leibes. Zur Relevanz und Funktion von Leibzeit bei Alzheimer-Demenz. Zeitschrift für praktische Philosophie 5/1: 207–230.
Meer J (2019) Der vulnerable Leibkörper und der Wirbel der Zeit. Zum Menschenbild im Kontext von Philosophie, Kunst und Medizin. In: Del Guercio AB, Guanzini I, Ruckenbauer HW, Terracciano I (Hrsg.) Kunst heilt Medizin. Interdisziplinäre Untersuchungen zu vulnerabler Körperlichkeit. Unter Mitarbeit von Isabella Bruckner. Innsbruck: Tyrolia. S. 92–115.
Merleau-Ponty M (1966) Phänomenologie der Wahrnehmung. Berlin: de Gruyter.
Plessner H (1982) Lachen und Weinen. Eine Untersuchung der Grenzen menschlichen Verhaltens (1941). In: Plessner H Gesammelte Schriften. 7. Ausdruck und menschliche Natur. Frankfurt/M.: Suhrkamp. S. 201–387.
Plügge H (1967) Der Mensch und sein Leib. Tübingen: Niemeyer.
Pöltner G (2002) Grundkurs Medizin-Ethik. Wien: Facultas.
Pöltner G (2008) Philosophische Ästhetik. Stuttgart: Kohlhammer.
Pöltner G (2019) Leibzeit – Lebenszeit. In: Esterbauer R, Paletta A, Meer J (Hrsg.) Der Leib und seine Zeit. Temporale Prozesse des Körpers und deren Dysregulationen im Burnout und bei anderen Leiberfahrungen. Freiburg/Br.: Alber. S. 188–201.
Quigley J (2014) Tod – und Sterben. In: Baldwin MA, Woodhouse J (Hrsg.) Palliative-Care-Konzepte. Grundbegriffe der Palliative Care begreifen. Bern: Huber. S. 333–340.
Schmitz H (2011) Der Leib. Berlin: de Gruyter.
Soentgen J (2017) Probleme des Schmitz'schen Leibkonzeptes. Ein Kommentar. In: Volke S, Kluck S (Hrsg.) Körperskandale. Zum Konzept der gespürten Leiblichkeit. Freiburg/Br.: Alber. S. 58–64.
Striet M (2013) Gebrochene Leiber. In: Hähnel M, Knaup M (Hrsg.) Leib und Leben. Perspektiven für eine neue Kultur der Körperlichkeit. Darmstadt: Wissenschaftliche Buchgesellschaft. S. 133–139.
Waldenfels B (2000) Das leibliche Selbst. Vorlesungen zur Phänomenologie des Leibes. Frankfurt/M.: Suhrkamp.
Waldenfels B (2019) Erfahrung, die zur Sprache drängt. Studien zur Psychoanalyse und Psychotherapie aus phänomenologischer Sicht. Berlin: Suhrkamp.

6 Das Delir – eine psychosomatische Erkrankung in der Palliativmedizin?

Johanna Anneser

6.1 Delir und »terminale Unruhe« – Begrifflichkeit

Das Wort »Delir« leitet sich vom Lateinischen »de lira« ab (lira = Furche, Spur; de = von, aus) und beschreibt somit einen Patienten, der sich außerhalb es gewohnten Rahmens verhält, gewissermaßen »aus der Spur« geraten ist.

> Im ICD-11 wird das Delir folgendermaßen definiert: Das Delir ist »*ein ätiologisch unspezifisches hirnorganisches Syndrom, das charakterisiert ist durch gleichzeitig bestehende Störungen des Bewusstseins einerseits und mindestens zwei der nachfolgend genannten Störungen andererseits: Störungen der Aufmerksamkeit, der Wahrnehmung, des Denkens, des Gedächtnisses, der Psychomotorik, der Emotionalität oder des Schlaf-Wach-Rhythmus. Die Dauer ist sehr unterschiedlich und der Schweregrad reicht von leicht bis zu sehr schwer* (ICD-Code).

Delirante Syndrome sind die häufigsten neuropsychiatrischen Erkrankungen bei stationären Patienten insgesamt: Die Prävalenz des Delirs über alle Abteilungen hinweg wird auf ca. 20 % geschätzt (Ryan et al. 2013). Als »terminales Delir« oder »terminale Unruhe« wurden in der Vergangenheit Verhaltensmuster von Patienten am Lebensende bezeichnet, die weitgehend dem Bild eines hyperaktiven Delirs (▶ Kap. 6.2) entsprechen (Bush et al. 2017). Diese Unruhe kann sowohl motorische Symptome (Grimassieren, Myoklonien, Nesteln, Ausziehen der Kleidung) als auch psychische »Rastlosigkeit« (Ängste, Panik, gestörter Schlaf-Wach-Zyklus) beinhalten. Ebenso scheinen die Begriffe »terminale Agitation« oder »akuter Verwirrtheitszustand am Lebensende« am ehesten Teilaspekte des Delirs in seinen unterschiedlichen Erscheinungsformen darzustellen. Die Bezeichnung als »terminal« birgt jedoch einerseits das Risiko eines vorschnellen »therapeutischen Nihilismus«, trägt aber andererseits den Besonderheiten der Behandlung des Delirs bei Palliativpatienten Rechnung. Die klare Einordnung in das Krankheitsbild »Delir« erscheint bei Palliativpatienten in jedem Falle hilfreich, möglichst eine evidenzbasierte Diagnostik und Therapie durchführen zu können.

6.2 Das Delir am Lebensende

Das Delir ist ein sehr häufiges Symptom am Lebensende. Bei Aufnahme auf eine Palliativstation weisen 13–42 % ein Delir auf (Hosie et al. 2013), in den letzten Lebenstagen beträgt die Prävalenz bis zu 88 % (Lawlor et al. 2000). Dennoch wird ein Delir bei Palliativpatienten häufig nicht erkannt oder fehldiagnostiziert. Dies liegt nicht zuletzt daran, dass die Erscheinungsformen des Delirs äußerst vielgestaltig sein können. Augenfällig wird es meist, wenn der Patient unruhig wird, nestelt, das Bett verlässt und sich dabei gefährdet oder sogar aggressiv wird. Zu beachten ist hierbei jedoch, dass diese Unruhe und »Hyperaktivität« bei weitem nicht die häufigste Erscheinungsform ist: Von 429 deliranten Patienten einer Querschnittstudie litten nur 21,5 % an dieser »hyperaktiven« Form, während bei 38,5 % eine »hypoaktive« Erscheinungsform bestand, die durch eine verminderte Spontanmotorik und reduzierte Sprachproduktion gekennzeichnet ist, gefolgt von einer gemischten Form des Delirs, bei der sich hypomotorische mit hypermotorischen Phasen abwechseln (27,3 %). Es überrascht nicht, dass hypoaktive Formen des Delirs besonders häufig übersehen werden (Fang et al. 2008) oder auch als Depression fehldiagnostiziert werden (LeGrand 2012). Die als charakteristisch angesehenen Halluzinationen werden von diesen Patienten – wenn überhaupt – meist erst auf Nachfragen angegeben.

Das Auftreten eines Delirs am Lebensende hat gravierende Implikationen für den Patienten, die Angehörigen und auch das Pflegepersonal: Die Prognose für Patienten, die mit einem Delir auf eine Palliativstation aufgenommen werden, ist deutlich schlechter als für jene, die kein Delir aufweisen. Bildet sich das Delir zurück, ist dies jedoch mit einer signifikant besseren Prognose verbunden als ein fortbestehendes Delir (Leonard et al. 2008). Das delirante Syndrom stellt für Patienten und Angehörige zudem meist eine sehr große psychische Belastung dar (Breitbart 2002; Bruera 1992): Menschen, die von einem Delir genesen sind, berichten von furchteinflößenden und traumatisierenden Erfahrungen (Grover et al. 2015). Ähnlich erinnerten in einer Studie von Hui et al. (2010) 74 % der Patienten das Delir als ein unangenehmes Erlebnis. Zudem kann das Auftreten eines Delirs die häusliche Versorgung extrem erschweren oder sogar unmöglich machen. So war »Delir« der häufigste Grund, warum bei Tumorpatienten eine Pflege zu Hause nicht fortgesetzt werden konnte (Cobb et al. 2000). Schließlich erleben auch Ärzte und professionell Pflegende die Betreuung von deliranten Patienten – besonders von jenen mit hyperaktiver oder gemischter Form – als belastend (Hui et al. 2010).

Die Untrennbarkeit von psychischen und somatischen Aspekten des Delirs – sowohl bei der Pathogenese als auch bei der Prävention und der Behandlung – wird im besonderen Maß bei Patienten am Lebensende deutlich:

Fallbeispiel 1

Bei einer 87-jährigen Patientin wurde vor drei Jahren ein Mamma-Karzinom diagnostiziert, das nun auch ossär, pulmonal und zerebral metastasiert war. Sie wurde nun wegen starker Schmerzen stationär aufgenommen und mit Opioiden

– vorbeugend auch mit Antiemetika – behandelt. Bislang war die Patientin zu Hause selbstständig und geistig völlig klar. Sie fühlte sich im Krankenhaus nicht wohl und beklagte die dauernde Unruhe im 4-Bett-Zimmer. Besonders machte sie sich Sorgen, dass sie durch die Verschlechterung der Erkrankung ihre Selbstständigkeit verlieren und ihrer Tochter zur Last fallen könnte. Nach zwei Tagen kam es regelmäßig zu Verwirrtheitszuständen: Am frühen Morgen wurde sie unruhig, machte abwehrende Handbewegungen und wollte aus dem Bett steigen. Sie murmelte dabei unverständliche Dinge, man konnte lediglich die Worte »Panzer« und »raus aus dem Ofen« entschlüsseln. Nach der einmaligen Benzodiazepin-Gabe durch den Dienstarzt nahm die Unruhe weiter zu. Sie beruhigte sich erst wieder, als die Tochter eintraf, mit ihr frühstückte und sie bei der Körperpflege unterstützte. Die Tochter berichtete, dass die Patientin als junges Mädchen auf dem Land gelebt hatte und bei Kriegsende vor den anrückenden amerikanischen Truppen von ihren Eltern im Ofen versteckt worden war.

6.3 Die Pathogenese des Delirs am Lebensende

Wie im oben geschilderten Fallbeispiel wird bei der Pathogenese des Delirs in der überwiegenden Anzahl der Fälle ein multifaktorielles Geschehen angenommen. Eine Vielzahl von möglichen Ursachen ist mit einem erhöhten Risiko für das Auftreten von deliranten Symptomen bei älteren und schwerkranken Menschen assoziiert. Hierzu zählen metabolische Veränderungen wie Hyponatriämie und Hyperkalzämie (Efraim et al. 2020), Medikamente wie Opioide, Benzodiazepine und Kalziumkanalblocker (Clegg und Young 2011). Körperliche Beschwerden wie Schmerz, ein Fortschreiten einer z. B. zentralnervösen Erkrankung, aber auch psychische Ursachen wie Ängste oder die Abwesenheit des Partners (Efraim et al. 2020) können ein Delir mitverursachen. Einer der wichtigsten Risikofaktoren sind hierbei ein fortgeschrittenes Alter und eine vorbestehende Demenz (Bush et al. 2017). Eine neurochemische und messbare »gemeinsame Endstrecke« scheinen Störungen im Transmitterhaushalt, insbesondere von Acetylcholin, aber auch von anderen Transmittern wie Dopamin, GABA und Serotonin darzustellen (Wang und Shen 2018). Neben der Dysregulation von Neurotransmittern werden aber auch systemischen Entzündungsprozessen eine wesentliche Bedeutung bei der Pathogenese zugeschrieben (Maldonado 2013). Aus der angeführten (unvollständigen) Aufzählung möglicher Ursachen für ein Delir wird deutlich, warum gerade bei Palliativpatienten dieses Krankheitsbild häufig anzutreffen ist: Neben den häufig anzutreffenden metabolischen, inflammatorischen oder durch direkte Tumoreinwirkung bedingten Störungen des Bewusstseins werden Medikamente wie Benzodiazepine oder Opioide häufig eingesetzt und es sind gerade diese Patienten, die ein großes Maß an psychischer Belastung durch eine ungewohnte Umgebung, (Todes-)ängste und Trennung von Ihren Zugehörigen bewältigen müssen. Das Schlagwort eines »iatrogenen Delirs« beschreibt die Beobachtung, dass eine Reihe von pflegerischen und medizinischen Maßnahmen das Auftreten eines Delirs offenkundig beschleunigen kann: So erhöht sich das relative Risiko um den Faktor 2,1, wenn der Patient mehr als zwölf Stunden in der Notaufnahme verbringt, um das 2,3-fache, falls der Patient weniger als ein Mal täglich aus dem Bett mobilisiert wird, 3,1-fach, wenn ein Blasenkatheter gelegt wird und um das 3,5-fache, wenn der Patient fixiert wird (Inouye 1996).

6.4 Prävention und Diagnose des Delirs

Die Vermeidung von Eingriffen, die förderlich für die Entstehung eines Delirs sein können, ist daher ein wesentlicher Bestandteil der Delirprophylaxe bei Palliativpatienten. Darüber hinaus gewinnen, besonders im post-operativen Management von älteren Patienten, aktive Maßnahmen zur Vorbeugung von deliranten Syndromen zunehmend an Bedeutung – nicht zuletzt, weil eine Reduktion der Inzidenz eine erhebliche Kostenersparnis darstellt. Favorisiert wird meist eine Kombination von nicht-pharmakologischen Interventionen, die das Auftreten eines Delirs bei mehr als 40 % der älteren Patienten verhindern können (Hshieh et al. 2015). Diese Maßnahmen können größtenteils auch bei Palliativpatienten angewendet werden. Hierzu zählt beispielsweise die Möglichkeit zu ausgedehnten Besuchen durch Angehörige, die Vermeidung sensorischer Deprivation (Hörgeräte anlegen und Brille aufsetzen), Hilfen zur Reorientierung (gut lesbare Uhr, Kalender, Berichte von aktuellen Ereignissen durch die Angehörigen) und das Bereitstellen persönlicher Gegenstände. Für den Nutzen einer pharmakologischen Prävention des Delirs gibt es keine gesicherten Daten.

Um Patienten angemessen und evidenzbasiert behandeln zu können, ist zunächst eine korrekte Diagnosestellung von Nöten. Hierfür stehen für die tägliche Routine unterschiedliche Screeningwerkzeuge zur Verfügung. Häufig kommt hier die *Confusion Assessment Method (CAM)* (Inouye et al. 1990) zum Einsatz. In der Kurzversion dieses Beurteilungsbogens werden vom Personal vier standardisierte Fragen beantwortet, die eine hohe Sensitivität (94 %) und etwas geringere Spezifität (89 %) hinsichtlich der Diagnose besitzen. Obwohl die Belastung für den Patienten bei der Durchführung des CAM als gering zu bewerten ist (indirekt muss jedoch z. B. die Aufmerksamkeit überprüft werden), ist bei einem Patienten am Lebensende die Belastung gegenüber dem erwarteten Nutzen besonders sorgfältig abzuwägen. Sehr hilfreich kann jedoch auch die Aussage der Angehörigen sein: so wurde gezeigt, dass mit einer einzigen Frage an die Angehörigen – der *Single Question in Delirium* (SQiD) (»Glauben Sie, dass XY stärker verwirrt ist als früher?«) – mit einer Sensitivität von 80 % und einer Spezifität von 71 % ein Delir diagnostiziert werden kann (Sands et al. 2010).

6.5 Die Behandlung des Delirs

Ob und wie ein Delir am Lebensende behandelt werden sollte, ist von der Krankheitssituation des Patienten und von der jeweiligen Symptomatik abhängig. Obwohl das Delir bei Palliativpatienten am häufigsten in Form eines »terminalen Delirs« – also wenige Tage oder Stunden vor dem Tod – auftritt, konnte gezeigt werden (Lawlor et al. 2000), dass auch in palliativen Situationen eine erfolgreiche Behandlung in ca. 50 % der Fälle möglich ist. Eine Schwierigkeit besteht darin, beide Formen – also eine potenziell reversible von einer terminalen Form – zu unterscheiden. Dies ist wesentlich, da unnötige und belastende Eingriffe und Untersuchungen am Lebensende unterlassen werden müssen, andererseits aber auch eine verfrühte »fatalistische« Haltung vermieden und eine potenziell hilfreiche Behandlung durchgeführt werden sollte. Die Entscheidung zur Behandlung kann nur patientenindividuell getroffen werden, wobei eine Reihe von Faktoren miteinbezogen werden müssen (Bush et al. 2017): Neben dem mutmaßlichen oder vorab geäußerten Patientenwunsch, der von den Angehörigen berichtet wird (sollte der Patient selbst aktuell keine Angaben machen können) spielen die Prognose, die Behandelbarkeit vermuteter Auslöser, die Belastung durch mögliche Behandlungen und der Allgemeinzustand des Patienten vor Auftreten des Delirs eine wichtige Rolle.

Fallbeispiel 2

Herr F. (74 Jahre) litt seit mehreren Jahren an einem kleinzelligen Bronchialkarzinom. Einige Tage vor der Aufnahme ins Krankenhaus verschlechterte sich sein Allgemeinzustand, sodass sich der allein lebende Herr F. nicht mehr selbst versorgen konnte. Bei Aufnahme in die Nothilfe bestanden an belastenden Symptomen vorwiegend eine Dyspnoe sowie mittelstarke Schmerzen. Der Patient wurde auf eine Palliativstation übernommen, verschlechterte sich dort weiter und es wurde nach kurzer Zeit deutlich, dass er nicht mehr lange zu leben hätte. Er entwickelte optische Halluzinationen: Herr F. sah Schmetterlinge durchs Zimmer fliegen und gelegentlich versuchte er auch behutsam einen zu fangen. Zudem hatte er die Wahrnehmung, dass in einer Zimmerecke die von ihm sehr geliebte Enkelin (die im Ausland lebte) stehen würde und er sprach häufig angeregt mit ihr. Bei lauten Geräuschen und lautem Sprechen zuckte er zusammen und äußerte Unbehagen.

Die Behandlung des Delirs am Lebensende kann sich von der eines in einer anderen Krankheitssituation auftretenden Delirs unterscheiden. Neben der Prognoseabschätzung spielt die subjektive Belastung durch Delir-bedingte Symptome eine wesentliche Rolle. Während ein angstbesetztes und als unangenehm empfundenes Erleben, wie im ersten Fallbeispiel, ein proaktiveres Vorgehen erfordert, kann in diesem zweiten Fallbeispiel, in dem der Patient optische Halluzinationen offenkundig sogar als angenehm erlebt, zurückhaltender verfahren werden. Eine Sensibilität gegenüber starken und ungewohnten Reizen (Erschrecken bei lauten Geräuschen und lautem Sprechen), wie oben geschildert, findet sich häufig bei deliranten Syndromen und eine entsprechende Abschirmung der Patienten ist Teil eines umfassenderen Behandlungskonzepts (Bush et al. 2017): ein deliranter Patient benötigt eine ruhige und als sicher empfundene Umgebung. Falls irgendwie möglich, sollte darauf geachtet werden, dass möglichst wenige Pflegekräfte die Versorgung übernehmen. Hilfreich ist es, die Zahl der »Schläuche und Strippen«, also etwa EKG-Elektroden, Sauerstoffbrille, Blasenkatheter oder i.v. Zugänge auf ein notwendiges Mindestmaß zu reduzieren. Ebenso wie bei der Prävention des Delirs ist es wichtig, dass der Patient möglichst einen Tag-Nacht-Rhythmus beibehält. Es ist hilfreich, die Kommunikation mit dem Patienten seiner aktuellen Situation anzupassen:

Bei der Suche nach auslösenden Ursachen für ein Delir liegt ein besonderes Augenmerk auf einer kritischen Überprüfung der Medikation. Werden Patienten auf eine Palliativstation übernommen, geht dem meist eine längere Krankheitsphase voraus, in der es nicht selten zu einem »Ansammeln« von unnötigen oder nicht mehr nötigen Medikamenten kommt. Bei anderen Arzneimitteln, die das Potenzial besitzen, ein Delir hervorzurufen oder zu verschlimmern, aber für die Symptombehandlung notwendig erscheinen, sind Nutzen und Höhe der Dosierung sorgfältig gegenüber der möglichen Pathogenität abzuwägen (z. B. Benzodiazepine, Opioide). Andere häufige und nicht selten gut kausal behandelbare Ursachen des Delirs sind die Hyperkalzämie, die bei Palliativpatienten meist durch eine ossäre Metastasierung ausgelöst wird und lokaler Hirndruck durch Raumforderungen, der sich durch Kortikoidgaben oft über einen längeren Zeitraum kontrollieren lässt.

Die pharmakologische Behandlung des Delirs bei Palliativpatienten wird kontrovers diskutiert. Obwohl es nur wenig belastbare Daten für die Wirksamkeit einer pharmakologischen Behandlung gibt (Finucane et al. 2020), galt die Behandlung mit Neuroleptika (American Psychiatric Association 1999) lange Zeit als Goldstandard. 2017 wurde jedoch in einer randomisierten, kontrollierten Studie bei älteren Palliativpatienten mit mildem bis moderatem Delir eine Verschlechterung der deliranten Symptomatik in den Verumgruppen (Haloperidol und Risperidon) gegenüber der Placebogruppe bei einem höheren Risiko für belastende Nebenwirkungen und einem geringeren Überlebenszeitraum beschrieben (Agar et al. 2017). In der Folge wurde die Sinnhaftigkeit einer Behandlung von Palliativpatienten mit Neuroleptika generell infrage gestellt (Muheim 2020). Eine abschließende Beurteilung dieser Frage scheint zum gegenwärtigen Zeitpunkt jedoch nicht möglich. So kommt ein Cochrane Review (Finucane et al. 2020) zu dem Ergebnis, dass es derzeit keine »qualitativ hochwertige« Evidenz gibt, die den Nutzen von Neuroleptika bei Palliativpatienten unterstützen oder widerlegen würde. Folgern lässt sich aus dieser Diskussion jedoch, dass nicht-pharmakologischen Strategien bei der Behandlung des Delirs eine umso größere Bedeutung zukommen muss.

Für diejenigen Patienten, bei denen eine pharmakologische Behandlung aufgrund der Schwere der Belastung unumgänglich erscheint, lässt sich hinsichtlich der Auswahl des Neuroleptikums keine eindeutige Empfehlung aussprechen, da eine klare Überlegenheit einer bestimmten Substanz bislang nicht gezeigt werden konnte (Bush et al. 2017). Als Kriterium für die Auswahl einer geeigneten Substanz kann daher auch das Profil potenziell erwünschter Nebenwirkungen herangezogen werden. Beispielsweise können so sedierende Neuroleptika wie Quetiapin verwendet werden, wenn dieser Effekt bei einem Patienten gewollt ist, oder – wenn eine zusätzliche antisekretorische Wirkung erzielt werden soll – beispielsweise Olanzapin. An unerwünschten Nebenwirkungen sind an erster Stelle die möglichen extrapyramidalen Bewegungsstörungen zu nennen, die den Patienten wesentlich belasten können. Diese können in unterschiedlicher Form auftreten, beispielsweise als Parkinson-ähnliches Syndrom, als Akathisie oder Dystonie. Hauptverantwortlich ist hier die Aktivierung von D_2-Rezeptoren im Striatum: Besitzt eine Substanz einen hohen Anteil an D_2-Rezeptorbindung, so erhöht sich die Wahrscheinlichkeit für das Auftreten eines extrapyramidal-motorischen Syndroms. Neuere Neuroleptika haben hierbei aufgrund der geringeren Affinität zu D_2-Rezeptoren meist ein geringeres Risiko diese unerwünschten Nebenwirkungen auszulösen (Bush et al. 2017). Die Senkung der Krampfschwelle ist eine unerwünschte Nebenwirkung, die bei prädisponierten Palliativpatienten ebenfalls von Bedeutung sein kann. Neuroleptika mit höherer antipsychotischer Wirkung sowie neuere Substanzen scheinen hier ein geringeres Risiko für die Auslösung eines epileptischen Anfalls zu besitzen als solche mit einem stärker sedierenden Wirkungsspektrum. Andere pharmakologische Ansätze, wie z. B. die Behandlung mit Methylphenydat oder Melatonin sind bislang weitgehend experimentell und finden außerhalb von klinischen Studien kaum Anwendung. Die sedierenden Eigenschaften von Benzodiazepinen werden in der Praxis dagegen häufiger und in Kombination mit Neuroleptika eingesetzt, obwohl ein zusätzlicher Nutzen unzureichend belegt ist (Finucane et al. 2020).

Ein therapierefraktäres Delir ist zudem der häufigste Grund für die Einleitung einer palliativen Sedierung (Maltoni et al. 2012). Unter einer palliativen Sedierung wird – allerdings in Ermangelung einer allgemein akzeptierten Definition – eine Therapieoption für Patienten mit einer lebensverkürzenden, unheilbaren Erkrankung verstanden, die unter therapierefraktären, »unerträglichen« Symptomen leiden und die darauf zielt, diese Symptome zu lindern, nicht jedoch den Eintritt des Todes zu beschleunigen. Die am häufigsten verwendeten Pharmaka sind hierbei Benzodiazepine, jedoch kommen auch sedierende Neuroleptika oder Propofol zum Einsatz (Anneser 2018). Obwohl in den meisten Leitlinien gefordert wird, dass palliative Sedierung nur als *ultima ratio* eingesetzt werden sollte, gibt es keinen Hinweis darauf, dass eine palliative Sedierung eine Lebensverkürzung bewirkt (Maltoni et al. 2012). Ein strukturiertes Vorgehen, das eine sorgfältige Dokumentation zu Entscheidungen bezüglich der palliativen Sedierung (z. B. Angehörigengespräche), ein Sedierungs- und Pflegeprotokoll, sowie regelmäßige klinische Untersuchungen des Patienten beinhaltet, ist unumgänglich. Angehörige durchleben eine vielschichtige Belastung einerseits durch das bevorstehende Versterben des Patienten, aber auch durch die oft verstörenden Verhaltensänderungen der Erkrankten und schließlich durch den Entscheidungsprozess für eine palliative Sedierung. Eine seelsorgliche oder psychologische Begleitung sollte daher unbedingt zur Verfügung stehen.

6.6 Psychiatrische/psychosomatische Erkrankungen in Verbindung mit dem Delir

Demenz

Das Delir weist eine enge Verbindung zu demenziellen Erkrankungen auf. So ist eine vorbestehende Demenz der wichtigste unabhängige Risikofaktor für das Auftreten deliranter Syndrome. Bei demenziell vorerkrankten Patienten wurde eine Inzidenz des Delirs von bis zu 56% beschrieben (Inouye et al. 2014). Umgekehrt konnte zudem in einer Metaanalyse gezeigt werden, dass das Auftreten einer deliranten Episode ein kausaler Faktor für eine weitere kognitive Verschlechterung sein kann (Goldberg et al. 2020). Ein neuropathologischer kausaler Zusammenhang lässt sich plausibel durch die Beteiligung derselben Neurotransmittersysteme, insbesondere von Acetylcholin herstellen.

Posttraumatische Belastungsstörungen (PTBS)

Die Diagnose der Posttraumatischen Belastungsstörung (PTBS) beschreibt eine Folgereaktion auf ein traumatisches Ereignis wie beispielsweise körperliche Gewalt, sexuelle Übergriffe oder lebensbedrohliche Situationen. Diese Ereignisse können selbst erfahren oder als Zeuge miterlebt worden sein. Diskutiert wird, ob nicht nur reelle Ereignisse, sondern auch intrapsychische Erlebnisse als Auslöser fungieren können und ob dies nach dem Erleben eines als bedrohlich empfundenen Delirs der Fall sein kann. Ein derartiger kausaler Zusammenhang konnte bislang zwar nicht zweifelsfrei gezeigt werden, jedoch wurde eine Fallserie von PTBS nach dem Auftreten eines Delirs beschrieben (DiMartini et al. 2007). Deutlicher erscheint der umgekehrte Zusammenhang: Menschen, die in ihrem Leben ein schweres Trauma erlitten haben (▶ Fallbeispiel 1) und ggf. auch ein PTBS entwickelt hatten, scheinen ein erhöhtes Risiko für das Auftreten eines Delirs zu besitzen. Dies ließ sich beispielsweise in den Untersuchungen von Bickel et al. (2020) objektivieren. Die Autoren konnten zeigen, dass bei Veteranen, die unter einer PTBS gelitten hatten, deutlich öfter ein Einsatz von Neuroleptika in den letzten Lebenstagen erforderlich war als bei Veteranen ohne diese Diagnose. Analog zum Delir am Lebensende ist PTBS zudem auch als Risikofaktor für die postoperativ auftretenden Formen beschrieben (Umholtz et al. 2016; Nguyen et al. 2016). Es wird davon ausgegangen, dass noxische Stimuli wie die zur Anästhesie verwendeten Medikamente, insbesondere bei unzureichender Schmerzkontrolle über eine Thalamusaktivierung ein (meist) hyperaktives Delir verursachen können (McLott et al. 2013). Auf neurochemischer Ebene scheint eine Dysregulation von Stresshormonen, insbesondere ein Hypercortisolismus ein gemeinsamer pathogenetischer Faktor zu sein (Bolton et al. 2019).

Für die Betreuung von Menschen am Lebensende sind die geschilderten Zusammenhänge von wesentlicher Bedeutung. Finden sich gravierende Traumata oder gar eine PTBS in der Lebensgeschichte, könnte dies die Sterbephase für den Betroffenen selbst, aber auch das Erleben seiner Angehörigen wesentlich beeinflussen. Es scheint dringend erforderlich, die Zusammenhänge zwischen beiden Krankheitsbildern näher zu charakterisieren und geeignete Interventionen zu entwickeln.

6.7 Psychosomatische Medizin und Palliative Care

Bereits bei den vorangegangenen Schilderungen zur Pathogenese des Delirs wurde deutlich, dass ein Delir nicht nur durch eine Kombination von Faktoren ausgelöst werden kann, sondern dass es häufig auch durch ein Zusammenwirken von Faktoren völlig unterschiedlicher Natur, z.B. psychosozial, pharmakologisch und metabolisch verursacht werden kann. Die Identifikation einer einzigen Ursache ist – besonders beim Delir am Lebensende – in der Regel nicht möglich. Ebenso wenig wird eine rein pharmakologische Therapie des Delirs der Komplexität des Krankheitsbildes und den Bedürfnissen des schwer kranken Patienten gerecht. Führt man sich diese Zusammenhänge vor Augen, wird einem – von psychosomatischen Grundlagen ausgehend – das bio-psycho-soziale Modell der Krankheitsentstehung (in der ein oder anderen Variante und Abwandlung) in den Sinn kommen (Engel 1977). Im Bereich der *Palliative Care* Arbeitende werden vermutlich eher an das *Total pain*-Konzept von Cicely Saunders erinnert. Die Gründerin der modernen Hospizbewegung beschreibt mit diesem Begriff die Notwendigkeit »Schmerz« – oder auch Leid – am Lebensende in allen seinen Dimensionen zu erfassen: neben der physiologischen Komponente spielen so bei der Entstehung von Schmerzen auch psychologische Aspekte (Angst, Trauer, Wut), soziale (Einsamkeit, Abschiednehmen) und spirituelle Fragen (Warum-Frage, Sinnfragen) eine wichtige Rolle. Das Delir kann somit als eine extreme Reaktion eines Menschen auf eine extreme Situation verstanden werden.

Es ist wohl kein Zufall, dass beide Fächer, die Psychosomatik und die Palliativmedizin einige weitere wesentliche Parallelen aufweisen, z.B. in der interprofessionellen Betreuung der Patienten durch ein Behandlungsteam und der hohen gegenseitigen Wertschätzung der jeweiligen Kompetenz. Gemeinsam ist allen Behandlern/Therapeuten beider Fachrichtungen schließlich das Bestreben, den Patienten mit seiner einzigartigen Lebensgeschichte und Persönlichkeit wahrzunehmen, um eine Besserung oder Linderung seines (seelischen und/oder körperlichen) Leidens zu erreichen.

Literatur

Agar MR, Lawlor PG, Quinn S, Draper B, Caplan GA, Rowett D, Sanderson C, Hardy J, Le B, Eckermann S, McCaffrey N, Deviee L, Fazekas B, Hill M, Currow DC (2017) Efficacy of Oral Risperidone, Haloperidol, or Placebo for Symptom of Delirium Among Patients in Palliative Care: A Randomized Clinical Trial. JAMA Intern Med 177(1): 34–42.

American Psychiatric Association (1999) Practice guideline for the treatment of patients with delirium. Am J Psychiatry 156(suppl 5): 1–20.

Anneser J (2018) Palliative Sedierung: Anmerkungen zu einem strittigen Thema. Ther Umsch 75(2): 86–90.

Bickel KE, Kennedy R, Levy C, Burgio KL, Bailey A (2020) The relationship of post-traumatic stress disorder to end-of-life Care received by dying veterans: a secondary data analysis. J Gen Intern Med 35(2): 505–513.

Breitbart W, Gibson C, Tremblay A (2002) The delirium experience: Delirium recall and delirium-related distress in hospitalized patients with cancer, their spouses/caregivers, and their nurses. Psychosomatics 43(3): 183–194.

Bruera E, Bush SH, Willey J, Paraskevopoulos T, Li Z, Palmer JL, Cohen MZ, Sivesind D, Elsayem A (2009) Impact of delirium and recall on the level of distress in patients with advanced cancer and their family caregivers. Cancer 115(9): 2004–2012.

Bush SH, Tierney S, Lawlor PG (2017) Clinical assessment and management of delirium in the palliative care setting. Drugs 77 (15): 1623–1643.

Clegg A, Young JB (2011) Which medications to avoid in people at risk of delirium: a systematic review. Age Ageing 240(1): 23–29.

Cobb JL, Glantz MJ, Nicholas PK, Martin EW, Paul-Simon A, Cole BF, Corless IB (2000) Delirium in patients with cancer at the end of life. Cancer Pract 8(4): 172–177.

DiMartini A, Dew MA, Kormos R, McCurry K, Fontes P (2007) Posttraumatic stress disorder caused by hallucinations and delusions experienced in delirium. Psychosomatics 48: 436–439.

Efraim NT, Zikrin E, Shacham D, Katz D, Makulin E, Barski L, Zeller L, Bartal C, Freud T, Lebedinski S, Press Y (2020) Delirium in Internal Medicine Departments in a Tertiary Hospital in Israel: Occurrence, Detection Rates, Risk Factors, and Outcomes. Front Med 7: 581069.

Engel GL (1977) The need for a new medical model: A challenge for biomedicine. Science 8196 (4286): 129–136.

Fang C-K, Chen H-W, Liu S-I, Lin CJ, Tsai LY, Lai YL (2008) Prevalence, detection and treatment of delirium in terminal cancer inpatients: a prospective survey. Jpn J Clin Oncol 38: 56–63.

Finucane AM, Jones L, Leurent B, Sampson EL, Stone P, Tookman A, Candy B (2020) Drug therapy for delirium in terminally ill adults. Cochrane Database Syst Rev 1(1): CD004770. doi: 10.1002/14651858.CD004770.pub3.

Goldberg TE, Chen C, Wang Y, Jung E, Swanson A, Ing C, Garcia PS, Whittington RA, Moitra V (2020) Association of Delirium With Long-term Cognitive Decline: A Meta-analysis. JAMA Neurol 77(11): 1–9.

Grover S, Ghosh A, Ghormonde D (2015) Experience in delirium: Is it distressing? J Neuropsych Clin Neurosci 27: 139–146.

Hosie A, Davidson PM, Agar M, Sanderson CR, Phillips J (2013) Delirium prevalence, incidence and implications for screening in specialist palliative care inpatient settings: a systematic review. Pall Med 27: 486–498.

Hshieh TT, Yue J, Oh E, Puelle M, Dowal S, Travison T, Inouye SK (2015) Effectiveness of multicomponent nonpharmacological delirium interventions: a meta-analysis. JAMA Intern Med 175(4): 512–520.

Hui D, Bush SH, Gallo LE, Palmer JL, Yennurajalingam S, Bruera E (2010) Neuroleptic dose in the management of delirium in patients with advanced cancer. J Pain Symptom Manage 39(2): 186–196.

ICD Code: Delir, nicht durch Alkohol oder andere psychotrope Substanzen bedingt. (https://www.icd-code.de/icd/code/F05.-.html, Zugriff am 09.05.2022).

Inouye SK, Charpentier PA (1996) Precipitating factors for delirium in hospitalized elderly persons. Predictive model and interrelationship with baseline vulnerability. JAMA 275(11): 852–857.

Inouye SK, Dyck C, Alessi C, Balkin S, Siegal A, Horwitz RI (1990) Clarifying confusion: the confusion assessment method. A new method for detection of delirium. Ann Intern Med 113(12): 941–948.

Inouye SK, Westendorp RG, Saczynski Js (2014) Delirium in elderly people. Lancet 383: 911–922.

Lawlor PG, Gagnon B, Mancini, Pereira JL, Hanson J, Suarez-Almazor ME, Bruera ED (2000) Occurrence, causes, and outcome of delirium in patients with advanced cancer: a prospective study. Arch Inter Med 160: 786–794.

LeGrand SB (2012) Delirium in palliative medicine: A review. J Pain and Symptom Manage 44: 583–594.

Leonard M, Raju B, Conroy M, Donnelly S, Trzepacz PT, Saunders J, Meagher D (2008) Reversibility of delirium in terminally ill patients and predictors of mortality. Palliat Med 22(7): 848–854.

Maldonado JR (2013) Neuropathogenesis of delirium: review of current etiologic theories and common pathways. Am J Geriatr Psychiatry 21(12): 1190–1222.

Maltoni M, Scarpi E, Rosati M, Derni S, Fabbri L, Martini F, Amadori D, Nanni O (2012) Palliative sedation in end-of-life care and survival: a systematic review. J Clin Oncol 30(12): 1378–1383.

McLott J, Jurecic J, Hemphill L, Dunn KS (2013) Development of an amygdalocentric neurocircuitry-reactive aggression theoretical model of emergence delirium in posttraumatic stress disorder: an integrative literature review. AANA J 81(5): 379–384.

Muheim L (2020) Neuroleptika haben keinen Platz bei der Behandlung eines Delirs bei Palliativpatienten. Praxis 106(6): 328–329.

Nguyen S, Pak M, Paoli D, Neff DF (2016) emergence delirium with post-traumatic stress disorder among military veterans. Cureus 8(12): e921.

Ryan DJ, O'Regan NA, Caoimh RO et al. (2013) Delirium in adult acute hospital population: predictors, prevalence and detection. BMJ Open 3 (1): e001772.

Sands MB, Dantoc BP, Hartshorn A, Ryan CJ, Lujic S (2010) Single Question in delirium (SQiD): testing its efficacy against psychiatrists interview, the Confusion Assessment Method and the Memorial Delirium Assessment Scale. Palliat Med 24(6): 561–565.

Umholtz M, Cilnyk J, Wang CK, Porhomayon J, Pourafkari L, Nader DN (2016) Postanesthesia emergence in patients with post-traumatic stress disorder. J Clin Anesth 34: 3–10.

Wang Y, Shen X (2018) Postoperative delirium in the elderly: the potential neuropathogenesis. Aging Clin Exp Res 30(11): 1287–1295.

7 Kommunikation am Lebensende – *Die Hoffnung stirbt zuletzt*

Peter Herschbach

7.1 Einleitung

Die Kommunikation mit Patienten gehört zu den häufigsten und wichtigsten Aktivitäten von Ärzten. Dies gilt für alle Fachbereiche, von der Psychosomatik bis zur Chirurgie und auch und vor allem für die Onkologie und die Palliativmedizin.

Eine gelungene Kommunikation hat positive Auswirkungen auf Stress und Angst bei Patienten, unterstützt die Bewältigung chronischer Erkrankungen, erhöht die Compliance und die Zufriedenheit mit der Behandlung. Misslungene Kommunikation hingegen ist der häufigste Grund für Behandlungsunzufriedenheit von Patienten (Núnez et al. 2018).

Kommunikative Kompetenzen sind erlernbar. Sie sind nicht von Begabung abhängig und sie entfalten sich nicht automatisch mit der Berufserfahrung.

Der wachsenden Bedeutung kommunikativer Kompetenz wird in jüngerer Zeit zunehmend Rechnung getragen. So ist die ärztliche Gesprächsführung inzwischen Pflichtbestandteil der ärztlichen Approbationsordnung geworden. Der medizinische Fakultätentag verabschiedete 2015 konsentierte Lernziele für die Ärztliche Gesprächsführung im Nationalen kompetenzorientierten Lernzielkatalog Medizin. Für die Onkologie spielt in diesem Zusammenhang der Nationale Krebsplan eine wichtige Rolle (https://www.bundesgesundheitsministerium.de/fileadmin/Dateien/5_Publikationen/Praevention/Broschueren/Broschuere_Nationaler_Krebsplan.pdf). Hier wurde die Entwicklung eines Nationalen Mustercurriculums Kommunikation angestoßen. Die Implementierung dieses Mustercurriculums wurde 2017 in den Masterplan Medizinstudium 2020 aufgenommen (Jünger et al. 2018).

7.2 Die Palliativmedizin

Die Anforderungen an die Kommunikation zwischen Arzt und Patient sind in der Palliativmedizin (hier mit Fokus auf die onkologische Palliativmedizin, die quantitativ die größte Bedeutung hat) besonders hoch. Dies gilt sowohl für den Arzt als auch für den Patienten.

Der Patient kommt in die »palliative Situation«, wenn mit wissenschaftlich begründeten Behandlungsstrategien keine Heilung mehr zu erwarten ist. Dieser

7.2 Die Palliativmedizin

Zeitpunkt ist häufig nicht leicht festzulegen, weil der Arzt eine prognostische Einschätzung der individuellen Therapie vornehmen muss (und sich täuschen könnte). Auch die Umsetzung eines sog. *Advance Care Planning (ACP)*, also die frühzeitige gemeinsame Klärung zukünftiger Versorgungspräferenzen des Patienten ist hier nur eine graduelle Annäherung an die Lösung des Problems. Es wird immer einen Zeitpunkt geben, zu dem dieses Prognosegespräch stattfinden muss. Diese Kommunikationssituation ist sehr schwierig und belastend für den Arzt. Er muss dem Patienten mitteilen, dass eine Heilung nicht mehr möglich sein wird. Häufig erlebt er ein subjektives Versagensgefühl. Erwartungsgemäß zeigte sich in einer Studie über die Arbeitsbelastungen von Ärzten (und Krankenpflegekräften) in der Onkologie (Herschbach 1991), dass in einer Rangreihe von 85 potenziellen Arbeitsstressoren die folgenden die höchsten Belastungswerte aufwiesen:

Platzierung	Arbeitsstressoren	Range 0–5
1.	Miterleben von langen Krankheitsprozessen	3,3
2.	Einschränkung von Privatkontakten durch den Arbeitsumfang	3,3
3	Zu viel Büroarbeit	3,2
4.	Unterbezahlung	3,2
5.	Mangelnde Unterstützung durch Angehörige	3,2
6.	Zeitdruck	3,1
7.	Aufklärung über Rezidive/Rückfälle	3,1
8.	Telefon klingelt zu oft	3,0
9.	Unsicherheit, ob ich dem Patienten geholfen habe	3,0

Die Aufklärung des Patienten über seine Prognose (nicht Diagnose!) nahm den 7. Rangplatz ein.

Einer der Gründe dafür, dass der Arzt diese Kommunikation als besonders belastend erlebt, ist die Sorge, die emotionalen Reaktionen des Patienten (wie Angst/Panik, Verzweiflung, Niedergeschlagenheit, Suizidalität) nicht kontrollieren zu können. Ebenso kompliziert ist es, auf Patienten (und Angehörige) zu reagieren, die die palliative Situation nicht wahrhaben wollen, verleugnen, sich abwenden, evtl. alternative Heiler aufsuchen.

Es werden immer noch Fälle berichtet, bei denen der Arzt die Kommunikation einleitet mit den Worten: »Wir können leider nichts mehr für Sie tun«. Nach den klinischen Erfahrungen des Autors mit fünf akut suizidalen Krebspatienten (während der stationären Akutbehandlung), hatten drei dieser Patienten kurz vorher genau diese Botschaft von ihrem behandelnden Onkologen erhalten. Eine solche Arztäußerung ist als »kommunikativer Kunstfehler« anzusehen.

Kommunikationsprobleme und Missverständnisse entstehen auch immer wieder im Zusammenhang mit dem Begriff »palliativ«. Es gibt einen großen Teil palliativer

Krebspatienten, die über viele Jahre bei guter Lebensqualität leben bzw. überleben – und deswegen auch *Survivors* genannt werden. Der Begriff »palliativ« ist nicht synonym zu verstehen mit Tod und Sterben. Ein palliativer Patient ist ein chronisch Kranker, vergleichbar einem Patienten mit Diabetes mellitus.

7.3 Kommunikative Anforderungen

Wie können die kommunikativen Anforderungen in dieser Situation erfüllt werden? Was sind die Wünsche und Erwartungen der Patienten? Welche Erfahrungen und Empfehlungen liegen uns heute vor?

Es liegen eine Reihe von Studien und Metaanalysen zu diesem Thema vor. Häufig werden diese Studien unter der Thematik »Prognosegespräche führen« subsummiert. Es geht um die Frage, wie der Onkologe auf patienten-induzierte Fragen nach der verbleibenden Lebensspanne reagieren solle (»Herr Doktor, wie lange habe ich noch Zeit zu leben?«). Auf der anderen Seite wird untersucht, wann und wie es angebracht ist, den Patienten auf eine Änderung des Therapieziels (von der Kuration zur Palliation) hinzuweisen, eventuell rechtzeitig in das ACP einzutreten. Diese Kommunikation ist aus verschiedenen Gründen kompliziert. Zum einen ist oft lange Zeit nicht klar, ob der Patient emotional bereit und in der Lage ist, über das bevorstehende Ende des Lebens zu sprechen. Das Gespräch wird dann deutlich einfacher, wenn der Patient das Wort »Sterben« zum ersten Mal ausgesprochen hat. Zum zweiten ist eine zuverlässige Prognose der verbleibenden Lebenszeit in der Regel nicht möglich.

Der Patient selbst überschätzt diesen Zeitraum in der Regel. Hier liegt häufig eine große Diskrepanz zwischen Arzt- und Patienteneinschätzung vor. In der Studie von Gramling et al. (2016) beispielsweise waren die Einschätzungen in 68 % der Fälle unterschiedlich. Zudem wussten 89 % der Patienten nicht, dass sich ihre Einschätzungen von denen ihrer Ärzte unterschieden. Insgesamt sind die Onkologen eher zurückhaltend, was das Führen derartiger Prognosegespräche betrifft (Deis et al. 2018).

Was wünschen sich die Patienten? Eine Metaanalyse vom Hagerty et al. (2005a) zum Thema macht deutlich, dass die meisten Patienten sich Informationen über den Krankheitsverlauf, die Ausbreitung der Erkrankung und die möglichen Nebenwirkungen der Therapie wünschen. Sie möchten auch über ihre Lebenserwartung sprechen. Allerdings zum großen Teil erst, nachdem die Ärzte im Einzelfall geprüft hatten, ob eine prognostische Information gewünscht ist und auf welche Weise sie kommuniziert werden soll. Die Patienten wünschen sich eher qualitative Informationen als statistische Zahlen. Dies ist auch vor dem Hintergrund der Probleme nachvollziehbar, die sowohl Patienten als auch Ärzte mit prognostischen Prozentaussagen und Wahrscheinlichkeiten haben (Gigerenzer et al. 2016).

In einer empirischen Studie mit 30 australischen Onkologen und 126 Krebspatienten fanden Hagerty et al. (2005b) heraus, dass die Patienten sich (zu mindestens

90%) die folgenden Arztverhaltensweisen wünschten, wenn es um die Kommunikation der Prognose ging (Übersetzung durch den Autor):

- Realistisch sein, wenn es um meine Zukunftsaussichten geht (98% Zustimmung)
- Mich als Individuum ansehen (98%)
- Mir die Möglichkeit zu Fragen geben (98%)
- Die Zusicherung geben, dass sie mir die Ergebnisse persönlich mitteilen (96%)
- Prüfen, ob ich sie richtig verstanden habe (94%)
- Erklären, was sie mir mitgeteilt haben (94%)
- Erklären, was ich zu erwarten haben bzgl. des Einflusses der Symptome auf mein Alltagsleben (94%)
- Immer wieder nachprüfen, wie ich mich fühle (93%)
- Betonen, was noch gemacht werden kann (und nicht, was nicht mehr erreicht werden kann) (92%)
- Testresultate in meiner Anwesenheit prüfen (91%)
- Zusammenfassen, was mir gesagt wurde (90%)
- Mir meine Prognose als erstes mitteilen (90%).

Diese Befunde sind deswegen besonders interessant, weil sie sehr konkret sind und deutlich machen, wie hoch die Erwartungen des Patienten an ein aktives und kontinuierliches Informationsverhalten beim Arzt sind.

Eine interessante Studie zur Wirkung der Prognosemitteilung legten Enzinger et al. (2015) vor. 590 metastasierte Krebspatienten nach palliativer Chemotherapie wurden längsschnittlich mit einem 45-minütigen Interview untersucht. Die Untersuchungsvariablen waren: klinische Faktoren, demografische und psychosoziale Faktoren, Prognose-Variablen, psychischer Disstress, Arzt-Patient-Beziehung und Advance Care Planning. Es stellte sich heraus, dass 71% der Patienten (n = 419) eine Prognoseeinschätzung des Arztes wollten, aber nur 17,6% (104) eine solche erhalten hatten. 51% (299) der Patienten waren bereit, ihre Lebenserwartung selbst abzuschätzen. Von 252 dieser Patienten lagen auch Überlebensdaten vor. Die mediane Überlebenslänge war 5,5 Monate. Die Ergebnisse der Studie waren die folgenden: 86,5% der Patienten überschätzten ihre Lebenserwartung deutlich. Die Höhe der Überschätzung war besonders ausgeprägt bei den Patienten, die keine Arztprognose erhalten hatten. Die Arzteinschätzungen waren relativ realistisch. Die Prognosemitteilung durch den Arzt war nicht mit erhöhter Angst oder Depressivität oder einer Verschlechterung der Arzt-Patient-Beziehung verbunden. Patienten, die ihre Lebenserwartung besonders stark überschätzt hatten, waren weniger an einer ACP interessiert.

Die Prognosemitteilung ist nicht als ein einmaliges umschriebenes Ereignis anzusehen, sondern eher als ein Prozess, in dem der Onkologe seine Botschaften an die Aufnahmebereitschaft des Patienten anpassen muss. Dieser Tatsache trägt das Konzept der *Prognostic Awareness* von Jackson et al. (2013) Rechnung. Um das innere Erleben und die Krankheitsverarbeitung des Patienten zu verstehen, ist es nützlich, immer wieder entsprechend gezielte Fragen zu stellen.

Nach den klinischen Erfahrungen des Autors ist es (schwierig aber) wichtig, die innere Vorstellung des Patienten darüber zu erfragen, von welcher Zeitperspektive er ausgeht (wohl wissend, dass dies objektiv nicht vorherzusagen ist). Wenn sich der Patient dazu äußert, eröffnet dies die Klärung seiner Erwartungen, Befürchtungen, Wünsche und Prioritäten für die verbleibende Zeit.

Insgesamt herrscht in der einschlägigen Literatur weitgehende Einigkeit darüber, dass die Kommunikation des Übergangs von der kurativen zur palliativen Medizin besonders hohe Anforderungen an die Patienten und die kommunikative Kompetenz der Ärzte stellt. Die Patienten wünschen sich insgesamt mehr Informationen, als ihnen normalerweise angeboten werden, auch über die Prognose und die Zeit, die ihnen bleiben wird. Dabei sind die quantitativen Prognosen oder Wahrscheinlichkeitsangaben weniger nützlich als die ehrliche und empathische Aufklärung über verbleibende Therapiemöglichkeiten und deren Auswirkungen auf den Alltag des Patienten. In der S3-Leitlinie *Palliativmedizin für Patienten mit einer nicht heilbaren Krebserkrankung* vom Mai 2015 wird im Expertenkonsens 9.1. folgende allgemeine Empfehlung gegeben: »Um eine patientenzentrierte Kommunikation mit Patienten mit einer nicht heilbaren Krebserkrankung zu gewährleisten, sollen die an der Behandlung Beteiligten ...

- den Patienten in einer von Aufrichtigkeit, Empathie und Wertschätzung gekennzeichneten Beziehung Vertrauen und Sicherheit vermitteln;
- die Patienten mit ihren Werten, Ressourcen, Bedürfnissen, Beschwerden, Sorgen und Ängsten wahrnehmen und beim größtmöglichen Erhalt von Selbstbestimmung und *realistischer Hoffnung* unterstützen;
- den Patienten – orientiert an deren aktuellen Wünschen und Präferenzen – alle Informationen vermitteln, die ihnen ein umfassendes Verständnis ihrer Situation sowie informierte Entscheidungen ermöglichen« (https://www.dgpalliativmedizin.de/allgemein/s3-leitlinie.html).

7.4 Hoffnung

In dieser Leitlinie wird zu Recht die Bedeutung »realistischer Hoffnung« angesprochen. Hoffnung ist ein zentrales Konstrukt in der Bewältigung des Lebensendes Schwerkranker. Die Redensart »*Die Hoffnung stirbt zuletzt*« hat tatsächlich ihre volle Berechtigung. Die Patienten haben bis zuletzt Hoffnung, obwohl sie genau wissen, dass sie in absehbarer Zeit sterben werden. Der Arzt sollte alles vermeiden, dem Patienten diese Hoffnung zu nehmen! Was aber genau erhoffen die Patienten?

Hoffnung ist ein schwer zu definierendes Konstrukt. Wichtig ist die Unterscheidung zwischen einer allgemeinen optimistischen Grundhaltung und der Erwartung konkreter positiver Ereignisse oder Erfahrungen.

Obwohl grundsätzlich Übereinkunft über die Bedeutung der Hoffnung besteht, bleibt doch die Frage, wie Hoffnung konkret vermittelt werden kann. Eine Kombination aus Ehrlichkeit mit Sensitivität und Empathie wird in vielen Studien als Grundlage angesehen (Clayton et al. 2008).

Hagerty et al. (2005b) kommen in ihrer empirischen Studie zu dem Ergebnis, dass die folgenden Verhaltensweisen der Ärzte von den Patienten als besonders Hoffnung-stiftend erlebt wurden (mindestens 75 % Zustimmung; Übersetzung durch den Autor): Der Arzt …

- bot die aktuellsten verfügbaren Behandlungsoptionen an (90 % Zustimmung)
- sagte, dass meine Schmerzen kontrolliert werden würden (87 %)
- machte den Eindruck, dass er alles über meinen Krebs weiß, was man wissen konnte (87 %)
- erzählte mir, dass es viele Behandlungsmöglichkeiten gebe, das Krebswachstum zu verlangsamen (83 %)
- berichtete mir alle Behandlungsmöglichkeiten (83 %)
- zeigte gelegentlich Humor (80 %)
- bot an, alle meine Fragen zu beantworten (78 %)
- schlug vor, dass wir als Team zusammenarbeiten (78 %)
- sagte, dass jeden Tag, den ich überlebte, neue Behandlungsmöglichkeiten gefunden werden könnten (75 %).

Diese Befunde weisen darauf hin, dass die Erwartungen/Hoffnungen des Patienten sich nicht vor allem auf pauschale Heilung richten (obwohl die Hoffnung auf ein Wunder sicher auch eine Rolle spielt), sondern ein breites Spektrum von Verhaltensweisen umfassen, in deren Mittelpunkt das ernsthafte Bemühen des Arztes zu stehen scheint, alles Mögliche zur Beeinflussung des Krankheitsverlaufes und der Symptomkontrolle (zu kennen und) zu unternehmen und als persönlicher Partner an seiner Seite zu stehen. Selbstredend ist hier eine bestimmte persönliche Haltung ebenso wichtig, wie die erforderliche kommunikative Kompetenz des Arztes.

Eine aktuelle Leitlinie der American Society of Clinical Oncology fasst wie folgt zusammen (»Discussing goals of care and prognosis«; Übersetzung durch den Autor): »Ärzte sollten diagnostische und prognostische Informationen anbieten, die auf die persönlichen Bedürfnisse des Patienten zugeschnitten sind und Hoffnung und Beruhigung (*reassurance*) vermitteln, ohne den Patienten irrezuführen« (Gilligan et al. 2017).

7.5 Zusammenfassung

Der (Krebs-)Patient in der palliativen Situation ist zunächst einmal ein chronisch Kranker, der noch viele Jahre leben kann. Trotzdem ist es notwendig, über diese Situation offen mit ihm zu sprechen. Sowohl der Arzt als auch der Patient müssen die Enttäuschung bewältigen, dass eine Heilung nicht mehr zu erwarten ist. Wenn das Sterben auch für den Patienten absehbar wird, spielt Hoffnung eine zentrale Rolle, denn die Hoffnung stirbt tatsächlich zuletzt. Der Patient erwartet nun Aufrichtigkeit von seinem Arzt und Vermittlung von Hoffnung auf die engagierte

Weiterbehandlung der Erkrankung und deren Auswirkungen auf den Alltag des Patienten. Dieser Spagat stellt hohe Anforderungen an die kommunikative Kompetenz des Arztes – eine Kompetenz, die erlernbar ist.

Literatur

Clayton JM, Hancock K, Parker S, Butow PN, Walder S, Carrick S, Currow D, Ghersi D, Glare P, Hagerty R, Olver IN, Tattersall HN (2018) Sustaining hope when communicating with terminally ill patients and their families: a systematic review. Psycho-Oncology 17(7): 641–659.
Deis N, Villalobos M, Jünger J (2018) Das darf nicht wahr sein. Urteilsbildung und Entscheidungsfindung bei Ungewissheit. In: Jünger J (Hrsg.) Ärztliche Kommunikation – Praxisbuch zum Masterplan Medizinstudium 2020. Stuttgart: Schattauer. S. 379–389.
Enzinger AC, Zhang B, Schrag D, Prigerson HG (2015) Outcomes with prognostic disclosure: associations with prognostic understanding, distress, and relatonship with physician among patients with advanced cancer. J Clin Oncol 33: 1–8.
Gigerenzer G, Gaissmaier W, Kurz-Milcke E et al. (2016) Helping Doctors and Patients Make Sense of Health Statistics. Psychological Science in the Public Interest 8(2): 53–96.
Gilligan T, Coyle N, Frankel RM, Berry DL, Bohlke K, Epstein RM, Finlay E, Jackson VA, Lathan CS, Loprinzi CL, Nguyen LH, Seigel C, Baile WF (2017) Patient-Clinician Communication: American Society of Clinical Oncology Consensus Guideline. J Clin Oncol 35: 3618–3632.
Gramling R, Fiscella K, Xing G, Hoerger M, Duberstein P, Plumb S, Mohile S, Fenton JJ, Tancredi DJ, Kravitz RL, Epstein RM (2016) Determinants of patient-oncologist prognostic discordance in advanved cancer. JAMA Oncol 2(11): 1421–1426.
Hagerty RG, Butow PN, Ellis PM, Dimitry S, Tattersall MHN (2005a) Communicating prognosis in cancer care: a systematic review of the literature. Annals of Oncology 16: 1005–1053.
Hagerty RG, Butow PN, Ellis PM, Lobb EA, Pendlebury SC, Leighl N, Mac Leod C, Tattersall HN (2005b) Communicating with realism and hope: incurable cancer patients'views on the disclosure of prognosis. J Clin Oncol 23: 1278–1288.
Herschbach P (1991) Psychische Belastung von Ärzten und Krankenpflegekräften. Weinheim: VCH.
Jackson VA, Jacobsen J, Greer JA, Pirl WF, Temel JS, Back AL (2013) The cultivation of prognostic awareness through the provision of early palliative care in the ambulatory setting: a communication guide. J Palliat Med 16(8): 894–900.
Jünger J (2018) Ärztliche Kommunikation – Praxisbuch zum Masterplan Medizinstudium 2020. Stuttgart: Schattauer.
Núnez A, Hinding B, Jünger J (2018) Gut kommunizieren? Es lohnt sich! Auswirkungen der Arzt-Patient-Kommunikation. In Jünger J (Hrsg.) Ärztliche Kommunikation – Praxisbuch zum Masterplan Medizinstudium 2020. Stuttgart: Schattauer. S. 41–50.

8 Bindungstheorie als Grundlage psychotherapeutischer Interventionen in der Palliativmedizin

Yvonne Petersen und Jakob J. Müller

8.1 Bindungstheorie am Lebensende?

Für die Frage, an welcher psychologischen Theorie sich psychotherapeutische Interventionen in der Palliativmedizin orientieren können, scheint auf den ersten Blick keine Antwort ferner zu liegen als: die Bindungstheorie. Bindungstheorie, das ist die Entwicklungspsychologie der frühen Kindheit, der ersten Begegnung von Eltern und ihrem neugeborenen Kind, dem Aufbau einer emotional bedeutsamen Beziehung, welcher der Entwicklung eines jungen Menschen eine wesentliche Prägung gibt. Palliativmedizin trägt hingegen die Chiffre von Abschied, Sterben und Tod, hat mit dem gerade entgegengesetzten Lebensabschnitt, dem Lebensende zu tun. John Bowlby, der Begründer der modernen Bindungstheorie, hat den Ausspruch geprägt, dass die erworbenen Muster von Bindungen »from the cradle to the grave« (Bowlby 1979, S. 129), von der Wiege bis zur Bahre, bedeutsam seien. Während sich die Bindungstheorie in vielgestaltiger Weise der »cradle«, den frühen Erfahrungen in der Kindheit zugewandt hat, beginnen Forscher in der jüngeren Vergangenheit, sich auch dem Aspekt des »grave«, dem Bindungserleben am Lebensende, zuzuwenden. Die Erkenntnisse dieser Forschungsarbeit zeigen, dass Lebensanfang und Lebensende nicht nur in einem poetischen Sinne aufeinander bezogen sind, sondern tatsächlich wesentliche Charakteristika miteinander teilen: Sowohl Lebensanfang als auch Lebensende sind in existenzieller Weise um die Fragen von Bindung und Verlust, Hilflosigkeit und Hilfesuche, Trauer und Trost zentriert. Dieses Kapitel möchte Einblicke in die zentralen Gesichtspunkte einer »Bindungstheorie des Lebensendes« geben und daraus Interventionsmöglichkeiten für eine psychotherapeutische Begleitung in der palliativen Versorgung ableiten.

Bindung am Lebensende

Bindung beschreibt das angeborene Bedürfnis eines Menschen, aktiv emotionale Beziehungen zu anderen Menschen herzustellen und abzusichern. Das sogenannte Bindungsverhalten dient dabei der Initiierung eines Kontakts zu einer Bezugsperson und äußert sich beim Kleinkind beispielsweise durch Schreien, Klammern, Weinen oder Lächeln (Nelson 1998). Die Bindungsverhaltensweisen zielen darauf, die Aufmerksamkeit der Bezugspersonen auf sich zu ziehen und eine Interaktion zu initiieren, in der ein Kind Schutz, Sicherheit oder Trost erfahren kann; dies insbesondere in Situationen, in denen das Kind sich einer belastenden Situation ausgesetzt fühlt, etwa, wenn es sich alleine oder bedroht fühlt (Mikulincer et al. 2002). Fühlt sich ein Kind hingegen geborgen und sicher, kann es sich anderen Dingen zuwenden, die Umgebung explorieren, spielen und Lernerfahrungen machen. Die Art und Weise, in der die Bezugsperson auf die Bindungssignale eines Kindes reagiert, ist bestimmend für die Erwartungen und Vorstellungen, die ein Kind im Verlauf seiner Entwicklung an Beziehungen sowie an sich selbst knüpfen wird (Coan et al. 2013; McElwain und Booth-Laforce 2006). Das Ideal elterlicher Zuwendung wird mit der sog. »Feinfühligkeit« umschrieben, nach Ainsworth (1979) die Fähigkeit einer Bezugsperson, die Bindungssignale eines Kindes wahrzunehmen, richtig zu interpretieren und in einer prompten und angemessenen Weise darauf zu reagieren. Diese Maxime elterlicher Fürsorglichkeit ist in der Forschung auf verschiedene Weise spezifiziert und erweitert worden, zuletzt in den Konzeptionen der Mentalisierungstheorie.

Über eine feinfühlige Zuwendung durch die Eltern erwirbt ein Kind im Laufe der Kindheit ein inneres Konzept von »sich selbst in Beziehung zu anderen«. Im günstigen Fall wird dieses innere Konzept ein protektiver Faktor und trägt zur eigenen Resilienz bei. Bei einer problematischen Bindungsentwicklung kann dieses innere Konzept hingegen zum Risikofaktor werden: einerseits selbst, etwa über psychoimmunologische Zusammenhänge, mit einer erhöhten Anfälligkeit für Erkrankungen verbunden sein (Audage und Middlebrooks 2008; Schubert 2014); oder mit instabilen Mustern von Identität und Beziehungsgestaltung in Zusammenhang stehen, die in späteren Krisensituationen kollabieren und zum Ausbruch einer psychischen Erkrankung beitragen können (Fonagy et al. 2007; Grossmann et al. 2005; Grossmann und Grossmann 2008; Zimmerman et al. 2000). Die Bindungsforschung unterscheidet dabei vier typische Muster von Beziehungserwartung und -gestaltung, die sog. Bindungsmuster, deren Bedeutung für die Palliativversorgung in diesem Kapitel veranschaulicht wird.

Vor allem in Situationen hoher Abhängigkeit, Bedrohungen und Stressbelastung, sogenannten »bindungsrelevanten« Situationen, werden diese Bindungsmuster und Beziehungsstrategien aktiviert und das Sicherheitsbedürfnis gewinnt besondere Relevanz, so auch und in besonderem Maße in der palliativen Situation (Hunter et al. 2006; Milberg et al. 2014). Die Aufnahme auf einer Palliativstation stellt in dieser Hinsicht eine Extremsituation dar: dies vor allem durch starkes körperliches Leiden, Schmerzen, Übelkeit, Luftnot; zudem oftmals durch massive Ängste, existenzielle Verunsicherung, Trauer oder depressive Zustände. In Bezug auf das Bindungserleben sind Menschen am Lebensende mit sehr widersprüchlichen Beziehungsangeboten und -notwendigkeiten konfrontiert (Loetz et al. 2013; Müller und Loetz 2016): Einerseits sind sie in einer Situation hoher Abhängigkeit und in zunehmenden Maße auf die Hilfe anderer angewiesen. Andererseits haben sich die anderen Menschen, d. h. die kurative Medizin, ihrer Krankheit gegenüber als machtlos erwiesen und können sie nicht mehr heilen; eine Tatsache, die oftmals das Gefühl existenzieller Hilflosigkeit und Ausgeliefertsein impliziert. Einerseits bedürfen die Patienten eines ungewohnt hohen Maßes an Zuwendung, andererseits sind sie damit konfrontiert, sich von all ihren Verwandten und Bekannten trennen zu müssen. Der Intensivierung von Bindungen korrespondiert die Konfrontation mit drohenden existenziellen Verlusten.

Forscher und Praktiker im Bereich der Palliativmedizin haben beobachtet, dass Patienten in dieser existenziellen Zuspitzung auf Bindungsverhaltensweisen zurückgreifen, die in ihrer prägnanten Ausprägung an Beziehungs- und Verhaltensstrategien und Erlebensweisen der frühen Kindheit erinnern (Loetz et al. 2013; Petersen und Köhler 2006; Tan et al. 2005).

Die Patienten suchen Schutz und Sicherheit in Beziehung mit anderen Menschen, entsprechend ihres inneren Beziehungsmodells (Kidd et al. 2011; Milberg und Friedrichsen 2017; Milberg et al. 2011). Von diesem hängt in wesentlicher Weise ab, wie stark das Bedürfnis eines Patienten ist, sein Anliegen ggf. bis hin zur Eigengefährdung allein zu lösen, »mit sich selbst« auszumachen bzw. wie stark das Bedürfnis ist, andere um Hilfe zu bitten. Die Bindungstheorie unterscheidet vier Bindungsmuster, die in der Palliativversorgung unterschiedliche Weisen von Verhalten und Erleben implizieren:

- Die sicher-autonome Bindung, in der es Patienten gelingt, ein ausgewogenes Verhältnis zwischen Abhängigkeit und Autonomie herzustellen und die zwischenmenschlichen Beziehungen auf eine hilfreiche Weise zur Stabilisierung beitragen.
- Die unsicher-distanzierte Bindung, bei der das Autonomiebedürfnis auf Kosten auch sinnvoller Abhängigkeitsmomente überwiegt (z.B. sich in Notsituationen/ bei Schmerzen Hilfe holen): Beziehungen werden als kaum hilfreich und stabilisierend erfahren.
- Die unsicher-verstrickte Bindung, bei der Abhängigkeitsmomente auf Kosten der Autonomie überwiegen (z.B. Hilfe holen/die Patientenklingel betätigen, auch wenn es nicht unbedingt notwendig wäre): Beziehungen werden zwar in manchmal exzessiver Weise aufgesucht, tragen trotzdem kaum zur inneren Regulation bei.
- Desorganisierte Bindungen, bei der keine stabile und kohärente Strategie zur Bindungsregulation bestehen, Verhaltens- und Erlebensweisen oftmals inkohärent sind: Beziehungen werden als unberechenbar, instabil oder sogar bedrohlich erlebt, Wünsche nach Beziehungsnähe können im schroffen Wechsel mit Ablehnung und Distanzierung einhergehen.

Pflegepersonen, Ärzten und anderen professionellen Begleitern kommt im Hinblick auf das Bindungssystem der Patienten eine bedeutsame Rolle zu. Sie sind, neben den Angehörigen, die Personen, an die sich die Patienten in einer hilflosen und lebensbedrohlichen Situation wenden: sie werden im Erleben der Patienten selbst zu Bindungsfiguren, die wesentlich zur Regulation des Bindungssystems beitragen können (Adshead 1998; Mikulincer et al. 2002; Mikulincer und Shaver 2008; Milberg und Friedrichsen 2017; Milberg et al. 2014; Milberg et al. 2011). Entsprechend des Bindungsmusters können die Patienten die professionellen Begleiter und ihre Hilfsangebote aber auch als unangenehm, fordernd oder zurückweisend oder gar bedrohlich wahrnehmen. Viele Konflikte »schwieriger Patienten« stehen in Zusammenhang mit desorganisierten Bindungsmustern, wie eine aktuelle (noch unveröffentlichte) Untersuchung nahelegt, die das Bindungsmuster von Palliativpatienten erfasst und gleichzeitig die interpersonelle Dynamik aus Perspektive der

Pflegekräfte und Ärzte erfragt: Patienten mit desorganisierten Bindungsmustern verhielten sich aus Perspektive der professionellen Begleiter häufiger feindselig, zeigten mehr bizarre Umgangsweisen und hatten größere Schwierigkeiten, professionellen Körperkontakt zuzulassen; zudem wurde auch das Umfeld der Patienten als weniger stabil und für die Behandlung unterstützend eingeschätzt (Müller 2018).

Wichtig ist in Bezug auf die Ausformung des Bindungssystems eines Patienten die Unterscheidung von zwei Gesichtspunkten: es gibt eine »nach außen gerichtete Seite«, die Art und Weise, mit anderen Menschen in Kontakt zu treten und bei ihnen Beruhigung und Trost zu finden. Und eine »nach innen gerichtete Seite«, die oftmals anderen Menschen weniger auffällt: hier spielt das innere Erleben der Situation, die Art und Weise, über das eigene Leiden zu denken und zu fühlen eine Rolle. Die bedrohliche Situation aktiviert einerseits Bindungsverhaltensweisen, andererseits innere Bilder von Bindung, mithin die Vorstellung von hilfreichen Bindungsfiguren, die zu einer Selbstregulation des Bindungssystems beitragen können (Bryant und Chan 2015; Bryant und Foord 2016; Gerretsen und Myers 2008; Mikulincer et al. 2002; Müller 2018). Verschiedene Untersuchungen haben den Zusammenhang zwischen diesen Formen inneren Bindungserlebens mit der eigenen Religiosität oder Spiritualität hervorgehoben, die für die Bewältigung der letzten Lebensphase für viele Menschen eine entscheidende Rolle spielen (Frick und Bausewein 2014; Kunsmann-Leutiger et al. 2018; Loetz et al. 2013; Mauer et al. 2014; Müller 2018). Ein psychotherapeutischer Zugang zum Erleben der letzten Lebensphase sollten beide Seiten im Auge haben: im Sinne der Ressourcen eines Patienten, da das Gespräch über diese inneren Bilder oder spirituellen Vorstellungen einem Patienten oftmals Trost spenden bzw. zur Bewältigung der Situation beitragen kann. Aber auch im Sinne einer möglichen Quelle von Ängsten und Leid: Gerade bei Patienten mit instabilen Bindungsmustern kann die innere Welt und das innere Erleben der letzten Lebensphase sowie die eigene Spiritualität mit bedrohlichen und erschreckenden Figuren besetzt sein, wie eine Studie von Müller (2018) zeigt, in der 115 stationären Palliativpatienten und Hospizbewohnern mit einem bindungsdiagnostischen Verfahren interviewt wurden.

In dieser Studie ergab sich auch ein hoher Anteil von Patienten mit desorganisiertem Bindungsmuster. Möglicherweise kommen Patienten mit diesen Bindungsmustern häufiger in die stationäre Versorgung, weil die oftmals instabilen Familienstrukturen oder ein brüchiges soziales Umfeld nicht genügend Kapazitäten bietet, um Krisensituationen ambulant aufzufangen. Für die Befunde dieser Studie könnte auch der Umstand eine Rolle spielen, dass sich in der derzeitigen Palliativversorgung sehr häufig Patienten aus der sog. Kriegskindergeneration befinden, die oftmals traumatische frühkindliche Erfahrungen erlitten haben (Decker et al. 2004; Franz et al. 2007; Heuft et al. 2007; Loetz 2012; Rusby und Tasker 2008).

8.2 Bedeutung der Bindungsmuster für die Palliativversorgung

Zusammenfassend lassen sich einige Bereiche hervorheben, für die das Bindungserleben und Bindungsverhalten in der palliativen Versorgung eine Rolle spielen, jeweils im Sinne eines Resilienzfaktors oder einer zusätzlichen Belastung:

- Die Krankheitsverarbeitung, insb. der Umgang mit Verlust und Trennung (Jimenez 2017; Mauer et al. 2014; Milberg und Friedrichsen 2017)
- Die individuelle Spiritualität/Religiosität (Delgado-Guay et al. 2011; Granqvist und Kirkpatrick 2013; Kunsmann-Leutiger et al. 2018; Loetz et al. 2013)
- Das Erleben von körperlichen (insb. Schmerzerleben) oder psychischen (insb. Angstzustände, Depressionen) Symptomen (Andersen et al. 2018; Bryant und Foord 2016; Rash et al. 2014; Romeo et al. 2017)
- Die Beziehung zum familiären und sozialen Umfeld (Braun et al. 2012; McLean und Hales 2010)
- Die Beziehung zu professionellen Begleitern (Bar-Sela et al. 2018; Beesley et al. 2016; Harding et al. 2015; Maunder und Hunter 2016; Zaporowska-Stachowiak et al. 2017)

Letzterer Gesichtspunkt, die Beziehungsgestaltung zu professionellen Begleitern, wird in unserer Forschungsgruppe derzeit mit einem Fragebogen konzeptualisiert, der verschiedene Facetten der interpersonellen Beziehung im stationären palliativen Setting erfasst. Dabei werden mehrere Skalen unterschieden, die wesentliche Aspekte der Beziehungsgestaltung betreffen:

- Kommunikation von Bedürfnissen gegenüber dem professionellen Team
- Ausmaß der Selbstaktivität (entsprechend des körperlichen Funktionsniveaus)
- Kooperation mit dem Team
- Reflexivität i. S. der Auseinandersetzung mit der eigenen Situation

8.3 Psychosomatische Aspekte

Die Bindungsforschung hat wesentliche Zusammenhänge zwischen frühkindlichen Bindungserfahrungen, aktuellem Bindungserleben und psychosomatischen Aspekten entdeckt (Brisch 2014). Bindungserfahrungen nehmen Einfluss auf die frühe Gehirnentwicklung, Epigenetik, insb. auch die psycho-physiologische Stressregulation, insb. auch auf die Hormon-Stress-Achse (HPA-Achse) (Mesa-Gresa und Moya-Albiol 2011; Teicher 2002; Teicher et al. 2002). Studien haben aversive Bindungserfahrungen mit klinisch-psychosomatischen Erscheinungsbildern in Zusammenhang gebracht, etwa eine beeinträchtige Psychoimmunologie und Entzündungsneigung, vegetative Störungen, Beeinträchtigungen des Schlaf-Wach-Rhythmus, Allergien, Diabetes sowie das subjektive Schmerz- und Krankheitsempfinden (Audage und Middlebrooks 2008; Brisch 2014; Schubert 2014).

Für die Palliativversorgung ist vor allem der Aspekt der Stresstoleranz und des Schmerzempfindens von wesentlicher Bedeutung. Gerade bei unsicheren Bindungsmustern ist das Toleranzfenster für Stress und Schmerz deutlich herabgesetzt (Meredith 2013; Meredith et al. 2005; Romeo et al. 2017). Dies wird vor allem spürbar, wenn die Personen in unsichere, belastende oder beängstigende Situationen geraten und bisherige Strategien zur Stabilisierung des Bindungssystems versagen (etwa durch Verlust bisheriger Autonomie bei distanzierten Bindungsmustern). Eine Entgleisung der Bindungsregulation kann mit ausgeprägtem Disstressempfinden sowie einer generellen Somatisierungsneigung beantwortet werden, die bestehende Schmerzen mitunter massiv verstärken (Brenk-Franz et al. 2011; McWilliams et al. 2000). In diesem Zusammenhang ist es bei Maßnahmen zur Schmerzlinderung hilfreich, die Bindungs-, d. h. Beziehungsdimension für den jeweiligen Patienten mitzudenken. Dies gilt insbesondere für Patienten, die möglicherweise ein hochgradig unsicheres oder desorganisiertes Bindungssystem aufweisen. Über eine Regulation, Beruhigung und Stabilisierung des emotionalen Zustandes kann, in Kombination mit einer entsprechenden Medikation bzw. Schmerztherapie, oftmals auch das Schmerz und Stressempfinden positiv beeinflusst werden (Krahe et al. 2016; Krahe et al. 2015).

8.4 Psychotherapeutische Interventionen in der Palliativmedizin auf Basis der Bindungstheorie

Eine psychotherapeutische Intervention, die sich an dem Bindungsmuster eines Patienten orientiert, hat zunächst zur Voraussetzung, das jeweilige Bindungsmuster adäquat einzuschätzen. Dabei geht es weniger um eine korrekte kategoriale Zuordnung zu einer Bindungsklasse, wie dies in wissenschaftlichen Testverfahren möglich ist (auch wenn die Entwicklung des in ▶ Kap. 8.2 genannten Fragebogens dabei helfen soll, eine schnelle klinische Einschätzung zu gewinnen). Es kommt vor allem darauf an, die Bindungsbedürfnisse eines Patienten in einer feinfühligen Weise zu erkennen und zu beantworten. Für psychotherapeutische Interventionen gibt es dabei einen protektiven sowie einen prospektiven Weg, zwischen denen mitunter ein schmaler Grat verlaufen kann.

Protektiv bedeutet, dass die psychotherapeutische Intervention die Besonderheiten der jeweiligen Bindungsorientierung berücksichtigen sollte. Palliativpatienten befinden sich oftmals auch psychisch in einer dramatischen Situation: bisherige Strategien der Selbstregulation und Konfliktverarbeitung werden unter dem Druck der Situation brüchig, was oftmals mit heftigen Ängsten, manchmal auch mit einem wenig flexiblen Festhalten an bestimmten Regulationsstrategien einhergeht (z. B. ein inflexibles Festhalten an der eigenen Autonomie, obwohl Hilfestellungen eigentlich medizinisch oder pflegerisch dringend geboten sind, wie es für distanzierte Bindungsmuster charakteristisch ist). Eine psychotherapeutische Intervention wird in einer solchen Situation wenig erreichen, wenn sie die bereits brüchigen Regulationsstrategien weiter destabilisiert, den Patienten etwa zur Kooperation auf- oder diese sogar ärgerlich einfordert. In einem solchen Zusammenhang kann es wichtig sein, die Bindungsstrategie eines Patienten zu stützen, ggf. zu stabilisieren. Dies bedeutet vor allem, etwa das Bedürfnis nach Autonomie anzuerkennen, zu markieren und im Gespräch zu thematisieren:»Ich merke, dass es Ihnen sehr wichtig ist, selbstständig zu bleiben. Vielleicht ist es eine sehr angstvolle Vorstellung, dass Ihnen das verloren gehen könnte«. Gelingt es, einen Gesprächsraum über dieses Thema zu öffnen, wird der Patient sich womöglich verstanden fühlen: das Vertrauen, in seinem existenziellen Bedürfnis von einem professionellen Begleiter gesehen zu werden, führt in vielen Fällen dazu, dass die Patienten etwas flexibler mit ihrer Bindungsstrategie umgehen können. Ein Gespräch über die Angst, Autonomie zu verlieren, fördert oftmals die Kooperation deutlich mehr als alle Versuche, den Patienten mit rationalen Argumenten von der Notwendigkeit von Hilfsmaßnahmen zu überzeugen.

Umgekehrt der Fall eines Patienten mit verstricktem Bindungsmuster, der wenig Autonomie übernehmen kann und ggf. sehr ängstlich auf das professionelle Team bezogen ist, häufig klingelt, mehr Hilfe in Anspruch nimmt, als notwendig wäre etc. Hier kann ein Gespräch, in dem die Angst vor dem Alleinsein oder Verlassenwerden thematisiert wird, beruhigend auf das Bindungssystem des Patienten wirken: »Ich merke, dass es Ihnen sehr Angst macht, wenn ich aus dem Raum gehe. Ich weiß, dass es für Sie nicht einfach ist, wenn gerade niemand aus dem Team da ist«. Gewinnt der Patient das Gefühl, in seinem existenziellen Bedürfnis gesehen zu werden, kann er ggf. etwas flexibler mit der Situation umgehen: wenn er das Gefühl hat, dass der professionelle Begleiter um seine Nöte weiß, muss er sie ihm vielleicht in einer weniger repetitiven Weise nahebringen.

Diese Interventionsstrategien bezeichnen den *protektiven* Aspekt psychotherapeutischen Handelns, da sie die bisherigen Muster von Bindung und Bindungsregulation schützen, in Krisensituationen ggf. stabilisieren.

Neben diesem Gesichtspunkt gibt es aber immer zugleich einen *prospektiven* Aspekt, der für die psychotherapeutischen Interventionen ebenfalls eine hohe Relevanz besitzt. Auch und im Besonderen die letzte Lebensphase ist Teil der menschlichen Entwicklung und besitzt einen – wenngleich zeitlich begrenzten – Entwicklungsraum. Viele klinische Praktiker haben die Erfahrung gemacht, dass scheinbar starre Denk- und Verhaltensmuster sich am Lebensende in überraschender Weise wandeln können. Die Destabilisierung von Abwehrmechanismen kann auch eine neue Offenheit gegenüber bestimmten Themen und Konflikten implizieren. Es können schmerzhafte Lebensthemen neue Virulenz erhalten. Oftmals ist es der Wunsch nach Versöhnung, der den Entwicklungsaspekt der letzten Lebensphase charakterisiert. Diese Prozesse können für Patienten sehr schmerzhaft sein, denn sie berühren Lebensbereiche, die vielleicht lange Zeit verdeckt oder psychisch »eingefroren« waren: z. B. eine konfliktreiche Beziehung zu Kindern oder Ex-Partnern, zu denen seit Jahren kein Kontakt mehr besteht. Menschen in der letzten Lebensphase verspüren oftmals einen Drang, sich diesen Themen zu stellen. Ein professioneller Begleiter, wenn solche Themen angesprochen werden, ist dabei nicht selten massiven Affekten, Ängsten, Trauer, Reue, Wünschen nach Wiedergutmachung etc. ausgesetzt. Wichtig ist, dass der Begleiter an dieser Stelle stützend und haltgebend für den Patienten da ist, ihm ggf. auch praktisch bei seinem Versöhnungswunsch unterstützt. Zugleich sollte er sich aber nicht (etwa von seiner eigenen Angst oder Betroffenheit) verführen lassen, das Thema zu beruhigen, »den Deckel drauf zu machen« oder schnellen Trost als »Handreichung« zu geben: auch wenn durch eine solche Intervention der Patient scheinbar situativ beruhigt wird. Die letzte Lebensphase ist für viele Menschen auch die letzte Gelegenheit, sich mit bestimmten Thematiken auseinanderzusetzen. Ein professioneller Begleiter sollte ihm beistehen, aber nicht unbedingt versuchen, den aufkommenden seelischen Schmerz sofort zu sedieren. Das Lindern des seelischen Leides kann in manchen Situationen bedeuten, den Schmerz gemeinsam auszuhalten und zu bearbeiten, um für den Sterbenden einen letzten Entwicklungsraum zu öffnen.

8.5 Fallbeispiele

Wir möchten uns in der Falldarstellung auf zwei Ausprägungen von Bindungsmustern konzentrieren, die in der klinischen Arbeit auf unterschiedliche Weise eine Herausforderung darstellen können. Einerseits distanzierte Bindungsmuster, wobei es sich um Patienten handelt, die oftmals große Schwierigkeiten haben, Hilfe überhaupt anzunehmen, aktiv auf das Personal zuzugehen und eigene Bedürfnisse zu artikulieren, sowie Patienten mit desorganisierten Mustern, die oftmals eine sehr komplizierte Beziehungsdynamik auslösen.

Unsicher-distanzierte Bindung im klinischen Kontext

Falldarstellung

Herr M. ist 69 Jahre alt. Er hatte vor zehn Jahren ein Prostatakarzinom im Frühstadium erfolgreich operieren lassen und war seit dieser Zeit bis auf Inkontinenzprobleme beschwerdefrei gewesen.

Er hatte die nötigen Nachsorgeuntersuchungen seit einigen Jahren nicht mehr durchführen lassen. Im Zusammenhang mit einem Sturz waren vor kurzem ausgedehnte Knochenmetastasen im Bereich der Halswirbelsäule sowie Organmetastasen diagnostiziert worden; die Halswirbel sind bestrahlt worden. Es bestand weiterhin hohe Frakturgefahr des Halswirbels und damit auch die Gefahr eines hohen Querschnittes.

Die stationäre Aufnahme erfolgte zur Symptombehandlung der Knochenschmerzen.

Erstkontakt-Aufnahmegespräch

Vor der Erstuntersuchung berichtet das versorgende Pflegeteam von einer »schwierigen« Aufnahme: Herr M. wolle alles selbst machen – er habe, obwohl diese Bewegungen gefährdend seien, seinen Koffer selbst ausgepackt, habe den schweren Koffer immer wieder hochgehoben und alles selbst im Schrank verstaut. Seine Ehefrau habe ihm helfen wollen, er habe sie aber angewiesen, sich zu setzen: er wolle das selbst machen. Auch von der Pflegekraft habe er, trotz ärztlicher Anweisung, keine Hilfe annehmen wollen.

Bei Betreten des Zimmers sitzt Herr M., ein gepflegter Herr, angezogen auf dem Stuhl, er trägt eine Cervicalstütze. Das Bett ist unberührt. Die Ehefrau, eine ebenfalls gepflegte ältere Dame, sitzt in der hinteren Ecke des Zimmers, hat die Hände gefaltet und sieht auf den Boden. Die Atmosphäre im Raum ist spannungsgeladen.

»Ach, die Frau Doktor«, sagt er und steht auf. »wie geht es Ihnen?« Wir geben uns die Hand. Es gehe ihm prima, meint er, ohne meine Antwort abzuwarten. Er steht auf, will mir einen Stuhl bringen. Ich sehe, dass er dabei sein Gesicht verzieht. »Das sollst Du doch nicht«, sagt die Ehefrau mit gehobener Stimme und ein wenig ärgerlich, Herr S. sieht seine Frau an: »Bist Du krank oder ich?«

Kommunikation von Bedürfnissen

In diesem Moment schreit er auf, fährt sich an den Hals und schwankt. Ich greife rasch seinen Arm und helfe ihm sich auf das Bett zu legen. Er stöhnt. Ich klingele nach einem Schmerzmittel. Er liegt auf dem Bett, wirkt verspannt, die Hände sind zu Fäusten geballt. »Ich will kein Schmerzmittel, das geht schon...« Das Schmerzmittel wird auf den Tisch gestellt, »für alle Fälle«, sage ich.

Ich bleibe bei ihm sitzen, die Ehefrau sitzt weiterhin auf Distanz. »Es wird nicht besser«, sagt er mit gepresster Stimme. Er nimmt sich das Schmerzmittel mit einer raschen Bewegung, schüttet es in den Mund und schluckt. Dann schließt er die Augen.

Nach einiger Zeit, die ich am Bett warte, frage ich ihn, ob es besser sei. »Ja, sagt er, es ist besser.« – »Dieser einschießende Schmerz muss schrecklich sein,« sage ich, und berühre vorsichtig seinen Arm.« Ja, sagt er, »furchtbar«. Ich warte noch einen Moment, dann frage ich ihn, ob er sich jetzt die Aufnahmeuntersuchung zumuten kann. Er bejaht.

Seine Frau schickt er nach Hause; sie könne eh »nichts Gescheites« tun. Sie küsst ihn flüchtig auf die Backe und geht wortlos. Sie sei ungeschickt und versuche ihn immer zu etwas zu zwingen, meint er, als sie das Zimmer verlassen hat; das mache ihn nervös. »Sie muss doch wissen, was ich brauche!«

Nach der Aufnahmeuntersuchung besprechen wir die mögliche Schmerztherapie. Nach dem Erfolg der ersten Schmerzmittelgabe gelingt es, eine Vereinbarung mit ihm zu treffen. Wir legen eine Basismedikation an Schmerzmitteln fest, er entscheidet, ob es genügt, und meldet sich bei Schmerzen. »Da kommt doch eh' keiner«, sagt er, »ich habe in der Klinik Sturm geläutet, aber es hat ewig gedauert.« »Probieren Sie es aus«, sage ich, »hier läuft es anders.«

Im Pflegeteam besprechen wir, dass Herr M. die Einnahme der Schmerzmittel selbst entscheiden kann.

Selbstaktivität

Herr S. ist selbstbestimmt, ohne aber auf die dabei entstehenden Gefahren zu achten. In der ersten Nacht sieht die Pflege regelmäßig nach ihm. Er wirkt bei Nachfragen ärgerlich, fühlt sich gestört. Später in der Nacht sitzt er am Bettrand, scheint Schmerzen zu haben, will aber keinen Schmerzmittelbedarf. Kurz danach wird er im Bad gefunden; er sitzt auf der Toilette, kann nicht allein aufstehen. Trotzdem möchte er zunächst keine Hilfe. »ich schaffe das schon allein«.

Tagsüber wirkt er zurückgezogen; auf Fragen antwortet er kurz und sachlich.

Kooperation

Herr M. zeigt sich zunächst wenig kooperativ. Er drängt auf Selbstständigkeit, die oftmals zur Selbstgefährdung führt. Im Umgang mit dem Pflegeteam ist er zunächst abweisend. Bei Hilfestellung sagt er Sätze wie: »Ich bin doch kein Krüppel, behandeln Sie mich nicht wie ein Kleinkind!« Die Cervicalstütze legt er ab; sie störe ihn.

Soziales Umfeld

Seine Frau kommt täglich, sitzt aber distanziert am Tisch. Das Pflegeteam erzählt von einer eher bedrückten Stimmung im Raum. Zwischen Patient und Ehefrau findet nur wenig Kommunikation statt. Die Gespräche sind sachlicher Natur. Der Sohn aus erster Ehe lebt im Ausland, er ist berufsmäßig sehr beschäftigt. Auf die Frage, ob der Sohn zu Besuch komme, meint Herr M.: »Er arbeitet in Amerika – der Flug ist teuer. Er soll sich lieber um seinen Beruf kümmern als um mich!«

Freunde kommen wenig zu Besuch. Herr M. legt keinen Wert darauf. »Die starren mich nur an – was sollen wir reden?«

Reflexivität

Zunächst wirkt Herr M. eher selbstbehauptend und wenig reflexiv. Er kann sich auf offene Gedanken nur schwer einlassen, wirkt ärgerlich, wenn seine Vorstellungen nicht bestätigt werden. Erst im Verlauf zunehmender emotionaler Offenheit kann er in einer wachsenden Vertrauensbeziehung reflexive Fragen und adäquate Emotionen zulassen.

Interventionsaspekte

Die erste Intervention erfolgt nonverbal durch die erfolgreiche Schmerzmittelgabe im Aufnahmegespräch und meine Präsenz bis zum Nachlassen der Schmerzsymptome. Herr S. zeigt sich im klinischen Verlauf zunehmend vertrauensvoller gegenüber meinen medizinischen Anordnungen. Schon bald ist er schmerzfrei. »Das ist die erste Klinik, in der man menschlich behandelt wird«. Alle im Team seien freundlich und würden ihn respektieren. Dann sieht er mich an: »Wie geht es weiter?« Wahrheitsgemäß sage ich, »ich weiß es nicht genau.« Er dreht den Kopf zur Seite. Zum ersten Mal spüre ich eine tiefe Trauer. Er fühle sich so hilflos, bis vor kurzem sei er ein anderer Mensch gewesen; jetzt sei er ein Krüppel, komplett auf Hilfe angewiesen. Ich lege meine Hand tröstend auf seine. Er nimmt sie. Dann weint er. Ich halte die Hand, warte. Nach einer Weile sagt er: »geht schon, danke«.

In der kommenden Nacht schläft er ruhiger, klingelt einmal nach einem Schmerzbedarf. Es ginge ihm besser, sagt er bei der Visite. Es habe gut getan zu weinen. Er habe so lange nicht weinen können.

Dieser Moment scheint mir geeignet, seine frühen Bindungsbeziehungen zu erkennen: »Wer hat Sie denn als Kind getröstet? Er berichtet »dass in seiner Familie nur Leistung gezählt habe – er sei nie getröstet worden »reiß Dich zusammen!«, hieß es stattdessen. »Wie traurig«, sage ich. Er nickt. »Mein Vater war im Krieg Offizier und sehr streng. Er hat mich oft niedergemacht, wenn ich nicht funktionierte. Meine Mutter hat alles getan, was er wollte. Ich bin so früh als möglich von zuhause weg.« In Mimik und Gestik (geballte Fäuste) spüre ich in der Übertragung, dass er wütend ist. »Ich habe jetzt große Schmerzen!«. Nach einem Schmerzmittelbedarf ist er ruhiger, möchte kein weiteres Gespräch. »Ich brauche jetzt erstmal Ruhe.«

In den kommenden Visiten erzählt er von einem erfolgreichen beruflichen Weg. In seiner ersten Ehe habe er Pech gehabt: sie sei schief gegangen. Zu seinem Sohn habe er keinen Kontakt: »Ich habe ihn vertrieben mit meiner Strenge. Ich war wie mein Vater. Immer nur Erfolg und Leistung. Ich würde ihn so gerne sehen und mit ihm reden. Ich habe Angst, dass er nicht kommt«. Sein Gesicht wirkt dabei ausdruckslos. Erst als ich ihm meine Übertragungsgefühle spiegele, schießen ihm die Tränen in die Augen und er weint haltlos und lange. Ich lege meine Hand tröstend auf seinen Arm und bleibe bei ihm.

In seiner zweiten Ehe habe er eine Frau gefunden, die ähnlich wie seine Mutter sei; sie habe bedingungslos hinter ihm gestanden. Mit ihr habe er eine Tochter, die jetzt 25 Jahre alt ist. »Ich liebe meine Familie, aber ich kann ihr nicht zur Last fallen. Das packt sie nicht. Ich weiß, dass ich die Krankheit nicht überlebe. Am besten, ich sterbe, dann falle ich niemandem zur Last. Er habe sich schon in der Schweiz angemeldet, ohne dass seine Familie das wisse. Diese Vorstellung helfe ihm. Ich widerspreche nicht, höre zu, was ihn sichtlich erstaunt. »Es ist Ihre Entscheidung«, sage ich, »aber bis dahin können ja WIR für Sie sorgen«. »na, ja, mal sehen« meint er, und nimmt spontan meine Hand. Es fühlt sich an, als hätten wir eine stillen »Vertrag« geschlossen.

In den kommenden zwei Wochen verschlechtert sich sein Allgemeinzustand – die Organmetastasen sind progredient. Aufgrund einer Peritonealkarzinose entwickelt er eine Ileussymptomatik, kann nicht mehr operiert werden.

Die Ehefrau und die Tochter, die zunächst keinen Kontakt mit uns aufgenommen hatten, wünschen Gespräche mit uns. Sie wirken hilflos, stellen Fragen zu möglichen medizinischen Interventionen und zur Weiterversorgung. Wir konfrontieren sie mit der Realität – es seien keine medizinischen Optionen mehr vorhanden, Herr S. werde hier sterben. »Das dürfen Sie ihm nicht sagen!« sagt die Ehefrau«, dann verliert er doch jede Hoffnung!«. Als ich ihnen erkläre, dass sich Herr M. seiner Situation sehr bewusst sei, weinen sie; sie könnten nicht mit ihm darüber sprechen. Wir vereinbaren ein Familiengespräch.

Patient, Ehefrau und Tochter können mit einer psychotherapeutischen Unterstützung offen miteinander sprechen und Gefühle zeigen. Im Anschluss beobachtet das Pflegeteam, dass Ehefrau und Tochter nahe am Bett sitzen und Körperkontakt mit Herrn S. aufnehmen.

»Ich brauche die Schweiz nicht mehr«, meint er bei der Visite. Mehr möchte er nicht sagen; Gedanken zu seinem baldigen Tod verursachen Unruhe und Ängste.

Herr M. stirbt kurze Zeit später. Der Sterbeprozess ist von körperlicher Agitiertheit geprägt. Seine Frau und Tochter sind bei ihm, unterstützen ihn. Mehrfach erhält er angstlindernde Sedativa. Er stirbt im Beisein seiner Familie.

Abschließende Beurteilung

Patienten mit unsicher-distanzierter Bindungskategorie werden im Team oftmals als »schwierig« oder »unzugänglich« wahrgenommen. Sie sind wenig kooperativ, betonen ihre Selbstbestimmtheit und sind daher wenig zugänglich für pflegerische Unterstützung und begleitende Therapien. Hier besteht die potenzielle Gefahr, in eine »Beziehungsfalle« zu treten, wenn im hektischen Stationsalltag diejenigen »übersehen« werden, die vordergründig »zufrieden« und bedürfnislos erscheinen, da Zuwendung meist nicht offensiv eingefordert wird.

In der Kommunikation werden diese Patienten als eher karg und unemotional erlebt, Bedürfnisse können nicht adäquat formuliert werden. Emotionale Themen scheinen Ängste und Ärger hervorzurufen und werden daher vermieden. Das soziale Umfeld scheint meist ebenfalls distanziert, es fehlt ein adäquater emotionaler Austausch. Die Themen sind eher sachlicher Natur.

Im beschriebenen Fallbeispiel ließen sich aufgrund eines baldigen stabilen Beziehungsaufbaus zu dem Patienten korrigierende Erfahrungen etablieren: Bereits in der Erstbegegnung war es möglich, eine Beziehung zu dem Patienten herzustellen: Ich hatte seine Schmerzen durch meine Präsenz mit ihm »ausgehalten«, aber dabei seine Selbstbestimmtheit respektiert. Er konnte sich allmählich auf eine Beziehung zu mir, aber auch zu dem Pflegeteam einlassen, wirkte emotional offener. Die feinfühlige Unterstützung und Versorgung des Pflegeteams erlebte er als konstant freundlich und kompetent, was wiederum seine Kooperationsbereitschaft erhöhte. Dank zunehmender emotionaler Sicherheit konnte er im Rahmen seiner inneren Möglichkeiten neue, berührende Erfahrungen verbaler und körperlich tröstender Zuwendung erleben und sich Themen seiner Vergangenheit auf eine reflexive Weise zuwenden. Allerdings waren Grenzen bei Themen zu spüren, die er nicht zu formulieren vermochte, wie die Gedanken um sein nahes Sterben. Das Ansprechen

seines nahen Todes verursachte sofortige starke Unruhe – vielleicht spielte die ungeklärte Beziehung zu seinem Sohn dabei eine Rolle.
Seine Familie brauchte einige Zeit, um sich in den Prozess mit einzubinden. Dank ihres Wunsches nach offener Kommunikation erfolgte ein gemeinsames Gespräch mit dem Patienten, das eine emotionale Nähe erzeugte und für beide Seiten in der Sterbebegleitung hilfreich war.

Desorganisierte Bindung

Falldarstellung

Frau P., 76 Jahre, wird uns von dem ambulanten Palliativteam als sehr problematisch angekündigt – das Team könne die häusliche Begleitung der alleinstehenden Patientin nicht verantworten.
Am kommenden Tag wird Frau P. aufgenommen. Bei ihr ist seit einigen Jahren ein Mammakarzinom bekannt, anfangs wurde sie medizinisch adäquat behandelt, dann habe sie bei dem zuletzt diagnostizierten Rezidiv vor etwa einem Jahr eine weitere Behandlung abgelehnt und habe ihren Hausarzt nur noch gelegentlich aufgesucht. Zuletzt sei ein ambulantes Palliativteam eingeschaltet worden, weil sich der Allgemeinzustand verschlechtert habe.

Erstkontakt-Aufnahmegespräch

Beim Aufnahmegespräch sitzt Frau P. im Stuhl. Sie wirkt auf den ersten Blick gepflegt, trägt ein elegantes Kostüm. Erst bei näherem Hinsehen wird sichtbar, dass die Haare ungewaschen und das Kostüm fleckig sind. Ein unangenehmer Geruch ist beim Nähertreten zu bemerken. Neben ihr seht ein gepackter Rollkoffer.
Die Stimmung im Raum ist gespannt. »Hier bleibe ich nicht«, sagt die Patientin. »ich gehe wieder nach Hause«. Dabei sieht sie mich sehr intensiv-misstrauisch an. Freundlich gestehe ich ihr zu, dass sie gehen könne, wann sie wolle. Ich würde ihr unsere Arbeit erklären – dann könne sie entscheiden. Das akzeptiert sie. Ich betone die begrenzte Aufenthaltsdauer. »Ach so«, sagt sie »ich komme wieder raus!« Ich bejahe. Sie zögert, dann meint sie, dass sie zwei Tage bleibe. »Prima«, meine ich, »dann fangen wir am Besten gleich an.« Ich sehe an ihrer Mimik, dass sie leidet: »die Schmerzen«, sagt sie, »schrecklich.« Die körperliche Untersuchung zeigt eine offene, von Metastasen übersäte Brust, die aus mehreren Wunden blutet.

Kommunikation von Bedürfnissen

Eine Schmerzmittelgabe gestaltet sich schwierig. Frau P. lehnt zunächst jedes Medikament ab. Es stellt sich heraus, dass sie Apothekerin ist und bei jedem Medikament die Nebenwirkungen kennt und vermutet. Wir besprechen die Vorzüge und Erfahrungen unseres Schmerzkonzeptes und können sie im Moment überzeugen. Nach Einnahme eines adäquaten Schmerzmittels wirkt sie entspannter.

Eine dringend notwendige Wundversorgung – morgens und abends – lehnt sie rigoros ab. »Einmal genügt«, sagt sie, »ich gehe ja sowieso morgen nach Hause«. Tatsächlich geht sie wie besprochen nach Hause. Ihren Koffer hat sie nicht ausgepackt und Ihre Kleidung auch nachts nicht ausgezogen.

Beim Abschied merken wir, dass es ihr nicht gut geht. »Wenn es schwierig wird«, sage ich, »kommen Sie wieder«. Sie antwortet nicht, sieht mich aber intensiv an.

Schon nach einem Tag wird sie wieder mit einer starken Blutung aufgenommen. Sie wirkt jetzt ängstlich, lässt die Wundversorgung und auch die körperliche Pflegeversorgung zu.

Selbstaktivität

Einige Maßnahmen, wie z. B. der professionellen Versorgung der Brust, akzeptiert die Patientin nach Wiederaufnahme problemlos. Veränderungen, wie z. B. eine verspätete Visite oder die notfallmäßige Mitaufnahme einer Patientin in ihr Zimmer fallen ihr sehr schwer. Sie zieht sich teils zurück, teilweise reagiert sie auch feindselig.

Kooperation

Erst nach der Wiederaufnahme zeigt Frau P. eine gewisse Kooperationsbereitschaft, die aber an starken Kontrollwünsche ihrerseits gebunden ist. So versucht sie, die Pflege- und Essenszeiten selbst zu bestimmen. Wir stellen uns soweit möglich darauf ein, vereinbaren aber unsererseits klare Begrenzungen. Eine konsequente medikamentöse Behandlung gestaltet sich schwierig. Frau P. wirkt oft misstrauisch, sie kenne das Medikament nicht. Oft entwickeln sich ermüdende Diskussionen um eine Substanz, deren Wirksamkeit und Nebenwirkungen sie als Apothekerin kennt.

In der Versorgung des Pflegeteams erleben wir Spaltungstendenzen; so bevorzugt sie die eine Pflegekraft, möchte nur von ihr versorgt werden und entwertet die anderen; das führt zu Unruhe im Team.

Soziales Umfeld

Frau P. lebt seit vielen Jahren allein, möchte dazu auch zunächst keine Begründung geben. Vom Hausarzt erfahren wir, dass Frau P. verheiratet war und einen Sohn hat, zu dem aber kein Kontakt besteht. Er sei drogenabhängig. Sie sei geschieden, den Ehemann kenne er nicht. Es gäbe eine Freundin, die sich immer wieder um sie gekümmert habe.

Frau P. wird bei Nachfrage zu ihrer Familiensituation sofort mürrisch. Darüber wolle sie nicht reden. »Familie,« sagt sie, »die kannst Du vergessen.« Dabei macht sie eine wegwischende Bewegung und dreht sich im Bett weg von mir.

Reflexivität

Nach etwa einer Woche, in der sie sich klinisch ein wenig stabilisiert hat, sieht sie mich bei der Visite ganz offen an: »Wie lange habe ich noch?« – auf meine Gegenfrage, was sie den selbst spüre, ist sie einige Minuten still und antwortet: »Ich möchte hierbleiben. Ich will nicht mehr nach Hause.« Ich spüre in diesem Moment eine große Traurigkeit, nehme ihre Hand und versichere ihr, das sei eine gute Entscheidung. Die Menschen seien sehr nett, meint sie, das habe sie noch niemals erlebt. Sie wirkt sehr berührt, weint. Dann sieht sie mich an: »Ich möchte noch nicht sterben. Ich muss nochmal nach Hause. Ich muss vieles regeln.« Ich spüre eine Unruhe und Angst, berühre sie vorsichtig und sage: »Wir passen auf Sie auf.« Ich bleibe am Bett sitzen, bis sie ruhiger ist.

Vorsichtige biografische Fragen beantwortet sie sehr einsilbig. Sie habe wenig gute Erfahrungen mit Menschen gemacht – Liebe gebe es nicht. Auf vorsichtiges Nachtasten erfahre ich, dass sie als uneheliches Kind im Heim großgeworden ist. »Da gab es nur Schläge und nichts zu essen.« In diesem Moment merke ich, wie sie plötzlich verstummt und erstarrt. »Ich wäre oft lieber tot gewesen.« Ich merke ihren veränderten, erstarrten Zustand, und sage: »wir kümmern uns um Sie«.

In den kommenden Tagen verändert sich der körperliche Zustand von Frau P.; wir vermuten einen raschen Progress organischer Metastasen.

Vor allem nachts beobachten wir eine zunehmende Agitiertheit und Angstzustände, die von optischen Halluzinationen begleitet werden. Die Vermutung eines Delirs wird von dem beigezogenen Psychiater bestätigt und adäquat behandelt.

Nach der deliranten Episode wirkt Frau P. jetzt zunehmende regressiv: sie benötigt sehr viel Zuwendung, kann Hilfe annehmen, sucht nahen Körperkontakt, weint und klagt. Sie stirbt einige Tage später in Begleitung einer Pflegekraft.

Interventionsaspekte im klinischen Verlauf

In den ersten beiden Tagen erreichen wir mit unserem respektvollen und offenen Umgang, dass die Patientin zwar, wie vereinbart, nach Hause geht, aber bei Wiederaufnahme offener und kooperativer ist. Wir überlassen ihr einige Entscheidungen, wie z. B. Pflege- und Essenszeiten, aber nur in dem für die Station möglichen Rahmen. Frau P. fühlt sich gesehen und respektiert; so ist es ihr möglich, sich auf unseren Stationsablauf einzulassen.

Ihren Idealisierungs- und Spaltungsversuchen setzen wir Grenzen, indem wir Abwertungen anderer Teamkollegen freundlich zurückweisen, die Pflegekräfte regelmäßig wechseln, aber gleichzeitig die im Team entstehende Unruhe in einer Teamsupervision verarbeiten.

Dank unserer professionellen Behandlung gewinnt die Patientin langsam Sicherheit; sie vermag sich zu öffnen und, soweit es ihr möglich ist, auch Konflikte anzusprechen.

Es zeigt sich, dass sie traumatische Aspekte ihrer Biografie nicht benennen kann; sie reagiert sehr abweisend, beim Erzählen von frühen Erlebnissen auch dissoziativ.

In dieser Situation versuche ich, sie durch beruhigendes Zureden und eine stabile Präsenz emotional zu stabilisieren.

Die delirante Entgleisung bei rascher Verschlechterung erfordert psychiatrische Begleitung. Nach erfolgreicher Behandlung erleben wir sie kindlich-zugewandt und sehr hilfs- und zuwendungsbedürftig. Dank des zusätzlichen Einsatzes eines Hospizhelfers können wir sie fast lückenlos begleiten.

Abschließende Beurteilung

Patienten mit desorganisierter Bindungskategorie sind für jedes Team eine Herausforderung. Feinfühlige Interpretation der Bedürfnisse und klare Strukturierung derselben helfen den Patienten, einen Rahmen zu finden, in dem sie sich geborgen fühlen können. In diesem Fall bedarf es supervisorischer Begleitung, um Spaltungstendenzen wahrzunehmen und zu verstehen. Die therapeutischen Interventionen erfolgen situativ und vorsichtig: zu starke Konfrontation kann zu aggressivem Verhalten oder Rückzug führen, aber auch zu psychischen Dekompensationen beitragen. Es ist wichtig zu erkennen, wie der Patient in seiner psychischen Balance bleibt, und auch skurril oder bizarr anmutende Verhaltensweisen in ihrer Funktion für das psychische Gleichgewicht des Patienten zu verstehen.

Die präfinal delirante Entgleisung mit heftigen Angstdurchbrüchen mussten wir psychiatrisch behandeln. Auslöser war möglicherweise die subjektive Wahrnehmung des körperlichen Verfalles und die spürbare Realität des Sterbeprozesses; nach erfolgreicher Behandlung des Delirs erlebten wir die Patientin sehr regressiv. Da sie uns als »sicheren Hafen« erlebt hatte, konnte sie sich in ihrer Bedürftigkeit zeigen und unsere Versorgung und Begleitung zulassen.

8.6 Schlussbemerkung

Die Beispiele zeigen, dass es, wie eingangs beschrieben, einen prospektiven Aspekt für psychotherapeutische Interventionen gibt, der in dem begrenzten terminalen Zeitraum relevant sein kann. Vorsichtig und feinfühlig geführt können Themen angesprochen und bearbeitet werden, die durch die Destabilisierung der psychischen Abwehr in der letzten Lebensphase neue Virulenz erlangen. Die genannten Beispiele lassen die Möglichkeiten einer emotionalen Erfahrung und therapeutischen Veränderung am Lebensende sichtbar werden. Umgekehrt ist es für viele Patienten wichtig, dass bestehende Abwehrmechanismen gestützt werden, da sie zentral zur Stabilisierung und Entängstigung beitragen. In diesen Fällen ist es für die Patienten entscheidend, dass die »Geheimnisse« und das »Unaussprechliche« respektiert und, um die seelische Balance zu halten, die Abwehrmechanismen »mitgetragen« werden. Im ersten Fall wollte Herr M. aus Angst vor einer potenziellen Zurückweisung keinen Kontakt zu seinem Sohn aufnehmen, bei Frau P. führte ein vorsichtiges Nachtasten biografischer Daten zu dissoziativen Zuständen. »Please, try to keep my balance« – das waren die Worte eines Patienten, der emotionale Zugangswünsche sehr wohl wahrnahm, aber meist freundlich auf »ungefährliche« Themen umleitete. Gerade die mitunter hohe Ausgeliefertheit und psychische Verletzlichkeit von Patienten am Lebensende erfordert einen sensiblen Umgang mit den prospektiven sowie protektiven Aspekten des emotionalen Kontakts – und gleicht damit dem Entwicklungsraum früher Lebensphasen.

Literatur

Adshead G (1998) Psychiatric staff as attachment figures. Understanding management problems in psychiatric services in the light of attachment theory. Br J Psychiatry 172: 64–69.
Ainsworth MS (1979) Infant–mother attachment. American Psychologist 34(10): 932–937.
Andersen TE, Ravn SL, Manniche C, O'Neill S (2018) The impact of attachment insecurity on pain and pain behaviors in experimental pain. J Psychosom Res 111: 127–132.
Audage NC, Middlebrooks JS (2008) The Effects of Childhood. Stress on Health Across the Lifespan. Atlanta (GA): Centers for Disease Control and Prevention, National Center for Injury Prevention and Control.
Bar-Sela G, Gruber R, Mitnik I, Lulav-Grinwald D, Koren D (2018) Attachment Orientation and Relationships With Physicians and Nurses Among Israeli Patients With Advanced Cancer. Oncol Nurs Forum 45(5): 631–638.
Beesley H, Goodfellow S, Holcombe C, Salmon P (2016) The intensity of breast cancer patients' relationships with their surgeons after the first meeting: Evidence that relationships are not ›built‹ but arise from attachment processes. Eur J Surg Oncol 42(5): 679–684.
Bowlby J (1979) The making and breaking of affectional bonds. London: Tavistock.
Braun M, Hales S, Gilad L, Mikulicer M, Rydall A, Rodin G (2012) Caregiving styles and attachment orientations in couples facing advanced cancer. Psychooncology 21(9): 935–943.
Brenk-Franz K, Strauß B, Ciechanowski P, Schneider N, Gensichen J (2011) Entwicklungspsychologische Konstrukte für die Primärversorgung – Die Bindungstheorie. Z Allg Med. 87(3): 127–142.
Brisch KH (2014) Bindung und Psychosomatik. Stuttgart: Klett-Cotta.
Bryant RA, Chan L (2015) Thinking of attachments reduces noradrenergic stress response. Psychoneuroendocrinology 60: 39–45.
Bryant RA, Foord R (2016) Activating attachments reduces memories of traumatic images. PLoS ONE 11(9).
Coan JA, Kasle S, Jackson A, Schaefer HS, Davidson RJ (2013) Mutuality and the social regulation of neural threat responding. Attach Hum Dev 15(3): 303–315.
Decker O, Brähler E, Radebold H (2004) Kriegskindheit und Vaterlosigkeit – Indizies für eine psychosoziale Belastung nach fünfzig Jahren. Zeitschrift für Psychotraumatologie, Psychotherapiewissenschaft und Psychologische Medizin 2: 33–42.
Delgado-Guay MO, Hui D, Parsons HA, Govan K, De la Cruz M, Thorney S, Bruera E. (2011) Spirituality, religiosity, and spiritual pain in advanced cancer patients. J Pain Symptom Manage 41(6): 986–994.
Fonagy P, Gergely G, Target M (2007) The parent-infant dyad and the construction of the subjective self. J Child Psychol Psychiatry 48(3–4): 288–328.
Franz M, Hardt J, Brähler E (2007) Vaterlos: Langzeitfolgen des Aufwachsens ohne Vater im Zweiten Weltkrieg. Z Psychosom Med Psychother 53: 216–227.
Frick E, Bausewein C (2014) Sterbende begleiten. Spirituelle Perspektiven und ärztliches Handeln. In: Feinendegen N, Höver G, Schaeffer A, Westerhorstmann K (Hrsg.) Mensch-

liche Würde und Spiritualität in der Begleitung am Lebensende. Impulse aus Theorie und Praxis. Würzburg: Königshausen und Neumann. S. 425–436.
Gerretsen P, Myers J (2008) The physician: a secure base. J Clin Oncol 26(32): 5294–5296.
Granqvist P, Kirkpatrick LA (2013) Religion, spirituality and attachment. In: Pargament KI, Exline JJ, J. W. Jones JW (Hrsg.) APA handbook of psychology, religion, and spirituality (Vol 1): Context, theory, and research. Washington DC: American Psychological Association. S. 139–155.
Grossmann K, Grossmann K, Waters E (2005) Attachment from Infancy to Adulthood: The Major Longitudinal Studies. New York: The Guilford Press.
Grossmann K, Grossmann KE (2008) Bindungen – das Gefüge psychischer Sicherheit. Stuttgart: Klett-Cotta.
Harding R, Beesley H, Holcombe C, Fisher J, Salmon P (2015) Are patient-nurse relationships in breast cancer linked to adult attachment style? J Adv Nurs 71(10): 2305–2314.
Heuft G, Schneider G, Klaiberg A, Brähler E (2007) Ausgebombt – Psychische und psychosomatische Spätfolgen des Zweiten Weltkrieges bei den vor 1946 Geborenen im Jahre 2004. Z Psychosom Med Psychother 53: 228–243.
Hunter MJ, Davis PJ, Tunstall JR (2006) The influence of attachment and emotional support in end-stage cancer. Psychooncology 15(5): 431–444.
Jimenez XF (2017) Attachment in medical care: A review of the interpersonal model in chronic disease management. Chronic Illn 13(1): 14–27.
Kidd T, Hamer M, Steptoe A (2011) Examining the association between adult attachment style and cortisol responses to acute stress. Psychoneuroendocrinology 36(6): 771–779.
Krahe C, Drabek MM, Paloyelis Y, Fotopoulou A (2016) Affective touch and attachment style modulate pain: a laser-evoked potentials study. Philos Trans R Soc Lond B Biol Sci 371: 1708.
Krahe C, Paloyelis Y, Condon H, Jenkinson PM, Williams SC, Fotopoulou, A (2015) Attachment style moderates partner presence effects on pain: a laser-evoked potentials study. Soc Cogn Affect Neurosci, 10(8): 1030–1037.
Kunsmann-Leutiger E, Loetz C, Frick E, Petersen Y, Müller J (2018) Attachment patterns affect spiritual coping in palliative care. Journal of Hospice und Palliative Nursing.
Loetz C (2012) Das Lachen der Kriegskinder. Eine Explorationsstudie zur Konfliktverarbeitung von Kriegskindheiten. (Dipl.-Psych. Diplomarbeit). Rupprecht-Karls-Universität, Heidelberg.
Loetz C, Müller JJ, Frick E, Petersen Y, Hvidt NC, Mauer C (2013b) Attachment theory and spirituality: two threads converging in palliative care? Evid Based Complement Alternat Med: 740291.
Mauer C, Petersen Y, Loetz C, Frick E (2014) Umgang mit Trennungsunsicherheit aus einer spirituellen und bindungstheoretischen Perspektive in der palliativen Situation. Zeitschrift für Palliativmedizin 15(2): 70–77.
Maunder RG, Hunter JJ (2016) Can patients be ›attached‹ to healthcare providers? An observational study to measure attachment phenomena in patient-provider relationships. BMJ Open 6(5): e011068.
McElwain NL, Booth-Laforce, C (2006) Maternal sensitivity to infant distress and nondistress as predictors of infant-mother attachment security. J Fam Psychol 20(2): 247–255.
McLean LM, Hales S (2010) Childhood trauma, attachment style, and a couple's experience of terminal cancer: case study. Palliat Support Care 8(2): 227–233.
McWilliams LA, Cox BJ, Enns MW (2000) Impact of adult attachment styles on pain and disability associated with arthritis in a nationally representative sample. Clin J Pain 16(4): 360–364.
Meredith PJ (2013) A review of the evidence regarding associations between attachment theory and experimentally induced pain. Curr Pain Headache Rep 17(4): 326.
Meredith PJ, Strong J, Feeney JA (2005) Evidence of a relationship between adult attachment variables and appraisals of chronic pain. Pain Res Manag 10(4): 191–200.
Mesa-Gresa P, Moya-Albiol L (2011) Neurobiology of child abuse: the ›cycle of violence‹. Rev Neurol 52(8): 489–503.

Mikulincer M, Gillath O, Shaver PR (2002) Activation of the attachment system in adulthood: threat-related primes increase the accessibility of mental representations of attachment figures. J Pers Soc Psychol 83(4): 881–895.

Mikulincer M, Shaver PR (2008) Adult attachment and affect regulation. In: Cassidy J, Shaver PR, (Hrsg.) Handbook of attachment: Theory, research, and clinical applications. New York: Guilford Press. S. 503–531.

Milberg A, Friedrichsen M (2017) Attachment figures when death is approaching: a study applying attachment theory to adult patients' and family members' experiences during palliative home care. Support Care Cancer 25(7): 2267–2274.

Milberg A, Friedrichsen M, Jakobsson M, Nilsson EC, Niskala B, Olsson M, Wahlberg R, Krevers B (2014) Patients' Sense of Security During Palliative Care-What Are the Influencing Factors?. J Pain Symptom Manage.

Milberg A, Wahlberg R, Jakobsson M, Olsson EC, Olsson M, Friedrichsen M (2011) What is a ›secure base‹ when death is approaching? A study applying attachment theory to adult patients' and family members' experiences of palliative home care. Psychooncology.

Müller J (2018) Bindung am Lebensende. Eine Untersuchung zum Bindungsleben von PalliativpatientInnen und HospizbewohnerInnen. Gießen: Psychosozial.

Müller JJ, Loetz C (2016) Wiederkehr der Kindheit? Psychoanalytische Überlegungen über das Sterben in der stationären Terminalbegleitung. In: Frick E, Vogel R (Hrsg.) Den Abschied vom Leben verstehen. Psychoanalyse und Palliative Care. 2. Aufl. Stuttgart: Kohlhammer. S. 151–168.

Nelson J (1998) The Meaning of Crying Based on Attachment Theory. Clinical Social Work Journal 26(1): 9–22.

Petersen Y, Köhler L (2006) Application of attachment theory for psychological support in palliative medicine during the terminal phase. Gerontology 52(2): 111–123.

Rash JA, Aguirre-Camacho A, Campbell TS (2014) Oxytocin and pain: a systematic review and synthesis of findings. Clin J Pain 30(5): 453–462.

Romeo A, Tesio V, Castelnuovo G, Castelli L (2017) Attachment Style and Chronic Pain: Toward an Interpersonal Model of Pain. Front Psychol 8: 284.

Rusby JSM, Tasker F (2008) Childhood temporary separation: Long-term effects of the British evacuation of children during World War 2 on older adults' attachment styles. Attachment und Human Development 10(2): 207–221.

Schubert C (2014) Psychoneuroimmunologie des Lebenslaufs: Einfluss von Stress in der Kindheit auf Immunfunktionsstörungen und entzündliche Erkrankung im weiteren Leben. Psychotherapie, Psychosomatik, Medizinische Psychologie 64(5): 171–180.

Tan A, Zimmermann C, Rodin G (2005) Interpersonal processes in palliative care: an attachment perspective on the patient-clinician relationship. Palliat Med 19(2): 143–150.

Teicher MH (2002) Scars that won't heal: the neurobiology of child abuse. Sci Am 286(3): 68–75.

Teicher MH, Andersen SL, Polcari A, Anderson CM, Navalta, CP (2002) Developmental neurobiology of childhood stress and trauma. Psychiatr Clin North Am 25(2): 397–426.

Zaporowska-Stachowiak I, Stachowiak K, Stachnik K (2017) Two is a perfect number: Patient-doctor relationship and patient attachment style in palliative care. J Health Psychol 1359105317721307.

Zimmerman P, Becker-Stoll F, Grossmann K, Grossmann KE (2000) Längsschnittliche Bindungsentwicklung von der frühen Kindheit bis zum Jugendalter. Psychologie in Erziehung und Unterricht 47(2): 99–117.

9 »Wozu leben?« – Sinnzentrierte Interventionen in Palliative Care

Klaus Lang

Das vorliegende Kapitel behandelt Interventionen, die Menschen mit fortgeschrittenen Erkrankungen darin unterstützen, sich mit Fragen nach dem Sinn ihres Lebens zu befassen.

9.1 Einleitung: Die Relevanz von Sinnfragen bei fortgeschrittenen Erkrankungen

Fallbeispiel 1

Eine 46-jährige verheiratete Frau, Mutter einer zehnjährigen Tochter, war vor neun Jahren an Brustkrebs erkrankt und leidet seit einem Jahr an Metastasen in Lunge, Leber und Knochen, die durch Chemotherapie und Trastuzumab aktuell deutlich zurückgegangen sind. In der ambulanten Psychotherapie thematisiert sie ihre Angst vor der nächsten PET-CT-Kontrolle. Ihre Sorgen bündelt sie in der Frage: »Was ist, wenn wieder was gefunden wird?« Ich frage sie, welche zeitliche Perspektive sie in diesem Fall für sich sähe. Sie äußert die Befürchtung, dass ihre Lebenszeit dann sehr kurz sein könnte. Ich frage sie: »Was wäre Ihnen dann wichtig?«

Neue medizinische Therapien ermöglichen es Menschen mit unterschiedlichen Grunderkrankungen zunehmend, trotz fortgeschrittener Krankheit länger zu leben. Psychisch stellt dies die Betroffenen vor eine besondere Herausforderung: In Kenntnis der Unheilbarkeit müssen sie das Wissen verarbeiten, dass sie an der Erkrankung sterben werden. Da sie sich aber oft über lange Zeit in einem relativ guten Allgemeinzustand befinden, fordert das Leben zugleich von ihnen, mit Aktivität gefüllt zu werden. Nötig wird damit eine zweifache Ausrichtung – sich auf das Ende des Lebens einzustellen und sich zugleich weiter in ihm zu engagieren. Gary Rodin und Camilla Zimmermann (2008) bezeichnen diese Dualität im Denken Schwerkranker als doppelte Bewusstheit (»double awareness«).

In dieser Lage stellen sich fast unweigerlich Fragen wie: Wozu? Wofür weiterleben, wenn ich ohnehin sterben muss? Was tue ich mit meiner Zeit? Was ist mir noch wichtig? Was bedeutet mir zutiefst etwas? Was werde ich hinterlassen? In all diesen Fragen schwingt die große Frage nach dem Sinn des eigenen Lebens mit.

Sinn – eine definitorische Annäherung

Aristoteles betonte den fundamentalen Unterschied zwischen den Fragen *warum?* und *wozu?* Das *Warum* fragt nach der Wirkursache (lat. causa efficiens), nach einem Ereignis, dass dem zu Erklärenden zeitlich vorausgeht und es kausal bedingt. Das *Wozu* fragt demgegenüber nach dem Zweck und Ziel (lat. causa finalis), das zeitlich nachgeordnet ist und unserem Verständnis von Sinn entspricht (Hauser 2004; Gradwohl et al. 2015). Im Mittelhochdeutschen hatte *sin* die Bedeutung von »eine Fährte suchen.« Nicht von ungefähr werden uns also im vorliegenden Kapitel einige Metaphern des Unterwegs-Seins begegnen.

Die Psychologin Tatjana Schnell (2016) schlägt eine mehrdimensionale Definition von Lebenssinn vor. Danach besteht Sinn aus den Dimensionen Sinnerfüllung, Lebensbedeutungen und Sinnleere. Sinnerfüllung ergibt sich für Menschen dann, wenn sie in ihrem Leben Kohärenz (das Gefühl für Stimmigkeit und Passung der verschiedenen Lebensbereiche), Bedeutsamkeit (die Wahrnehmung des eigenen Handelns als wirksam), Orientierung (die Ausrichtung des eigenen Lebensweges an Werten) und Zugehörigkeit (das Eingebettetsein in ein größeres Ganzes wie Familie, Freunde, Menschheit, Natur, Religion) empfinden. Sinnerfüllung ergibt sich im aktiven Weltbezug, weil Kohärenz, Bedeutsamkeit, Orientierung und Zugehörigkeit sich nur im Handeln erfahren lassen. Menschen unterscheiden sich darin, welche Handlungen und welche Lebensbereiche sie als bedeutsam erachten. Diese zweite Sinndimension bezeichnet Schnell als *Lebensbedeutungen.* Im Englischen werden sie *sources of meaning* (wörtlich: Sinnquellen) genannt. Nach Untersuchungen von Schnell (zusammengefasst 2016) lauten die zehn für die Sinnerfüllung wichtigsten Lebensbedeutungen: Generativität, Fürsorge, Religiosität, Harmonie, persönliche Entwicklung, soziales Engagement, bewusstes Erleben, Naturverbundenheit, Kreativität und Gemeinschaft. Als dritte Dimension kann man die *Sinnkrise* differenzieren, also eine »Sinnleere bei gleichzeitiger Sehnsucht nach Sinn« (Schnell 2016, S. 8). Sie ist nicht unbedingt das Gegenteil von Sinnerfüllung: Wenn eines der beiden hoch ausgeprägt ist, ist das andere zwar zwangsläufig niedrig; aber beides kann auch niedrig zugleich sein; dann kann von »existenzieller Indifferenz« (Schnell 2016, S. 8) gesprochen werden.

In der Alltagssprache werden die Begriffe Sinn, Bedeutung, Zweck und Nutzen häufig synonym gebraucht (»Welchen Sinn hat diese Therapie?« meint beispielsweise die Frage nach dem Nutzen). Für das therapeutische Gespräch benötigen wir in den seltensten Fällen eine wissenschaftliche Sinndefinition. Menschen haben eine intuitive Vorstellung davon, was sie mit »Sinn« meinen. Meist sprechen sie über Lebenssinn, ohne dieses Wort zu verwenden – indem sie die Lebensbedeutungen thematisieren, die ihnen zutiefst wichtig sind.

Die Relevanz von Sinn

Sinnerleben ist seit etwa 20 Jahren zunehmend Gegenstand empirischer Forschung. Es hat – unabhängig von Variablen des körperlichen und psychischen Wohlbefindens – einen eigenständigen Einfluss auf die psychische Gesundheit. Dies gilt sowohl für die Allgemeinbevölkerung (Bernard et al. 2015) wie auch für krebskranke Menschen (vgl. die Meta-Analyse von Winger et al. 2016). Sinn ist in vielen Studien ein Prädiktor für Gesundheitsverhalten: Wer sein Leben als sinnvoll empfindet, tut auch mehr für dessen Erhalt – z. B. Bewegung, gesunde Ernährung, Entspannung (Schnell 2016). Bei Krebspatienten korreliert Sinnerfüllung mit einer höheren Schmerzschwelle (Brady et al. 1999) und niedrigeren Depressionswerten (Breitbart et al. 2000; Nelson et al. 2002). Umgekehrt korreliert der Verlust von Lebenssinn mit dem Wunsch nach beschleunigtem Sterben (Robinson et al. 2015). Sinnerleben scheint also bei fortgeschrittener Erkrankung als Puffer gegen Depression, Hoffnungslosigkeit, Schmerzen und den Wunsch nach beschleunigtem Sterben zu wirken.

9.2 Sinnzentrierte Interventionen in Palliative Care

Sinnzentrierte Therapien entstanden in den letzten Jahren vor allem an der Schnittstelle von Palliative Care und Psychoonkologie. Interventionen unterschiedlicher theoretischer Herkunft werden nachfolgend vorgestellt. Wo nicht anders vermerkt, haben sie sich in Evaluationsstudien mit geringen bis mittleren Effektstärken als wirksam erwiesen (vgl. die Metaanalysen von Bauereiß et al. 2018; Vos et al. 2015).

Logotherapie und Meaning-Centered Psychotherapy

Die Logotherapie Viktor Frankls (1946, 1949, 1977; s. auch Lukas 2004) widmet sich Sinnfragen besonders im Kontext leidvoller Erfahrungen. Für Palliative Care wurden ihre Grundlagen von William Breitbart zur Meaning-Centered Psychotherapy (Breitbart und Poppito 2014; Breitbart 2017a) weiterentwickelt.

Viktor Frankl, der während der Nazizeit durch mehrjährige Zwangsarbeit in Konzentrationslagern und durch die Ermordung seiner gesamten Familie unermesslichem Leid ausgesetzt war, widmete sich bereits in den 1930er Jahren und nach dem Krieg besonders intensiv bis zu seinem Lebensende 1997 der Sinnfrage. Er bezieht sich auf die Existenzphilosophie Max Schelers (1928), in dessen Anthropologie der Mensch dadurch eine Sonderstellung unter den Lebewesen einnimmt, dass er die Fähigkeit hat, seine Situation in der Welt zu abstrahieren und zu reflektieren. Daraus erwächst nach Scheler die Verantwortung, das eigene Leben und die umgebende Welt zu gestalten und hierfür seinen persönlichen Wertekanon zu wählen.

Frankl (1977) bezog sich im Konzentrationslager auf das Nietzsche-Wort: »Wer ein Warum zu leben hat, erträgt fast jedes Wie.« (S. 116). Ausgangspunkt seiner Überlegungen ist die seinerzeit auch in Literatur und Oper (Karel Čapek 1922: Die Sache Makropoulos; als Oper vertont von Leoš Janáček 1926) diskutierte Frage, was es bedeuten würde, wenn wir ewig leben würden. Frankls Antwort lautet, dass unsere Handlungen dadurch entwertet würden; Sie bräuchten beispielsweise diese Zeilen nicht weiter zu lesen, denn Sie könnten es ebenso gut noch in 300 Jahren tun. Ob Sie etwas Wichtiges jetzt oder irgendwann tun, wäre gleichermaßen gültig, somit gleich-gültig. Frankl argumentiert, dass – analog zum Gold, dessen Kostbarkeit eine Folge seiner Knappheit ist – auch der Wert des Lebens erst infolge seiner Endlichkeit entsteht. »Die Endlichkeit, die Zeitlichkeit ist also nicht nur ein Wesensmerkmal des menschlichen Lebens, sondern für dessen Sinn auch konstitutiv. Der Sinn menschlichen Daseins ist in seinem irreversiblen Charakter fundiert. Die Lebensverantwortung eines Menschen ist daher nur dann zu verstehen, wenn sie als eine Verantwortung im Hinblick auf Zeitlichkeit und Einmaligkeit verstanden wird« (Frankl 1977, S. 245).

Der Begriff der *Verantwortung* ist in der Logotherapie von zentraler Bedeutung. Zur Verantwortung im Angesicht des Lebensendes führt Lukas aus: »Wie können wir verantwortlich sein für etwas, das vergeht? Genau das sind wir eben nicht; wir sind verantwortlich für etwas, das *bleibt*. Alles, was geschehen ist, bleibt. Alles, was ein Mensch getan hat, was er erlebt hat, was er erlitten hat, bleibt. Es bleibt in der Vergangenheit, aus der nichts herausnehmbar ist, in der nichts mehr veränderbar oder aufhebbar ist. Das Leben […] verrinnt nicht einfach nur, es gerinnt zur Geschichte, zur Wahrheit, zur Wirklichkeit« (Lukas 2004, S.39). Frankl (1977) veranschaulicht dieses Motiv mit der Scheunen-Metapher: »Für gewöhnlich sieht der Mensch nur das Stoppelfeld der Vergänglichkeit; was er übersieht, sind die vollen Scheunen der Vergangenheit. Im Vergangensein ist nämlich nichts unwiederbringlich verloren, vielmehr alles unverlierbar geborgen« (S. 247). Eine zweite Metapher ist der Abreißkalender, auf dessen Dünner-Werden der eine Mensch ängstlich-gebannt blickt, während der andere sich auf die bereits abgerissenen Blätter konzentriert, »voll Stolz und Freude, dessen zu gedenken, was da alles in diesen Notizen festgelegt ist – was da alles in seinem Leben ›festgelebt‹ wurde.« (S.243). Der zweite Mensch besinnt sich nach Frankl auf seine *Wirklichkeiten*, der erste auf seine *Möglichkeiten.*

Bezogen auf leidvolle Situationen warnt Frankl davor, das Leben anzuklagen. Die typische Frage »Warum ich?« müsse stattdessen umgekehrt werden: »Das Leben selbst ist es, das dem Menschen Fragen stellt. Er (der Mensch) hat nicht zu fragen, er ist vielmehr der vom Leben her Befragte, der dem Leben zu antworten, das Leben zu ver-antworten hat« (Frankl 1946, S.48). Die Antworten, die der Mensch auf sein Schicksal gibt, bezeichnet Frankl als *Einstellungswerte.* In der Scheunen-Metapher könnte man mit Frankl sagen: Am Ende eines Lebens zählt das, was an Werten in die Scheunen eingefahren worden ist. Neben Einstellungswerten konzipiert die Logotherapie zwei weitere Wertekategorien: *schöpferische* und *Erfahrungswerte.* Unter *schöpferischen Werten* wird all das subsummiert, was man erschafft und der Welt als eigene Schöpfung gibt. Dies beinhaltet nicht nur künstlerische Tätigkeit, sondern alle Formen der Arbeit und der aktiven Lebensgestaltung, bei der ein Mensch etwas von dem ihm innewohnenden Potenzial verwirklicht. *Erfahrungswerte* beinhalten das, was der Mensch von der Welt aufnimmt im Sinne von Begegnungen und Erfahrungen, beispielsweise in Natur oder Kunst. Während schöpferische Werte *Handlungen* erfordern, mit denen man in das Leben investiert (Breitbart und Poppito 2014), kommt bei den Erfahrungswerten eher das *Sein* zum Tragen. In der ersten Wertkategorie *geben* wir dem Leben und der Welt etwas, in den Erfahrungs-Werten *geben wir uns* dem Lebendigsein hin (Breitbart und Poppito 2014). Die drei Wertekategorien führen zusammengefasst zu den Aufgaben, persönliche Antworten auf die Schicksalsschläge im eigenen Leben zu geben (Einstellungswerte), sich aktiv in seinem Leben zu engagieren und der Welt etwas zu geben (schöpferische Werte) sowie sich über Sinneserfahrungen mit dem Leben zu verbinden (Erfahrungswerte).

Breitbart und Poppito (2014) haben diese Wertekategorien um einen vierten Bereich, die *transgenerationalen Lebensbedeutungen* (im Original: historical sources of meaning) ergänzt, weil Menschen am Lebensende sich besonders mit der Frage beschäftigen, was sie in der Generationenabfolge an ihre Kinder und Enkel weitergeben und was davon möglicherweise sogar als Erbe in der Tradition der eigenen Eltern und Großeltern steht. In seiner Meaning-Centered Psychotherapy (MCP) gibt Breitbart seinen Patienten eine Einführung in das logotherapeutische Gedankengerüst und vertieft insbesondere die vier Wertekategorien mit erfahrungsbezogenen Übungen, Hausaufgaben und Therapiegesprächen. Von einer ursprünglich vorgesehenen ausführlichen Lektüre von Frankls Hauptwerk als therapeutischer Hausaufgabe ist er wieder abgekommen, weil dies für die Patienten wenig praktikabel war (Breitbart 2017b).

Während sich die MCP sowohl im Einzel- als auch Gruppenformat als effektiv erwiesen hat, ist die ursprüngliche Logotherapie empirisch kaum untersucht, was darauf zurückzuführen ist, dass sie zwar wertvolle Impulse für einzelne Interventionsbausteine liefert, jedoch kein umfassendes Therapiekonzept für psychische Störungen darstellt.

Fallbeispiel 1 (Fortsetzung)

Die Patientin antwortet auf die Frage, was ihr im Falle einer kurzen Lebenszeit wichtig wäre:
»Ich will meiner Tochter etwas mitgeben.«
»Was ist Ihnen wichtig, das Sie ihr mitgeben möchten?«
»Hm. Ratschläge und Lebensweisheiten… Aber dafür ist sie leider noch zu jung.«
Nach einer Pause frage ich:
»Was haben *Sie* denn von Ihren Eltern mitbekommen, auf Ihrem Weg ins Erwachsensein?«
»Hm. Geborgenheit und Sicherheit. Selbstvertrauen.«
»Hat das möglicherweise Bedeutung für Ihre heutige Situation mit Ihrer Tochter?«
»Ja. Ich will ihr Zutrauen in sich mitgeben. Selbstsicherheit.«
»Wollen Sie darüber sprechen, wie Sie diese Samen einbringen können?«
  In dieser Gesprächssequenz geht es um *transgenerationale* Werte. Die Resignation der Patientin darüber, dass ihre Tochter noch zu jung für Lebensweis-

heiten sei, löst sich durch die Erweiterung der transgenerationalen Perspektive auf und sie erkennt, was sie über Ratschläge hinaus an ihre Tochter tradieren will.

Im späteren Therapieverlauf – die Patientin kam noch zwei Jahre lang mit gutem Allgemeinzustand einmal monatlich in die Psychotherapie – rückten *Erfahrungswerte* wieder mehr ins Zentrum, indem sie Wert auf Wandern und Musikhören legte. Außerdem intensivierte sie das Schreiben von Gedichten und pflegte damit *schöpferische* Werte.

Die logotherapeutischen Gedanken stellen ein Grundgerüst dar, in welchem Entwicklungslinien von Patientinnen verstanden werden können. Manchmal reicht es im Therapiegespräch aus, dem Erzählstrom zu folgen und, wenn passend, eine Metapher Frankls einzuweben. In anderen Situationen ist es hilfreich, aktiv einen Gedankenimpuls in das Gespräch zu geben, beispielsweise die Idee des »vom Leben Befragten, der zu ver-antworten hat« oder auch das Konzept der Erfahrungswerte, denn leistungsorientierte Menschen kommen mitunter nicht auf den Gedanken, dass auch das »passive Engagement« (Breitbart und Poppito 2014) zur Ernte in den Scheunen zählen darf. Im geschilderten Fallbeispiel bestanden zentrale Interventionsbausteine darin, zunächst überhaupt die Frage darauf zu fokussieren, was der Patientin im Angesicht begrenzter Lebenszeit wichtig ist. Als sie eigene Wirkmöglichkeiten verwarf (»…aber die Tochter ist ja noch zu jung«), war es wichtig, der Patientin wohlwollend-beharrlich zu helfen, die Sinnsuche weiterzuverfolgen. Die Frage »Was haben Sie denn als Jugendliche von Ihren Eltern übernommen?« lenkte dazu den Blick weg von konkreten Verhaltenstipps hin zu situationsübergreifenden Aspekten (Geborgenheit, Selbstvertrauen), welche die Patientin unabhängig vom Alter der Tochter und vom eigenen Gesundheitszustand anstreben kann. Auch die weitere Entwicklung der Patientin lässt sich gut vor dem Hintergrund der logotherapeutischen Wertekategorien verstehen.

Das Fallbeispiel zeigt zudem, dass das logotherapeutische Gedankengut sehr gegenwartsbezogen eingesetzt werden kann. Mal unausgesprochen, mal explizit benannt, schwingt in den Therapiegesprächen die Frage der Lebensverantwortung mit: »Was ist die Forderung der Stunde?« (Frankl 1977, S. 157). Oder wie es der amerikanische Soziologe Morrie Schwartz, an fortgeschrittener ALS leidend, formuliert: »Tue ich alles, was ich tun sollte? Bin ich der Mensch, der ich sein möchte?« (Albom 1998, S. 99).

Lebensrückblick-Interventionen

Neben ihrem Gegenwartsbezug legte die Logotherapie bereits nahe, wie wichtig für viele Menschen am Lebensende die Bilanz, die Betrachtung der eigenen »Scheunen« ist. Die Erfahrung zeigt, dass sich ausschnitthafte Lebensrückblicke am Krankenbett oft bereits im Erstkontakt ergeben. Menschen erzählen zuweilen bereitwillig aus ihrer Lebensgeschichte, und die Botschaft zwischen den Zeilen lautet: »Sieh her: Das habe ich aus meinen Möglichkeiten gemacht; das habe ich erschaffen, erlebt und erlitten.« Im Lebensrückblick verknüpfen Menschen Stationen ihrer Biografie zu einem sinnvollen Ganzen. Sie versichern sich dadurch ihrer eigenen Identität

9 »Wozu leben?« – Sinnzentrierte Interventionen in Palliative Care

(»Dieser Mensch zu diesen verschiedenen Zeitpunkten – das war alles ich!«). Die Aufgabe der therapeutischen Begleitung besteht darin, aufmerksam zuzuhören und nachzufragen, sich aber mit Deutungen oder gar Bewertungen zurückzuhalten. Beim Lebensnarrativ geht es auch nicht um eine peinlich genaue Nacherzählung; vielmehr geht es um eine erzählerische Gestalt, die im Moment des Erzählens entsteht und die für die Patientin stimmig und sinnhaft ist.

In der Psychotherapie gibt es traditionell ein breites Spektrum von Lebensrückblick-Interventionen (für einen Überblick über verschiedene Anwendungsbereiche vgl. Maercker und Forstmeier 2013). Die dort etablierte Idee der Erstellung eines Lebensdokuments hat Harvey Max Chochinov et al. (2005) für die Palliativversorgung übernommen und die sog. *Würde-Therapie (Dignity Therapy, DT)* entwickelt. Diese Bezeichnung folgt seinen Vorarbeiten zum Würde-Konzept am Lebensende (Chochinov 2002), in denen er Würde definiert als das subjektive Empfinden von Verständnis und Wertschätzung im Hinblick auf die eigene Person sowie auf die subjektiv wichtigsten Belange. Die DT soll Würde am Lebensende erhalten helfen und besteht aus einem ein- bis zweistündigen Interview zum Lebensrückblick entlang von neun vorformulierten Fragen (in deutscher Übersetzung bei Schramm et al. 2014). Beispielfragen lauten (Schramm et al. 2014, S. 100):

- Gibt es Dinge, von denen Sie merken, dass sie noch ausgesprochen werden wollen? Oder auch Dinge, die Sie Ihren Angehörigen gerne noch einmal sagen möchten?
- Was sind Ihre Hoffnungen und Wünsche für Ihre Angehörigen?
- Was haben Sie über das Leben gelernt, was Sie gerne anderen weitergeben möchten? Welchen Rat oder welche Lebensweisheiten würden Sie gerne an Ihren … (Sohn, Tochter, Mann, Frau, Eltern etc.) weitergeben?

Der Tonmitschnitt wird transkribiert, redigiert und mit der Patientin besprochen. Am Ende steht ein Lebensdokument, das die Patientin ihrer Familie und/oder Freundinnen hinterlassen kann.

Eine japanische Arbeitsgruppe um die Psychologin Michiyo Ando hat die DT abgewandelt und auf das Problem reagiert, dass Patienten in der DT den Lebensrückblick oft nicht wirklich frei von sozialer Erwünschtheit erzählen, sondern stets die Wirkung des Erzählten auf ihre Angehörigen mitdenken müssen. Im sog. *Short-Term Life Review* (Ando 2008) wird anhand von sieben Leitfragen, die sich mit Chochinovs Fragen überschneiden, ein Lebensdokument erstellt, das ausdrücklich nicht für die Weitergabe an Angehörige gedacht ist, sondern als Grundlage für den therapeutischen Dialog in einer nachfolgenden Therapiesitzung.

Wenn wir in der Dignity Therapy ein Lebensdokument für die Weitergabe an Angehörige erarbeiten, nehmen wir das Problem der sozialen Erwünschtheit willentlich in Kauf, da der Anspruch der DT ja gerade darin besteht, die Angehörigen mit in den Blick zu nehmen. Da Interview, Transkription und Überarbeitung jedoch sehr aufwändig sind, hat die Arbeitsgruppe um Chochinov die Interviewfragen zuletzt so umformuliert, dass sie Patientinnen zusammen mit einer kurzen Instruktion nach Hause gegeben werden können, wo die Betroffenen dann selbstständig mit ihren Angehörigen Lebensrückschau halten (»Würde-Gespräch«, Dignity Talk, Guo et al. 2018). Die zwölf Impulsfragen lauten beispielsweise: »Gibt es besondere Erinnerungen und Momente, die wir miteinander teilen wollen? Gibt es wichtige Rollen in deinem Leben (z. B. in der Familie, im Beruf, im Freundeskreis) über die du sprechen möchtest? Willst du über Dinge sprechen, für die du dankbar bist? Willst du über etwas sprechen, das du bedauerst? Gibt es Ratschläge, die du bestimmten Menschen hinterlassen möchtest?« (Guo et al. 2018, S. 203, Übersetzung K.L.). Der Fragenkatalog will Familien Gesprächsanstöße für ihre Lebensrückschau liefern und damit die Beziehungen in der Familie vertiefen. Einzelne Fragen beziehen sich auf sog. »unerledigte Dinge« (unfinished business) und helfen Betroffenen, bei Bedarf Aspekte des Bedauerns und Verzeihens anzusprechen.

Fallbeispiel 2

Eine 68-jährige Frau mit hepatisch metastasiertem Darmkrebs hadert in ihrem Lebensrückblick damit, dass sie ihrem Mann, der zehn Jahre zuvor an einem Lymphom verstorben war, in seinem Sterbeprozess so wenig beigestanden habe. Sie realisiere erst angesichts der eigenen Erkrankung, wie einsam sich ihr Mann gefühlt haben müsse und wie kalt und distanziert sie damals in ihrem Vermeiden von Gesprächen über seinen Tod gewirkt haben müsse. Ich erarbeite mit ihr einige Argumente, denen ich eine Entlastung von ihren Schuldgefühlen zutraue: Gab es vielleicht eine Art stiller Übereinkunft zwischen ihrem Mann und ihr, dass sie den Tod tabuisierten? Tatsächlich, meint sie, habe ihr Mann das Thema auch nicht angesprochen. Hätte sie damals anders handeln können? Theoretisch ja, aber praktisch nein, meint sie, weil ihr Erfahrung und Mut fehlten. Wir spielen auch einen imaginären Dialog mit ihrem Mann durch, in dem sie ihm ihre heutige Sicht und ihr tiefes Bedauern mitteilt.

Dennoch bleibt ihr Schuldgefühl unverändert. Ich erkenne, dass ich nicht als Problemlöser gefragt bin, sondern als Gegenüber, das ihr Hadern bezeugt, anerkennt und mit aushält. Ich verstehe ihr Schuldgefühl zudem als Brücke, die sie mit ihrem verstorbenen Mann verbindet, und die sie, wenige Monate vor ihrem eigenen Tod, erhalten will.

Im Lebensrückblick begegnen uns auch die Brüche, das Versäumte, das Nicht-Gelungene. Dies vorschnell relativieren und wegtrösten zu wollen, wirkt unglaubwürdig und geht in aller Regel an den Bedürfnissen der Patientinnen vorbei. Die größere Hilfe liegt darin, dass wir auch das Schwierige eines Lebens respektvoll stehenlassen, indem wir uns – ohne Tröstungsabsicht – dafür nachfragend interessieren.

Existenzielle Psychotherapie

Irvin D. Yalom (1980, dt. 1989) gründete seine Existenzielle Psychotherapie auf die Existenzphilosophie deutscher und französischer Prägung. Er arbeitete vier sog. Existenzialien, d. h. wesentliche Gegebenheiten menschlichen Lebens, in ihrer Bedeutung für die Psyche heraus. Diese vier »letzten Dinge« (Yalom 1980/1989) lauten:

Tod, Freiheit, Isolation und Sinnlosigkeit. Im vorliegenden Beitrag werden seine Ausführungen zur Sinnfrage genauer vorgestellt.

Yalom unterscheidet zwischen *kosmischem* und *irdischem* Sinn. Kosmischer Sinn bezieht sich auf einen Sinnentwurf, der außerhalb der eigenen Person liegt, also auf eine göttliche Ordnung des Universums. Irdischer Sinn (von Yalom auch als *Zweck* bezeichnet) meint den Sinn, den der einzelne Mensch seinem Leben gibt, unabhängig von der Existenz eines kosmischen Sinns. Für das Begriffspaar kosmisch-irdisch werden von anderen Autoren (z. B. Weiher 2014) auch die Bezeichnungen überweltlich-innerweltlich verwendet.

Die existenzialistische Position zur Sinnfrage lautet: Es gibt keinen kosmischen Sinn. Der Mensch ist in eine Welt hineingeworfen, die sinnlos ist, d. h. keine causa finalis hat. Dass der Mensch dennoch ein sinnsuchendes Wesen ist, führt zu einem unauflösbaren Konflikt, für den Albert Camus in seinem Essay »Der Mythos des Sisyphos« (1942) den Begriff der »Absurdität der menschlichen Existenz« geprägt hat. In der Existenziellen Psychotherapie geht auch Yalom als bekennender Atheist von der Sinnlosigkeit der Welt aus. Auf dieser Prämisse aufbauend lässt sich sein therapeutisches Rational in drei Schritte untergliedern. Zuallererst legt die Existenzielle Psychotherapie Wert darauf, das Niederschmetternde der Absurdität zu würdigen: Weil der Glaube, dass die Welt im Allgemeinen und das eigene Leben im Besonderen sinnlos sind, zu tiefer Entmutigung führen kann, würde es im Therapiegespräch zu kurz greifen, die Sinnlosigkeit nur rational festzustellen. Stattdessen wird gemeinsam ausgelotet, welche emotionalen Konsequenzen diese Sichtweise für das Gegenüber hat. Es gilt, das Empfinden von Ernüchterung, Perspektivlosigkeit, Demotivation oder Verzweiflung zu validieren und die Patientin darin zu unterstützen, die Erkenntnis des Absurden zu (er)tragen. Noyon und Heidenreich (2012, S. 18) betonen: »Allein schon das Herausarbeiten der Notwendigkeit, die Hoffnung aufgeben zu müssen, kann eine wichtige therapeutische Erfahrung darstellen, da viele Klienten erst an dieser Stelle den Unterschied zwischen einem lösbaren Problem und einer zu akzeptierenden Tatsache begreifen. [...] Wer eine unberechtigte Hoffnung nicht begräbt, der kann auch nicht mit dem Trauern um das dann Aufgegebene beginnen.« Demnach verbietet es sich für den Therapeuten, alternative Sinnangebote zu machen (z. B.: »Aber immerhin haben Sie Kinder!«). Wie schwierig dieser Verzicht sein kann, umschreibt Camus (2000, S. 144): »Man entdeckt das Absurde nicht, ohne in Versuchung zu geraten, irgendein Handbuch des Glücks zu schreiben.«

Wenn die emotionale Verarbeitung der Absurdität ausreichend Raum hatte, wird im zweiten Schritt zu der Frage übergegangen, ob das Leben auch ohne einen absoluten Sinn lebbar ist. Patienten setzen sich in diesem Schritt mit der Frage auseinander, welchen irdischen Sinn sie ihrem Leben angesichts fehlenden kosmischen Sinns geben können. Mit den Worten Camus' geht es darum, zu einem »Trotzdem« zu finden, »aufrecht durch das an sich sinnlose Leben zu gehen« und »dem Schicksal mit Verachtung zu begegnen.« Hier wird deutlich, dass der Existenzialismus eine Philosophie des *Engagements* ist. Der Mensch wird aufgefordert, sein Wesen immer wieder neu zu entwerfen und seinen Sinn im Handeln zu verwirklichen. In dieser Tradition plädiert Yalom für einen »Sprung in die Verpflichtung und Handlung« (1989, S. 567). Ein solchermaßen selbst geschmiedeter Sinn wird dann in der dritten therapeutischen Phase erarbeitet, in der Patientinnen Werte identifizieren, an denen sie ihr Leben ausrichten wollen (auf Methoden der Werte-Arbeit wird im nachfolgenden Abschnitt genauer eingegangen).

Der Therapieprozess beinhaltet also (1) die Absurdität zu würdigen, (2) zu einem Trotzdem zu finden und (3) Werte für ein subjektiv gelungenes Leben zu erarbeiten. Mitunter stellt sich dabei die Frage, ob der so konstruierte irdische Sinn ein ausreichendes Gegengewicht zur kosmischen Sinnlosigkeit darstellen kann. Denn Yalom (1989, S. 545) schränkt ein:

> Es ist offensichtlich, dass wir uns nach Sinn sehnen und uns unbehaglich fühlen, wenn er fehlt. Man findet einen Zweck und hängt um seines Lebens willen daran. Aber der Zweck, den man erschafft, mildert unser Unbehagen nicht nachhaltig, wenn wir uns immer wieder daran erinnern, dass wir ihn selbst hervorgebracht haben. (Frankl vergleicht den Glauben an einen persönlich konstruierten oder »erfundenen« Lebenssinn mit dem Erklettern eines Fakirseils, das man selbst in die Luft geworfen hat.)

Dennoch zeigen epidemiologische Untersuchungen, dass Atheisten, die von der kosmischen Sinnlosigkeit überzeugt sind, eine vergleichbare Sinnerfüllung erleben wie Gläubige – vorausgesetzt, sie definieren ihren irdischen Sinn über solche Werte, die über die eigene Person hinausreichen, wie Altruismus oder Generativität (Schnell 2016).

Werte-Arbeit in der Akzeptanz- und Commitmenttherapie (ACT)

Wie wir gesehen haben, steht in der Existenziellen Psychotherapie die Sinnfrage (»Wozu – auf welchen Zweck hin ausgerichtet – sollte ich leben?«) in engem Zusammenhang mit Wertefragen (»*Wie* sollte ich leben?«). Auch die Logotherapie sowie das oben genannte Zitat von Morrie Schwartz (»Bin ich der Mensch, der ich sein möchte?«) münden in die Frage »Wie sollte ich leben?« In der Akzeptanz- und Commitmenttherapie (ACT) werden diese Fragen besonders fokussiert. Die ACT (Hayes et al. 1999; Eifert 2011) wird der sog. dritten Welle der Verhaltenstherapie zugerechnet, in der Konzepte wie Akzeptanz, Werte und aus dem Buddhismus stammende Methoden der Achtsamkeitspraxis im Mittelpunkt stehen. Die Werte-Arbeit, die in dem vorliegenden Kapitel herausgegriffen wird, entspricht in der ACT einem von sechs therapeutischen Elementen. Typische Leitfragen in der Werte-Arbeit lauten: »Was will ich anfangen mit meiner Zeit? Wohin will ich meine Energie richten? Was ist mir lieb und teuer, wenn ich mein Leben vom Ende her rückblickend betrachte? Wofür will ich stehen? Wofür will ich in Erinnerung bleiben? Was soll man an meinem Grab über mich sagen?«

In der praktischen Arbeit differenzieren wir mit Patientinnen zunächst diejenigen *Lebensbereiche*, die ihnen besonders bedeutsam sind. Dies geschieht entweder im freien Gespräch oder mithilfe strukturierender Methoden. Hierzu zählen das Zeichnen der Lebenssäulen (Instruktion: »Wenn Sie Ihr Leben als eine Art antiken Tempel, der auf Säulen ruht, zeichnen: Welche Lebensbereiche bzw. Säulen tragen Ihr Lebenshaus? Zeichnen Sie die Dicke der Säulen entsprechend der Wichtigkeit der Lebensbereiche.«) oder das Interview »Schedule for Meaning in Life Evaluation«

(SMiLE, Fegg et al. 2008). Im SMiLE werden die drei bis sieben wichtigsten Lebensbereiche erfragt und anschließend für jeden Lebensbereich Zufriedenheit und Relevanz numerisch eingeschätzt. Fegg et al. (2010) konnten zeigen, dass Palliativpatientinnen häufiger als Gesunde die Bereiche Partnerschaft, Freundschaft, Freizeit, Spiritualität, Natur/Tiere und Freude als bedeutsam benennen. Ihre Zufriedenheit in diesen Bereichen ist gleich hoch wie bei Gesunden. Der hier verwendete Begriff *Lebensbereiche* entspricht übrigens dem oben im Abschnitt »Definitorische Annäherung« beschriebenen Konzept der *Lebensbedeutungen* (Schnell 2016).

Nach dem Sammeln der wichtigsten Lebensbereiche regen wir Patientinnen dazu an, persönliche Werte für einzelne Lebensbereiche zu identifizieren. Dabei wird getrennt nach Lebensbereichen vorgegangen, weil Menschen je nach Rolle und Lebensbereich unterschiedliche Werte haben können.

Fallbeispiel 3

Ein 60-jähriger Patient mit ALS, aber noch relativ gutem Allgemeinzustand, definiert als wichtige Lebensbereiche seine Familie – Ehefrau, zwei Kinder, zwei Enkel im Kleinkindalter – und seine Spiritualität. Als Werte formuliert er für den Bereich Familie: Unterstützung (er will für alle Familienmitglieder unterstützend, hilfreich und verfügbar sein), Präsenz (er will seinen Liebsten, wenn er Zeit mit ihnen verbringt, volle Aufmerksamkeit schenken und im Hier-und-Jetzt mit ihnen sein) und Offenheit (er will sich ihnen öffnen und sein Erleben mit ihnen teilen). Für den Lebensbereich seiner christlich geprägten Spiritualität definiert er als Werte: Neugier (er will sich stärker als bisher für Glaubensfragen interessieren und sich mit ihnen befassen, will erkunden, entdecken und lernen) und Beharrlichkeit (er will seine bisherige Bequemlichkeit in diesem Bereich überwinden und regelmäßig Gottesdienste besuchen).

Was unter Werten zu verstehen ist, lässt sich im Patientengespräch gut mit Metaphern des Unterwegsseins erläutern: Betrachten wir das Leben als Wanderung, Reise oder Seefahrt, so sind Werte zu vergleichen mit der Richtung, die wir einschlagen. Sie sind die Leitsterne, an denen wir uns orientieren. Als Reisende werden wir unsere jeweiligen Leitsterne niemals erreichen, aber wir können uns dennoch jederzeit an ihnen ausrichten. Hierin liegt der wesentliche Unterschied zu Zielen. Ziele sind konkrete Reisedestinationen; sie sind erreichbar, Werte nicht. Werte sind in diesem Verständnis auch nicht gleichzusetzen mit den Werten in der Logotherapie – dort stellen die schöpferischen, Erfahrungs- und Einstellungswerte weniger Leitsterne dar, sondern Schätze, die in die Vergangenheit hineingeerntet werden.

Wenn wir Menschen in ihrer Werte-Klärung unterstützen, kann es hilfreich sein, darauf hinzuweisen, dass Werte nicht begründet zu werden brauchen, sondern frei wählbar sind. Der Verzicht auf eine Begründung fällt manchen schwer, weil sie es gewohnt sind, eigenes Verhalten zu rechtfertigen. Auch geht es nicht um rein kognitive Entscheidungsprozesse, sondern eher um das Befragen von Intuition und Bauchgefühl. In der Regel haben Menschen ein Gespür dafür, was ihnen gut und richtig erscheint. In der Kommunikation bietet es sich deshalb an, vom »Aufspüren« oder »Finden« persönlicher Werte zu sprechen (Wengenroth 2012).

Werte können direkt im Therapiegespräch, in Form einer »Hausaufgabe« (erfahrungsgemäß benötigen Patientinnen Ruhe und Zeit für das Finden ihrer Werte), oder mit Unterstützung durch Materialien erarbeitet werden: Der *Lebenskompass* (z. B. Eifert 2011) gibt hilfreiche Impulsfragen zu den häufigsten Lebensbereichen und regt Menschen auf diese Weise an, ihren eigenen Werten nachzuspüren. Die *Werte-Karten* (Harris 2016) illustrieren ein breites Spektrum möglicher Werte; in der Arbeit mit diesen Karten werden die zentralen Werte in einem mehrstufigen Prozess herausgefiltert.

Kranke Menschen erschließen sich mit der Werte-Arbeit einen inneren Raum, in dem sie »heil« sind (Wengenroth 2012, S. 177) und den sie sich trotz Krankheit lange bewahren können. Der oben vorgestellte Patient verpflichtete sich beispielsweise darauf, sich den Wert der Offenheit nicht von seiner Erkrankung nehmen zu lassen. Werte-Arbeit kann, insbesondere am Lebensende, allerdings auch schmerzhaft sein. Dies ist dann der Fall, wenn Menschen eine große Diskrepanz zwischen dem gelebten Leben und ihren Werten erkennen. Dann hören wir Sätze wie »Hätte ich mich doch mehr um meine Familie gekümmert! Hätte ich doch mehr Lebensfreuden genossen! Wäre ich doch nicht so starr und unflexibel gewesen!« Dann muss eventuell über Versäumtes getrauert werden. Wie im obigen Abschnitt »Lebensrückblick-Interventionen« beschrieben, kommt uns in der Begleitung dann die Aufgabe zu, diese Trauer nicht vorschnell wegzutrösten, sondern auszuhalten und zu begleiten.

Spiritual Care

Bei der Werte-Arbeit ist immer wieder zu beobachten, dass Patientinnen mit unheilbarer Erkrankung ihre Werte verschieben: von Selbstverwirklichung (beispielsweise Erfolg, Abenteuer) in Richtung Selbsttranszendenz, also das, was über sie selbst hinausreicht. Selbsttranszendenz kann dabei horizontal (Generativität, Altruismus) oder vertikal verlaufen (als Zugehörigkeit zu einem übergeordneten Ganzen). Sollen wir dieses übergeordnete Ganze, sollen wir Glaubensaspekte eigentlich thematisieren, wenn wir keine Seelsorgerinnen sind? Für das therapeutische Gespräch ist es in jedem Fall notwendig, etwas über die Weltanschauung unseres Gegenübers zu erfahren. Nur dadurch können wir entscheiden, ob wir uns mit dem Gegenüber beispielsweise im Rahmen der Existenziellen Psychotherapie oder auf dem Feld von Spiritual Care bewegen. Vorschläge zur Exploration von Spiritualität – z. B. »Betrachten Sie sich als religiös oder spirituell? Woran glauben Sie? Inwiefern beeinflusst Ihre Spiritualität Ihren Umgang mit der Erkrankung?« – finden sich bei Puchalski und Romer (2000) und Frick et al. (2006). Die meisten Menschen glauben nicht ganz oder gar nicht, sondern in einem Zwischenbereich, in dem sich Glaubensüberzeugungen mit Zweifeln mischen (Utsch et al. 2014).

In den Weltreligionen bestehen typische Sinninhalte in der Vervollkommnung des eigenen Wesens, dem Finden von Gott oder dem Erkennen und Verfolgen der persönlichen Berufung (Hauser 2004). Zugleich geht es nach Weiher (2014) beim überweltlichen Sinn weniger um eine rationale Erklärung von Welt und Menschsein, sondern um das innere Erleben von Schutz und Geborgenheit bei der höchsten

Instanz oder dem höchsten Prinzip. Analog dazu steht im Fokus unserer Therapiegespräche keine Glaubensdiskussion, sondern die Frage, ob unser Gegenüber in diese Art von Geborgenheit vertrauen kann und will.

Fallbeispiel 4

Eine 42-jährige, christlich-religiöse Patientin mit metastasiertem Brustkrebs thematisiert in der ambulanten Psychotherapie ihre Angst vor dem Sterben. Sie befürchtet, dem Sterbeprozess hilflos ausgeliefert zu sein und als alleinlebende Frau ohne familiäre und freundschaftliche Bindungen in Stunden der Verzweiflung einsam und schutzlos zu sein. Die Vielzahl der Impulse, die im Gespräch auftauchen, tragen wir mit der Methode des »Inneren Teams« (Schulz von Thun und Stegemann 2004) zusammen. Neben den in ▶ Abb. 9.1 dargestellten Gegengewichten zur Angst formuliert sie als für sie wichtigsten Aspekt: ihr Vertrauen, von Gott auch im Sterbeprozess gehalten zu sein.

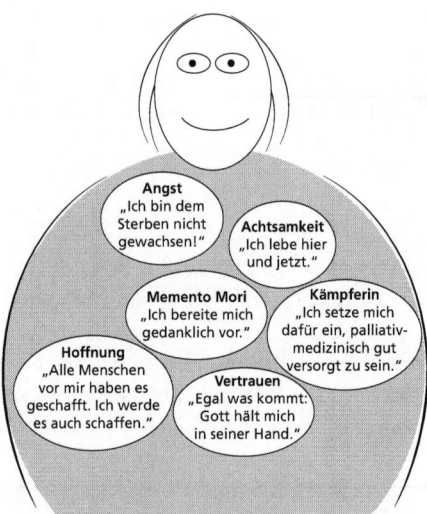

Abb. 9.1: Das »Innere Team« der Patientin in Bezug auf ihre Angst vor dem Sterbeprozess

Viele religiöse Überlieferungen bieten Metaphern für Gefährdetsein und Gerettetwerden. Für die Patientin erwies es sich als hilfreich, die Passion Jesu zu besprechen. Insbesondere die Momente der Schwäche (Jesus im Ölbaumgarten, der dritte Zusammenbruch auf dem Kreuzweg) zeichneten ihr beispielhaft einen Weg durch ihre befürchtete Auswegslosigkeit hindurch. Anhand des Fallbeispiels wird zudem deutlich, dass wir Glaubensfragen nicht vorschnell vom Anliegen der Patientin loslösen und an die Seelsorge delegieren sollten. Für die Patientin war es von enormer Bedeutung, das Leiden Jesu nicht isoliert, sondern im Kontext ihrer bangen Frage, »wie Sterben geht«, besprechen zu können. Das therapeutische Vorgehen ist im spirituellen Bezugsrahmen ansonsten das gleiche wie im glaubensfernen Kontext.

Lediglich die letzte Instanz ist nicht mehr der Mensch selbst, sondern das von ihm geglaubte Absolute (Noyon und Heidenreich 2012). Die therapeutische Kardinalfrage zum Sinn »Was ist Ihnen zutiefst wichtig für Ihre verbleibende Lebenszeit?« kann dem Gläubigen genauso gestellt werden wie dem Atheisten. Sie kann – muss aber nicht – ergänzt werden durch »Was wünscht Gott für Sie, wie Sie Ihre verbleibende Zeit nutzen?« Aufbauend auf dem Vertrauens-Credo Hans Küngs (1978, S. 758) »Gottes Liebe bewahrt mich nicht *vor* allem Leid. Sie bewahrt mich aber *in* allem Leid« kann weiter gefragt werden, was das Innerste ist, das ein Patient mit Gottes Hilfe bewahren will (Weiher 2014). Auf diese Weise kann die oben dargestellte Werte-Arbeit um die spirituelle Dimension erweitert werden.

»Sinn ist das, was für den Patienten bedeutsam ist«: die Interventionen CALM und Outlook

Es ist möglich, Sinnfragen auch ohne ausgearbeitete Sinn-Theorie zu besprechen. Das zeigen die nachfolgend vorgestellten Ansätze. CALM (Managing Cancer and Living Meaningfully) wurde in Kanada von Gary Rodin (Rodin und Zimmermann 2008) entwickelt und auf den deutschsprachigen Raum von einer Arbeitsgruppe um Frank Schulz-Kindermann übertragen. In drei bis acht Einzelsitzungen werden die Themenbereiche (1) medizinisch-pflegerische Behandlung, (2) Identität und Beziehungen, (3) Zukunft, Sterblichkeit und Tod sowie (4) Lebensziele und Sinnfindung fokussiert (Schulz-Kindermann und Vehling 2017). Sinnfragen sind als eines von mehreren wichtigen Themen in den flexiblen therapeutischen Prozess eingebettet. CALM fußt auf einem psychoanalytischen und bindungstheoretischen Fundament. Bezogen auf die Sinnfrage verzichten die Autorinnen und Autoren ausdrücklich auf ein elaboriertes Sinnkonzept und betonen, dass Sinn das sei, was dem Patienten in seiner Lebenssituation am bedeutsamsten ist (Rodin 2018). Dementsprechend werden die Gespräche konsequent patientenzentriert geführt, wobei der Königsweg zum Sinn in offenen Fragen besteht (z. B. »Was ist Ihnen wichtig?«, Shaw et al. 2017). CALM wurde in den letzten Jahren in mehreren Ländern mittels RCTs evaluiert. Dabei zeigte sich ein Nutzen im Hinblick auf Depressivität, jedoch nicht immer eine Überlegenheit gegenüber psychotherapeutischer Routineversorgung (Mehnert et al. 2020; Rodin et al. 2018).

Die Intervention »Outlook« von einer amerikanischen Arbeitsgruppe (Steinhauser et al. 2008) besteht aus drei einzeltherapeutischen Sitzungen von je 45–60 Minuten. In der ersten Stunde wird ein Lebensrückblick angeregt. Die zweite Sitzung fokussiert Fragen von Bedauern, Vergebung und Unerledigtem. Impulsfragen dieser Sitzung lauten beispielsweise: »Gibt es Dinge oder Zeiten, die Sie bedauern?« »Gibt es jemanden, dem Sie vergeben möchten?« In der dritten Sitzung geht es um Fragen des Vermächtnisses (z. B. »Was würden Sie gerne an die nachfolgende Generation weitergeben?« »Was möchten Sie noch vollenden?«).

9.3 Schlussbetrachtung

Die in diesem Kapitel zusammengefassten Interventionen entspringen unterschiedlichen Theorien zum Sinn. In der klinischen Anwendung am Krankenbett wie in der ambulanten Praxis werden wir meist situativ entscheiden, welche Intervention aus dem in diesem Kapitel vorgestellten Kanon sich beim jeweiligen Gegenüber eignet und welche Ansätze wir miteinander kombinieren. Menschen sprechen oft über Sinnerleben, ohne den Begriff »Sinn« ausdrücklich zu verwenden. Zwischen den Zeilen benennen sie Sinnerfahrungen, wenn sie uns etwa (gelungene oder schwierige) Episoden aus ihrer Lebensgeschichte erzählen, wenn durchscheint, wie sie in Familie, Beruf, Natur oder Lebensaufgaben eingebettet sind oder wenn sie wichtige Elemente ihrer Identität wie Neigungen, Engagement, Weltanschauungen, familiäre und berufliche Rollen thematisieren. Das Sinnerleben wird über das Lebensnarrativ, die bedeutenden Lebensbereiche und die persönlichen Werte implizit mitbehandelt.

Explizit zum Thema wird Sinn, wenn körperlich oder psychisch leidende Patientinnen beispielsweise sagen: »Mein Leben ist völlig sinnlos!« In diesen Situationen, die man mit Camus (2000, S.78) als »Nacht der Verzweiflung« umschreiben kann, sollte es nie darum gehen, das Gegenüber vom Sinn überzeugen zu wollen. Vielmehr sind dann das Da-Sein, Mit-Aushalten und Anhören der Klage bedeutsam. Für die klagende Person kann die Erfahrung einer nicht-wertenden und empathischen Mitmenschlichkeit – vielleicht (!) – eine implizite Sinnstruktur darstellen und das Leiden der Sinnleere ertragen helfen. Diese Haltung betonen Theologie (Weiher 2014) und Atheismus (Yalom 1989) gleichermaßen.

Alle an Palliative Care beteiligten Berufsgruppen können von Patienten mit Sinnfragen konfrontiert werden. Keine Berufsgruppe sollte diese Fragen vorschnell an Psychologie oder Seelsorge delegieren. Alle, die Menschen am Lebensende begleiten, können hier aufmerksam hinhören und nachfragen. Niemand sollte vor der Frage »Wofür soll ich leben?« erschrecken. Denn unsere Aufgabe besteht nicht darin, eine Antwort zu geben, sondern darin, für diese Frage überhaupt den Raum zu schaffen und sie gegebenenfalls sogar selbst einzubringen in ihren vielen möglichen Variationen: »Was ist Ihnen wichtig? Worauf wollen Sie Ihre Energie richten? Was wollen Sie sich in Ihrem Innersten bewahren? Was werden Sie hinterlassen?«

Literatur

Albom M (1998) Dienstags bei Morrie. Die Lehre eines Lebens. München: Goldmann.
Ando M, Morita T, Okamoto T Nonosaka Y (2008) One-week Short-Term Live Review interview can improve spiritual well-being of terminally ill cancer patients. Psycho-Oncology 17: 55–58.
Bauereiß N, Obermaier S, Özünal SE, Baumeister H (2018) Effects of existential interventions on spiritual, psychological, and physical well-being in adult patients with cancer: Systematic

review and meta-analysis of randomized controlled trials. Psycho-Oncology 27(11): 2531–2545.
Bernard M, Braunschweig G, Fegg MJ, Borasio GD (2015) Meaning in life and perceived quality life in Switzerland: results of a representative survey in the German, French and Italian regions. Health and Quality of Life Outcomes 13.
Brady MJ, Peterman AH, Fitchett G, Mo M, Cella D (1999) A case for including spirituality in quality-of-life measurement in oncology. Psychooncology 8: 417–428.
Breitbart W, Poppito S (2014) Individual meaning-centered psychotherapy for patients with advanced cancer. New York: Oxford University Press.
Breitbart W (2017a) Meaning centered psychotherapy in the cancer setting. New York: Oxford University Press.
Breitbart W (2017b) Persönliche Mitteilung auf dem Workshop »Meaning Centered Psychotherapy« auf dem Kongress der International Psycho-Oncology Society IPOS. Berlin, 13.08.2017.
Breitbart W, Rosenfeld B, Pessin H et al. (2000) Depression, hopelessness, and desire for hastened death in terminally ill patients with cancer. Jama 284: 2907–2911.
Camus A (1942/dt. 2000) Le Mythe de Sisyphe. Paris: Gallimard.
Chochinov HM (2002) Dignity-conserving care – a new model for palliative care. JAMA 287(17): 2253–2260.
Chochinov HM, Hack T, Hassard T et al. (2005) Dignity therapy: A novel psychotherapeutic intervention for patients near the end of life. J Clin Oncol 23: 5520–5525.
Eifert GH (2011) Akzeptanz- und Commitmenttherapie (ACT). Göttingen: Hogrefe.
Fegg MJ, Kramer M, L'hoste S, Borasio GD (2008) The Schedule for Meaning in Life Evaluation (SMiLE): Validation of a new instrument for meaning-in-life research. Journal of pain and symptom management 35(4): 356–364.
Fegg MJ, Brandstätter M, Kramer M, Kögler M, Haarmann-Doetkotte S, Borasio GD (2010) Meaning in life in palliative care patients. Journal of pain and symptom management 40(4): 502–509.
Frankl VE (1946) Ärztliche Seelsorge. Grundlagen der Logotherapie und Existenzanalyse. Wien: Deuticke.
Frankl VE (1949) Trotzdem Ja zum Leben sagen. Ein Psychologe erlebt das Konzentrationslager. München: Kösel.
Frankl VE (1977/2015) Der Mensch vor der Frage nach dem Sinn. Eine Auswahl aus dem Gesamtwerk. München/Zürich München: Piper.
Frick E, Riedner C, Fegg MJ, Hauf S, Borasio GD (2006) A clinical interview assessing cancer patients' spiritual needs and preferences. European Journal of Cancer Care 15: 238–243.
Gradwohl G, Lemola S, Helmig S, Bader K (2015) »Vom Sinn des Sinns.« Konzeptualisierung und Exploration von Finalattribution als Krankheitsbewältigung. Verhaltenstherapie und psychosoziale Praxis 47: 625–636.
Guo Q, Chochinov HM, McClement S, Thompson G Hac T (2018) Development and evaluation of the Dignity Talk question framework for palliative patients and their families: A mixed-methods study. Palliative Medicine 32: 195–205.
Harris R (2016) Akzeptanz- und Commitmenttherapie. 56 Bildkarten zum Erarbeiten von Werten und Zielen. Weinheim: Beltz.
Hayes SC, Strosahl KD, Wilson KG (1999) Acceptance and commitment therapy: An experiental approach to behavior change. New York: Guilford.
Hauser J (2004) Vom Sinn des Leidens. Die Bedeutung systemtheoretischer, existenzphilosophischer und religiös-spiritueller Anschauungsweisen für die therapeutische Praxis. Würzburg: Königshausen & Neumann.
Küng H (1978) Existiert Gott? Antwort auf die Gottesfrage der Neuzeit. München: Piper.
Lukas E (2004) Sehnsucht nach Sinn. Logotherapeutische Antworten auf existenzielle Fragen. München: Profil.
Maercker A, Forstmeier S (2013) Der Lebensrückblick in Therapie und Beratung. Heidelberg: Springer.
Mehnert A, Koranyi S, Philipp R, Scheffold K, Kriston L, Lehmann-Laue A, Engelmann D, Vehling S, Eisenecker C, Oechsle K, Schulz-Kindermann F, Rodin G, Härter M (2020)

Efficacy of the Managing Cancer and Living Meaningfully (CALM) individual psychotherapy for patients with advanced cancer: A single-blind randomized controlled trial. Psycho-Oncology 29(11): 1895–1904.

Nelson C, Rosenfeld B, Breitbart W Galietta M (2002) Spirituality, depression and religion in the terminally ill. Psychosomatics 43: 213–20.

Noyon A, Heidenreich T (2012) Existenzielle Perspektiven in Psychotherapie und Beratung. Göttingen: Hogrefe.

Puchalski C, Romer AL (2000) Taking a spiritual history allows clinicians to unterstand patients more fully. J Palliat Med, 3: 129–137.

Robinson S, Kissane DW, Brooker J, Burney S (2015) A systematic review of the demoralization syndrome in individuals with progressive disease and cancer: a decade of research. Journal of pain and symptom management 49(3): 595–610.

Rodin G, Zimmermann C (2008) Psychoanalytic reflections on mortality: A reconsideration. Journal of the American Academy of Psychoanalysis and Dynamic Psychiatry 36: 181–196.

Rodin G (2018) Persönliche Mitteilung im Workshop CALM auf dem Hamburger Tag der Psychoonkologie, 13.04.2018.

Rodin G, Lo C, Rydall A, Shnall J, Malfitano C, Chiu A, Panday T, Watt S, An E, Nissim R, Li M, Zimmermann C, Hales, S (2018) Managing cancer and living meaningfully (CALM): a randomized controlled trial of a psychological intervention for patients with advanced cancer. Journal of Clinical Oncology 36(23): 2422–2432.

Scheler M (1928) Die Stellung des Menschen im Kosmos. Darmstadt: Otto Reichl.

Schnell T (2016) Psychologie des Lebenssinns. Berlin: Springer.

Schramm A, Berthold D, Weber M, Gramm J (2014) »Dignity Therapy« – Eine psychologische Kurzintervention zur Stärkung von Würde am Lebensende. Zeitschrift für Palliativmedizin 15: 99–101.

Shaw C, Chrysikou V, Davis S, Gessler S, Rodin G, Lanceley A (2017) Inviting end-of-life talk in initial CALM therapy sessions: a conversation analytic study. Patient education and counseling 100(2): 259–266.

Schulz-Kindermann F, Vehling, S (2017) Sinnbasierte Interventionen bei fortgeschritten erkrankten Patienten. Der Onkologe 23(12): 1011–1015.

Schulz von Thun F, Stegemann W (2004) Das Innere Team in Aktion. Praktische Arbeit mit dem Modell. Reinbek: Rowohlt.

Steinhauser KE, Alexander SC, Byock IR, George LK, Olsen MK, Tulsky JA (2008) Do preparation and life completion discussions improve functioning and quality of life in seriously ill patients? Pilot randomized control trial. Journal of palliative medicine 11(9): 1234–1240.

Utsch M, Bonelli RM, Pfeifer S (2014) Psychotherapie und Spiritualität. Mit existenziellen Konflikten und Transzendenzfragen professionell umgehen. Berlin: Springer.

Vos J, Craig M, Cooper M (2015) Existential therapies: A meta-analysis of their effects on psychological outcomes. Journal of Consulting and Clinical Psychology 83(1): 115.

Weiher E (2014) Das Geheimnis des Lebens berühren. Spiritualität bei Krankheit, Sterben, Tod. Eine Grammatik für Helfende. Stuttgart: Kohlhammer.

Wengenroth M (2012) Therapie-Tools Akzeptanz- und Commitmenttherapie (ACT). Weinheim: Beltz.

Winger JG, Adams RN, Mosher CE (2016) Relations of meaning in life and sense of coherence to distress in cancer patients: A meta-analysis. Psycho-Oncology 25(1): 2–10.

Yalom I (1980/1989) Existenzielle Psychotherapie. Hamburg: Edition Humanistische Psychologie.

10 Psychoanalytisch orientierte Supervision in palliativen Kontexten

Ralf T. Vogel

10.1 Begriffsklärungen

Supervision als eigenständige professionelle Praxis entstand seit den ersten supervisorischen Schritten Sigmund Freuds etwa 1910 ungefähr ab der Mitte der 70er Jahre des letzten Jahrhunderts und wird im heutigen psychosozialen Kontext inhaltlich höchst unterschiedlich breit definiert (Vogel 2003). Stern und Bruns (2015) schlagen als »kleinsten gemeinsamen Nenner« vor, Supervision zu fassen als »eine Form bzw. ein Format von Begleitung und Beratung für berufstätige Menschen, das der Reflexion ihres professionellen Handelns dienen soll« (S. 16). Die beiden großen deutschen Fachverbände, die Deutsche Gesellschaft für Palliativmedizin e. V. (DGP) und der Deutschen Hospiz- und Palliativverband e. V. (DHPV) empfehlen sowohl den hauptamtlich als auch den ehrenamtlich Tätigen Supervision und geben in internen Papers Hinweise auf deren Ausgestaltung.

Die psychoanalytisch orientierte, modern auch ›psychodynamisch‹ genannte (Team-)Supervision hat sich seit Ihren Anfängen durch Schwerpunktsetzungen in diverse Anwendungsweisen und Tätigkeitsfelder aufgefächert (Weigand 2017) und unterscheidet sich von anderen Supervisionsformen in erster Linie durch ein respektvolles Einbeziehen unbewusster Dynamiken sowohl bei der Themen- bzw. Problemanalyse als auch bei deren Bewusstmachung und Veränderung. Dazu wird primär auf Beziehungsaspekte zwischen den Beteiligten oder zwischen dem Team und Außenakteuren geachtet. Überhaupt steht hier, in gut hermeneutischer Tradition, das Sinnverständnis im Vordergrund, aus dem sich dann erst in einem zweiten Schritt verändernde Handlungen ableiten. Da Supervision in Institutionen palliativer Versorgung zum allergrößten Teil Teamsupervision ist, interessiert die analytisch orientierte Supervision sich in diesen Zusammenhängen auch für unbewusste Teamprozesse oder unbewusste Dynamiken der gesamten Institution, die in das jeweilige Team hineinwirken. Hier tauchen dann auch bereits supervisionsspezifische Konflikte auf, wenn es etwa der institutionellen Leitung um die Erhöhung der Arbeitseffektivität, dem Team selbst aber um eine Verbesserung der Arbeitszufriedenheit als übergeordnetem Supervisionsauftrag geht.

Institutionelle Supervision ist also nie nur Supervision eines Teams oder einer definierten Gruppe, sondern impliziert grundsätzlich auch eine mehr oder weniger elaborierte Institutionsanalyse. Hier wird auch bereits deutlich, dass, obwohl Supervision immer auch »die eigene Biografie« der Teilnehmer »zwangsläufig mobilisiert« (Pühl 1998, S. 55), analytische Supervision im Gegensatz zu anderen Konzepten eine klare Trennlinie zieht zwischen Supervision und Selbsterfahrung oder gar (Gruppen-)Therapie. Werden durch die berufliche Tätigkeit und deren supervisorischer Aufarbeitung persönliche Komplexkonstellationen aktiviert, so werden diese zum einen als unbewusstes Geschehen innerhalb der supervidierten Gruppe, andererseits als subjektiv-biografiegeschichtlich bedingt gesehen. Letztere Komponente ist nicht Gegenstand der supervisorischen Arbeit, sondern es wird vielmehr versucht und geraten, Bearbeitungsmöglichkeiten außerhalb des beruflichen Settings zu finden und dabei Hilfestellung gegeben. Dieses klare Vorgehen verhindert u. a. regressive Teamprozesse und trägt zum Erhalt der Arbeitsfähigkeit des Gesamtteams bei.

10.2 Supervisorische Praxis

Um einen analytisch-supervisorischen Prozess in Gang zu setzen, ist zuallererst eine bestimmte Arbeitsatmosphäre vonnöten. Supervision bemüht sich um den Aufbau individueller und kollektiver Belastungsschutzfaktoren und wird selbst zu einem solchen, wenn sie es schafft, einen »geschützten Raum, in dem alle Teilnehmenden der Schweigepflicht und dem Schweigerecht unterliegen (...) verlässlich keine Kontrolle stattfindet« zu schaffen und alle Anwesenden einlädt »die persönlichen Erfahrungen im Tätigkeitsfeld zu reflektieren« (Rechenberg-Winter 2013, S. 185 f.). Um diesen ›sicheren Raum‹ zu gewährleisten, sind bereits zu Beginn eines jeden supervisorischen Arbeitens folgende Settingfragen zu klären (Vogel 2016a).

1. Wer nimmt an der Supervision teil (gibt es z. B. institutionelle Hierarchien innerhalb der Teilnehmer)?
2. Wo findet die Supervision statt? Wie ist das ›Gehabe‹ (Kaffee und Kuchen, Bereitschaftshandy etc.)?
3. Welcher Rahmen (Zeitdauer und Frequenz, Bezahlung, Freiwilligkeit der Teilnahme, Vertraulichkeit) besteht genau?
4. Was ist der Auftrag der Supervision und wer formuliert diesen Auftrag?
5. Welches Supervisorenverhältnis (z. B. interner vs. externer Supervisor) besteht?

Die bewussten Gründe für ein palliatives Team, Supervision zu suchen (sie sollten zu Beginn der Supervision abgefragt werden) sind vielfältig und bilden die ›Auftragslage‹ für den Supervisor. Dabei kann zwischen akuten Bedarfen und dem Wunsch nach kontinuierlicher supervisorischer Begleitung unterschieden werden. Die Ziele der Supervision im stationären Team sind nach z. B. Werner (1998):

- Verbesserung der Kommunikationsstrukturen und des Arbeitsklimas
- Stärkung der Fähigkeiten zur Bewältigung von psychischen Belastungen am Arbeitsplatz
- Weiterentwicklung der Qualität der persönlichen Betreuung der Patienten (psychosoziale Kompetenz)

- Erweiterung der Problemlösungskompetenz für diagnostische und therapeutische Prozesse erweitern
- Erhöhung der Attraktivität des Arbeitsplatzes durch Förderung der Stations-Identität

Die Supervision in palliativen Teams ist eine Spezialform klinischer Supervision, wie sie bereits in zahlreichen v. a. psychodynamischen Publikationen (z. B. Pühl 1996) dargestellt wurde. Sie hat eine jahrzehntelange Tradition und verfügt über elaborierte Konzepte. In jüngerer Zeit erfolgt zudem vermehrt eine systematische Erforschung ihrer Prozesse und Effekte (z. B. Haubl und Hauzinger 2009). Die gängig anzutreffende und auch am meisten nachgefragte Supervisionsform im palliativen Feld ist diejenige der Teamsupervision eines interdisziplinären Teams durch einen externen Supervisor. Sie erfolgt entweder teamzentriert (Teamprozesse stehen im Mittelpunkt der Sitzungen) oder patientenzentriert (sog. ›Fallsupervision‹). Aber auch Einzelsupervisionen werden nachgefragt. Die besondere Herausforderung liegt nicht selten in der bis dato völligen Unkenntnis eines Großteils der – v. a. aus dem medizinischen (im Hospizwesen oft aus den Laien-)Kontext kommenden – Teammitglieder mit dem Medium ›Supervision‹ und den durch das »supervisorische Feld« geprägten »komplexen Rollenerwartungen« (Mertens und Hamburger 2017). In solchen Konstellationen ist es ratsam, die erste Phase der Supervision edukativ-informativ zu gestalten und die Teilnehmer langsam und behutsam an den supervisorischen Prozess heranzuführen. In diesem Zusammenhang ist auch das Problem der Freiwilligkeit bzgl. der Teilnahme an der Supervision zu nennen, das in der Praxis recht unterschiedlich gehandhabt wird. Wie in Ausbildungszusammenhängen so stellt sich auch in der institutionellen Supervision die Frage nach Sinn oder Notwendigkeit einer Verpflichtung zur Supervision. Dabei ist es unter analytischem Gesichtspunkt wichtig, die Prozesse zu verstehen, die zu der einen oder anderen Entscheidung (Freiwilligkeit oder Dienstverpflichtung/Anordnung) geführt haben.

Nur am Rande benannt werden können in diesem Beitrag spezifische Supervisionen etwa bzgl. einer optimierten Schmerztherapie oder einer speziellen psychotherapeutischen Supervision für die im Palliativsektor beschäftigten Psychologen (zur Notwendigkeit letzterer vgl. Vogel 2011). Solche Supervisionsarbeiten finden zumeist zusätzlich zur institutionalisierten Teamsupervision und oft auch in Einzelkontexten statt. Dasselbe gilt für spezifische supervisorische Angebote für Führungskräfte, die dann nicht selten große Schnittmengen zum professionellen Coaching aufweisen.

10.3 Supervisorische Themen

1974 veröffentliche Elisabeth Kübler-Ross in ihrer Schrift »Questions and Answers on Death and Dying« die vielleicht ersten systematischen Gedanken zu den Belastungen des mit schwerstkranken oder sterbenden Patienten umgehenden Krankenhauspersonals. Schon lange Jahre vor konzeptionalisierten Palliativstationen und ambulanten palliativen Diensten weist sie auf alltägliche organisatorische, aber auch emotionale Problembereiche hin (Kübler-Ross 2010). Die moderne Sozialforschung ergibt bzgl. der Belastungsfaktoren palliativ und hospizlich arbeitender Teams ein heterogenes Bild. Während etwa der kanadische Gesundheitswissenschaftler M. L. Vachon (1995) in einem breit angelegten Review auf den Vorrang organisatorischer Stressoren hinweist, kommen Müller et al. (2009) in ihrer vielbeachteten Untersuchung ›Wieviel Tod verträgt das Team?‹ auf drei Grundfaktoren, nämlich einen Beziehungs-, einen Verantwortungs- und einen Stressfaktor. Bausewein und Roller (2015) formulieren folgende möglichen Themen der Supervision des interdisziplinären Palliativteams:

- Eigenes professionelles Handeln
- Verhältnis zu Patienten und Angehörigen
- Verhältnis zu Mitarbeitern und Vorgesetzten
- Fragen nach Arbeitskonzepten
- Probleme in und mit organisatorischen und institutionellen Fragen

Diese Auflistung scheint tatsächlich aktuell und spiegelt die Erfahrungen des Autors, wobei evtl. noch der hohe, teilweise durchaus überhöht zu bezeichnende Eigenanspruch einzelner palliativ Tätiger oder des gesamten Teams zu ergänzen wäre (vgl. auch Radbruch und Rolke 2013). Verwunderlich ist an der Liste wie innerhalb der jeweiligen Supervisionsstunden jedoch, dass die existenziellen Fragen, mit denen jedes Teammitglied täglich konfrontiert ist, etwa die Frage nach dem Verhältnis zum Leiden und dessen Sinnhaftigkeit oder Unsinnigkeit, das Verhältnis zur Endlichkeit und dem Sterbenmüssen etc. ausgespart bleiben, obwohl Roller im gleichen Band (2015) an anderer Stelle eine ziemlich vollständige Auflistung existenzieller Themen, diesmal aber unter der Rubrik »Selbsterfahrung« gibt:

- Die eigene Einstellung zu Leiden und Leid
- Die eigenen Erfahrungen mit Sterben und Tod
- Die eigenen Vorstellungen von Werten des Lebens und des Sterbens
- Die eigenen Vorstellungen zu Machbarem, Macht und Ohnmacht
- Das Akzeptieren der eigenen Grenzen – fachlich und menschlich
- Das Erkennen der eigenen Rolle im Beziehungsgeflecht zwischen Team und Patient

Eine sich analytisch orientiert verstehende Supervision hätte den Anspruch, sich auch diesen Themen zuzuwenden, sind doch die Belastungen eines Teams durch die im Zusammenhang mit dem Sterben der Patienten ausgelösten Teamprozesses mannigfaltig. Fragen wie »Warum (sterben die Patienten) immer in meiner Schicht?«, »Gehen die anderen besser oder schlechter damit um?«, »Halten die anderen mehr aus als ich?« oder »Inwieweit kann ich meine individuelle Belastung im Team kommunizieren?« kommen auf. Zudem greifen Lob oder Kritik von Angehörigen an einzelnen Teammitgliedern in die Teamstruktur ein. Scham- und Schuldgefühle können sich auf diesem Nährboden ausbreiten (Rechenberg-Winter

2013). Die konkreten Folgen können Rückzug und Vereinzelung (jeder macht's mit sich allein oder mit Menschen außerhalb des Teams aus), die Bildung kleiner verschworener Untergruppen (Teams im Team) oder aber auch eine gegenseitige Hilfestellung und (z. T. ganz praktische) Entlastung sein.

Neben diesen leicht nachvollziehbaren und sehr bewusstseinsnahen »Antworten« von Teams auf das Todesthema gibt es aber eine Reihe »verdeckter« Reaktionen, die nicht auf den ersten Blick dem Sterben und Tod oder auch dem großen täglich erlebten Leiden geschuldet sind. Es sind dies u. a.

- Zeit als knappes Gut im Helfer-Alltag (der Tod konfrontiert mit der Endlichkeit der Zeit)
- Reduzierte oder wenig offene Kommunikation innerhalb des Teams (das Thema Tod und Sterben wird in unserer Alltagswelt kaum direkt zur Sprache gebracht)
- Völliges Aufkündigen der Kommunikation (Über den Tod darf oft ebenso nicht gesprochen werden)
- Resignation und Ohnmachtsgefühle (»Da kann man eh nichts mehr ändern«) bzgl. Teammitgliedern, Teamprozessen oder Einflüssen von außen wie etwa Verwaltung, Chefs und Politik (der Tod ist ein unveränderliches Schicksal)

Das nicht oder unzureichend bearbeitete Leidens- und Todesthema findet also seinen Ausdruck nicht selten in Metaphern (d. h. oft auch in als solche verstehbaren Konflikte) des Teams und seinen Entwicklungen. Diese können als konstruktive Verarbeitungsmodi schwer symbolisierbarer intrapsychischer individueller und teamkollektiver Prozesse betrachtet werden. In klassisch psychoanalytischer Manier haftet ihnen auch der Verdacht an, »neurotische Kompromissbildungen«, Projektionen oder aber sog. Widerstandphänomene zu sein, die mit hoher existenzieller und damit angstmachender Ladung versehene und damit nicht-bewusstseinsfähige Erlebnis- und Emotionsanteile an der Bewusstwerdung hindern, sie aber dadurch im (Team-)Unbewussten u. U. destruktiv wirken lassen.

Wie bei Einzelnen so kann auch den supervidierten Teams ein bestimmtes psychisches »Strukturniveau« zugeschrieben werden (Vogel 2016b). Die enge Konfrontation mit Todesthemen hat zudem sehr häufig regressive Wirkungen auf Individuum und Team. Beide Komponenten haben nicht unerheblichen Einfluss auf die zutage tretenden Widerstandsformen, deren Heftigkeit und deren Bearbeitbarkeit. Konkret beobachtbar ist dies etwa in heftigen Entwertungen der Supervision oder ihrer Leiter, im Fernbleiben von den Supervisionssitzungen oder in hartnäckigem Schweigen einzelner oder der gesamten Gruppe.

An dieser Stelle noch einmal zurück zur konstatierten »existenziellen Abstinenz« in der palliativen Supervision. Vier übergeordnete Gründe sind möglich: Ausgehend von den Erkenntnissen über die mangelnde Wahrnehmung und Bearbeitung existenzieller Themen in der Psychotherapie durch die beteiligten Psychotherapeuten (Yalom 2010) ist zunächst zu fragen, ob nicht die Supervisorin oder der Supervisor selbst angstbestimmte Widerstände gegen die Bewusstwerdung existenzieller Themen mit sich tragen und unmerklich in die supervisorische Sitzung importieren. Eine ausreichende Selbsterfahrung und die »Supervision des Supervisors« könnte dem vorbeugen. Denkbar, aber nicht wahrscheinlich wäre es auch, dass diese Fragen sich tatsächlich für die Teammitglieder nicht stellen, etwa weil sie schon ausreichend oder gar abschließend bearbeitet wurden. Möglich wäre zudem, dass existenzielle Fragen in anderen Kontexten (private oder semiprofessionelle Gespräche, Selbsterfahrung etc.) aktualisiert werden. Oder aber die Fragen werden (unbewusst) »abgewehrt« oder absichtlich (bewusst) von der Supervision ferngehalten. Hier wäre im konkreten Falle dann zu überlegen, ob dies durch die Zusammensetzung der Supervisionsgruppe oder die Person des Supervisors begründet sein könnte (also nicht der ausreichende Rahmen hergestellt wurde) bzw. ob durch eine deutende Intervention auf diese Abwehrprozesse hingewiesen werden sollte. Schließlich ist als Begründung für die Abwesenheit des Existenziellen in vielen palliativen Teamsupervisionen auch an die enorme »archetypische Landung« existenzieller Themen zu denken, um die es im abschließenden Abschnitt nun gehen soll.

10.4 Supervision im »archetypischen Feld«

Mehrere Grundkonzepte der Analytischen Psychologie C. G. Jungs (z. B. Vogel 2018) bieten Verstehens- und Arbeitshilfen für die supervisorische Tätigkeit im palliativen oder Hospiz-Bereich. Schweres Leid, Sterben und Tod gehen in ihrer Erlebnistiefe über die persönliche biografische Erfahrung und auch über die durch sie ausgelösten Dynamiken der jeweils involvierten Gruppe(n) hinaus. Sie reichen, wie C. G. Jung dies bezeichnet, in kollektive Schichten des Unbewussten, d. h. sie reichen in überindividuelle, menschheitsimmanente Seelentiefen hinein. Die Inhalte dieser kollektiven Schichten bezeichnet Jung (1935), einen zuvor in der Philosophiegeschichte bereits unterschiedlich gebrauchten Begriff aufnehmend, als Archetypen (gr. archē, Ursprung, Beginn). Das Archetypenkonzept der Analytischen Psychologie ist komplex und in beständiger Weiterentwicklung (Roesler 2021). Für unseren Zusammenhang ist wichtig, dass Jung an verschiedenen Stellen auch dem Tod einen archetypischen Charakter zuordnet (z. B. GW Bd 14/1, § 34) und ihm somit die den Archetypen generell zugrunde liegenden Strukturen zuschreibt. Für das supervisorische Kräftefeld sind hier v. a. folgende Aspekte von Bedeutung:

1. Das Archetypische übersteigt in jedem Fall die menschliche Verstehensmöglichkeiten und so ist immer mit einem Rest an Unwissen oder Geheimnis auszukommen. Zugleich erfährt der Mensch im Gegenüber archetypischer Kräfte ein Tremendum, ein »Zittern auslösendes«, Furcht einflößendes Erleben, das, wenn nicht bewältigbar, abgewehrt werden muss.
2. Archetypisches Erleben ist meist nur unzureichend versprachlichbar und äußert sich daher zuallererst innerseelisch in Bildern, die in Träumen, Tagträumen, Imaginationen etc. bewusst werden können. Hieraus ergeben sich einige Konsequenzen für die supervisorische Praxis. Zum einen ist bei einer wertschätzenden Einstellung zum seelischen Bilderprozess auch ein »Arbeiten am Bild« möglich, das die bewusste Versprachlichung stark angstbesetzter Themen kaum

benötigt. Zum andern ist zu überlegen, ob dem jeweiligen Team auch spezifische Angebote an imaginativen Übungen gemacht werden könnten (vgl. dazu z. B. Sheikh und Sheikh 2007).
3. Archetypisches Erleben verführt zur Identifikation mit archetypischen Motiven. Das bereits genannte Eigen-Anspruch Problem, das Heller (2013) prägnant als »perimortales Omnikompetenzsyndrom« (S. 68) bezeichnet, könnte unter diesem Blickwinkel als Identifikation mit der aktiven Seite Archetyp des Großen Heilers begriffen werden, die dann nur mühevoll wieder zurückgenommen werden kann.
4. Das Arbeiten im Umkreis des Archetypischen setzt regressive und projektive Prozesse in Gang und führt u. U. zu sog. »archetypischen Übertragungen«. In ihnen werden dem Supervisor große Macht zugeschrieben, die sich etwa in der Hoffnung auf starke Hilfe (einen Helden) oder aber auch in der Angst vor Vernichtung (des Teams) durch das supervisorische Handeln äußern können.
5. Für Supervisoren im palliativen Feld ist es notwendig, von diesen durch die archetypische Wucht der Begegnung mit den existenziellen Bedingungen der Todesnähe zu wissen. Es ergibt sich daraus z. B. ein »widerstandstolerantes« supervisorisches Vorgehen, eine – um einen weiteren zentralen Terminus der Analytischen Psychologie zu gebrauchen – »symbolisierende Einstellung« auf die vom Team eingebrachten Bilder und Metaphern und nicht zuletzt auch ein milderer Umgang mit eigenen Verunsicherungen.

10.5 Konsequenzen

Es dürfte deutlich geworden sein, dass trotz hoher Arbeitszufriedenheit in den palliativen Tätigkeitssektoren (z. B. Diehl et al. 2018) ein ebenso deutlicher Supervisionsbedarf gegeben ist und dass sich gerade die psychoanalytisch orientierten Supervisionsansätze dazu eignen, die oft abgewehrte Schwere der täglichen Leidens- und Todeserfahrungen zu bearbeiten. Innerhalb der Psychoanalyse (Freyberger 2017) und innerhalb der Analytischen Psychologie (Vogel 2016c) hat sich – ausgehend von der Ausbildungssupervision inzwischen eine breite Diskussion über die notwendigen Qualifikationen von Supervisoren entwickelt und an nicht wenigen Ausbildungsstätten wurden Curricula aufgelegt (z. B. Scherer-Renner 2016), um diese Kompetenzen zu erwerben. Als zentral bedeutsam werden hier – und das gilt in besonderem Maße dann fürs palliative Feld – neben dem Erwerb theoretischer Kenntnisse die Selbsterfahrung und die Eigensupervision der Supervisoren gestellt. Palliative Teams, die sich entschlossen haben, Supervision zu suchen oder denen dieses Anliegen evtl. auch »verordnet« wurde, tun in den ersten Sitzungen mit dem Supervisor, die im Allgemeinen der Auftragsklärung und der Klärung der Passung zwischen Supervisor und Team dienen, gut daran, dazu eine Einstellung gegenüber ihrem Supervisor zu gewinnen. Dies ermöglicht den gemeinsamen Aufbau eines angstreduzierten und geschützten Supervisionsraums, in den neben den allgemeinen Themen von Supervision dann auch existenzielle Aspekte einfließen dürfen.

Literatur

Bausewein C, Roller S (2015) Interdisziplinäres Team. In: Bausewein C, Roller S, Volz R (Hrsg.) Leitfaden Palliative Care. München: Urban u. Fischer. S. 418–421.
Diehl E, Rieger S, Letztel S, Nienhaus A, Escobar Pinzorn LC (2018) Arbeitssituation von Pflegekräften in der spezialisierten Palliativversorgung in Rheinland-Pfalz. ASU Zeitschrift für med. Rehabilitation 53(1): 33–38.
Freyberger, HJ (2017) Sollte Supervision in der psychotherapeutischen Ausbildung zertifiziert werden? In: Mertens W, Hamburger A (Hrsg.) Supervision – Konzepte und Anwendungen Bd 2. Stuttgart: Kohlhammer. S. 170–182.
Haubl R, Hauzinger B (Hrsg.) Supervisionsforschung. Einblicke und Ausblicke. Göttingen: Vandenhoeck u. Ruprecht.
Jung CG (1935) Über die Archetypen des kollektiven Unbewussten. Eranos-Jahrbuch 1934. Zürich: Rhein-Verlag.
Kübler-Ross E (2010) Was können wir noch tun. Antworten auf Fragen nach Sterben und Tod. Freiburg i. Br.: Kreuz Verlag.
Heller A (2013) Das perimortale Omnikompetenzsyndrom. Anspruch als Belastungsfaktor. In: Müller M, Pfister D (Hrsg.) Wieviel Tod verträgt das Team? Belastungs- und Schutzfaktoren in Hospizarbeit und Palliativmedizin. Göttingen: V&R. S. 68–79.
Mertens W, Hamburger A (2017) Psychoanalytische Supervisionskonzepte. In: Hamburger A., Mertens W (Hrsg.) Supervision – Konzepte und Anwendungen. Stuttgart: Kohlhammer. S. 17–31.
Müller M, Pfister D, Markett S, Jaspers B (2009) Wieviel Tod verträgt das Team? Eine bundesweite Befragung der Palliativstationen in Deutschland. Schmerz 23(6): S. 600–608.
Pühl H (1996) Supervision in Institutionen. Eine Bestandsaufnahme. Frankfurt a. M.: Fischer.
Pühl H (1998) Team-Supervision. Von der Subversion zur Institutionsanalyse. Göttingen: V&R.
Rechenberg-Winter P (2013) Der entlastende Blick. Supervision als Schutzfaktor. In: Müller M, Pfister D (Hrsg.) Wieviel Tod verträgt das Team? Belastungs- und Schutzfaktoren in Hospizarbeit und Palliativmedizin. Göttingen: V&R. S. 184–197.
Radbruch L, Rolke R (2013) Eine anspruchsvolle Tätigkeit. Hauptbelastungsfaktor der Mitarbeiter. In: Müller M, Pfister D (Hrsg.) Wieviel Tod verträgt das Team? Belastungs- und Schutzfaktoren in Hospizarbeit und Palliativmedizin. Göttingen: V&R. S. 60–67.
Roesler Ch (2021) Jung's Archetype Concept. Theory, Concept, Applications. London: Routledge.
Roller S (2015) Kommunikation. In: Bausewein C, Roller S, Volz R (Hrsg.) Leitfaden Palliative Care. München: Urban u. Fischer. S. 17–63.
Scherer-Renner R (2016) Die tiefenpsychologische CIP-Supervisoren-Ausbildung. Abriss eines Pilotprojekts. Psychotherapie 21–2: 9–30.
Sheikh AA, Sheikh KS (2007) Healing With Death Imagery. New York: Baywood Publishing.
Stern U, Bruns H (2015) Supervision auf dem Weg zur Profession. Kassel: University Press.
Vachon ML (1995) Staff stress in hospice/palliative care: A Review. Palliat. Med. 9(2): 91–122.
Vogel RT (2003) Supervision in der Praxis. Replik. Zeitschr. f. Neuropsychol 14(1): 43–44.
Vogel RT (2011) Psychotherapie auf Palliativstationen. Eine empirische Bestandsaufnahme. Psychotherapeut 56: 379–385.
Vogel RT (2016a) Supervisionssettings – Praktische Reflexionen aus psychodynamischer Perspektive. Psychotherapie 21(2): 9–19.

Vogel RT (2016b) Strukturprobleme. Anmerkungen zur Supervision von Behandlungen strukturell beeinträchtigter Patienten. Psychotherapie 21(2): 9–16.
Vogel RT (2016c) Supervisionskompetenz in der Analytischen Psychologie?!. Zeitsch. F. Analyt. Psychol. 146: 491–499.
Vogel RT (2018) Analytische Psychologie nach C.G. Jung. Stuttgart: Kohlhammer.
Weigand W (2017) Team-Supervision. In: Hamburger A, Mertens W (Hrsg.) Supervision – Konzepte und Anwendungen. Bd 1. Stuttgart: Kohlhammer. S. 101–117.
Werner A (1998) Krankenhaus. Evaluation von Stationsteam-Supervision. Dt. Ärzteblatt 95(13): 728–729.
Yalom I (2010) Existenzielle Psychotherapie. Gevelsberg: Edition Humanistische Psychologie.

11 Eine Szene, die bleibt – Chancen des Klassischen Psychodramas im palliativen Kontext

Karin Jost und Dirk Kratz

Eines der zentralen Ziele einer modernen Palliativbetreuung ist die Wahrung der Würde der betroffenen Person in ihrer letzten Lebensphase. Dabei stehen ihr jedoch neben krankheitsbezogenen Einschränkungen und Symptombelastungen zusätzlich große psychosoziale Bewältigungsaufgaben sowie ein vor allem im stationären Bereich hoch-institutionalisierter Rahmen gegenüber. Zugleich werden damit hohe Ansprüche an ein komplexes und interdisziplinäres Handlungsfeld formuliert, die mit einer stetigen Erforschung und Entwicklung passender und innovativer methodischer Ansätze beantwortet werden müssen. In diesem Zusammenhang wendet sich eine Pilotstudie des Palliativmedizinischen Dienstes (PMD) der Klinik für Psychosomatische Medizin und Psychotherapie am Klinikum rechts der Isar, TU München, und des Moreno Instituts Edenkoben/Überlingen der Erforschung der Potenziale des *Klassischen Psychodramas* zu. Diese Potenziale sollen Palliativpatienten Unterstützung bei der Verarbeitung von wichtigen Prozessen in ihrer letzten Lebensphase bieten. Eine Besonderheit des *Psychodramas* ist es, innere Werte sichtbar und erlebbar zu machen und den Menschen in die Lage zu versetzen, eigene Wünsche und Impulse zu erkennen und ins Handeln zu kommen. Daraus ergibt sich die Hypothese, dass *Psychodrama* für Menschen im Sterbeprozess ein Gewinn sein kann.

Das *Psychodrama* gehört zu den humanistischen Ansätzen der Psychotherapie. Sein Begründer *Jacob L. Moreno* bezeichnete das Psychodrama als eine Methode, »die die Wahrheit der Seele durch Handeln ergründet« (Moreno 1959 in von Ameln und Kramer 2014, S. 2). Die Bedeutung des *Psychodramas* für schwerstkranke Menschen und ihre Begleitung wird schon bei der Betrachtung des Menschenbildes deutlich: »Moreno geht auf die Menschen zu, ohne sich von bestimmten Normen klassifizierender, statischer Krankheitslehren beeinflussen zu lassen.« (Frede 2016, S. 131). *Psychodrama* kann in allen seinen unterschiedlichen Arbeitsfeldern zusammengefasst werden als »die handelnde oder szenische Darstellung des inneren Erlebens einer oder mehrerer Personen sowie deren äußerer Situationen« (Stadler und Kern 2010, S. 13) und ist damit eine zentral handlungsorientierte und kreativ-aktivierende Methode der Therapie, Beratung sowie weiteren Anwendungsfeldern. Unter dem Begriff *Psychodrama* vereinigen sich auch Soziometrie und Rollenspiel und bilden eine Trias.

Die szenische Darstellung zeigt Interaktionszusammenhänge im Hier und Jetzt und beinhaltet die hochkomplexen Zusammenhänge und Verflechtungen aller Dimensionen einer Person (Hutter und Schwehm 2012). Das szenisch orientierte Vorgehen im *Psychodrama* sucht nach Alternativen zur Verbesserung der Situation der Betroffenen und eignet sich sowohl für die Gruppenarbeit als auch für die Arbeit im Einzelsetting. Es geht darum, jenes Potenzial freizusetzen, das geeignete Lösungsansätze (Kreativitäts- und Spontaneitätskonzept Morenos) erlaubt und ein Verstehen der Situation bewirkt. Menschen werden eingeladen und ermutigt, Szenen oder Situationen ihres Lebens, wie z. B. belastende Ereignisse, Konflikte oder Träume darzustellen, um durch den Einsatz verschiedenster Techniken Zusammenhänge erkennen zu können sowie »das eigene und fremde Verhalten zu verstehen, Ressourcen und neue Lösungsmöglichkeiten zu entdecken und diese zu erproben« (Fürst 2020, S. 2).

Bezogen auf das Arbeitsfeld Palliative Care steht der Palliativpatient als *Protagonist* im Mittelpunkt, dessen inneres Erleben und innere Bedürfnisse und damit auch die eigene subjektive Wahrnehmung und Wirklichkeit szenisch auf einer *äußeren Bühne* thematisiert wird. Hieraus können in einem gemeinsamen Prozess individuelle Unterstützungsansätze entwickelt werden. Die inneren Ressourcen der Patienten werden gestärkt und sie erfahren Wertschätzung.

»Psychodrama ist eine kreative Methode, die mit Einzelnen oder in der Arbeit mit Gruppen eingesetzt wird. Dabei wird sowohl das Verhalten als auch die Entwicklung von Gedanken, Gefühlen und Haltungen fokussiert. Eine Besonderheit liegt darin, dass das Verfahren einerseits Erlebnis aktivierend und Spontaneität fördernd wirkt, also eine deutliche Handlungsorientierung aufweist, zum anderen den Menschen in Rollen beschreibt und in diesen handeln lässt.« (Stadler und Kern 2010, S. 15)

11.1 Psychodramatischer Prozess: Ablauf einer psychodramatischen Intervention

Als Protagonist steht eine Person für die Dauer einer psychodramatischen Arbeit im Mittelpunkt der Aufmerksamkeit. Er ist die Person, deren Situation, Problem oder Wunsch szenisch auf der psychodramatischen Bühne dargestellt wird (Stadler und Kern 2010). Die drei Phasen der psychodramatischen Arbeit sind Erwärmung, Aktionsphase und Integration. Ziel der Arbeit ist eine Verbesserung der Situation des Protagonisten durch Förderung der inneren Kreativität. Die Theorie des *Psychodramas* beschreibt diesen Prozess des spontanen und kreativen Handelns als »Kreativen Zirkel« (von Ameln et al. 2005).

Die Erwärmung des Protagonisten ist der erste wichtige Bestandteil des psychodramatischen Prozesses. Er wird mithilfe von einfachen Übungen in die sog. »Spontaneitätslage« versetzt, einen psychosozialen Zustand, in dem er kreativ und offen für die folgende Aktionsphase ist. Diese startet mit Eröffnung der Bühne in einem festgelegten Bereich im Raum, auf einem Tisch oder einem Tablett. Weiterführende Fragen durch die Leitung explorieren die Themenstellung und Situation des Protagonisten und führen schließlich zur Formulierung von Auftrag, Diagnostik, Interventionsplanung, Auswahl der Methode oder des Arrangements und zum Aufbau der Szene (von Ameln et al. 2005). Während bei der Gruppenarbeit andere Personen als Mitspieler (sogenannte Hilfs-Iche) zur Verfügung stehen, können in der Einzelarbeit Gegenstände zum Aufbau der Szene und zur Gestaltung unterschiedlicher Rollen genutzt werden (Stühle, Kissen, Tücher, Seile, Puppen, Stofftiere etc.). Bei diesem Szenenaufbau werden möglichst viele Sinne des Protagonisten aktiviert und mit einbezogen, um die Erwärmung und Bereitschaft für die Aktionsphase zu fördern. »Die Wahrnehmung und das Empfinden und Denken und das Fühlen, auch die Stimmungen und … all das, was im Körper passiert, sind viel enger miteinander verbunden … als bisher gedacht« (Hüther 2011). Ist der szenische Aufbau für den Protagonisten stimmig, kann er die Szene spielen und in die psychodramatische Erlebniswelt, die sogenannte »Surplus Reality« eintauchen (Stadler und Kern 2010).

> »Psychodrama-Spiele zielen darauf ab, erlebte Realität zu reinszenieren, aber sie sind nicht die erlebte Realität selbst. Sie spielen sich stattdessen in einem Zwischenbereich des Erlebens ab, den wir als Surplus Reality bezeichnen. Die Surplus Reality ist eine symbolische Handlungswelt, eine äußere Entsprechung der inneren Wirklichkeit des Protagonisten, die auf dessen innere Wirklichkeit zurück wirkt. Die Surplus Reality ist das konstituierende Merkmal, das das Psychodrama von anderen Verfahren unterscheidet und zentraler Wirkfaktor des Psychodramas.« (von Ameln et al. 2005, S. 550)

Die Integration schließt an die Aktionsphase an und dient dem Abschluss von »Prozessen durch die Erweiterung der Perspektiven […] und der Übertragung der im psychodramatischen Spiel gewonnenen Erkenntnisse ins reale Leben« (Stadler und Kern 2010, S. 83). Diese Phase der Nachbesprechung ist fester Bestandteil der psychodramatischen Arbeit und ihr fällt eine enorme Bedeutung zu. Die Nachvollziehbarkeit der Thematik des Protagonisten bei anderen Mitspielenden wird durch Rückmeldungen aus der Gruppe in der Integrationsphase besprochen. Der Protagonist wird damit wieder in die Gruppe integriert. Bei Einzelarbeit übernimmt der Leiter diese Funktion und kann dem Protagonisten mitteilen, welche Anteile der Thematik er aus anderen Lebensbezügen kennt. Der Protagonist erlebt, dass er nicht allein ist und andere Menschen Verständnis für seine Situation aufbringen (von Ameln und Kramer 2014). Die während des Spiels erlebten Prozesse werden reflektiert und gewonnene Erkenntnisse deutlich.

Aufbau des Psychodramas

Erwärmungsphase

- emotionale, kognitive, körperliche Vorbereitung auf psychodramatische Arbeit
- dient der Identifikation von Themen und dem Abbau von Hemmungen
- Aktivierung der/des Menschen und der emotionalen Beteiligung
- Steigerung der Bereitschaft zum Einlassen in die szenische Arbeit
- ermöglicht das Freisetzen von konfliktgebundenen Energien
- bietet Impulsen Raum zur Entfaltung

Aktionsphase

- Eröffnung der Bühne
- Exploration der Themenstellung = psychodramatisches Interview
- Auftragsformulierung
- Diagnostik und Interventionsplanung
- Definition von Prozesszielen
- Wahl der Methode bzw. des Arrangements
- Aufbau der Szene
- Szenische Aktion
- Entfaltung der Kreativität des Protagonisten
- ermöglicht Distanzierung und Perspektivwechsel
- bietet die Möglichkeit zur Erprobung neuer Handlungsmöglichkeiten
- Ziel ist ein Erkenntnisgewinn für den Protagonisten

Integrationsphase

- Feedback von Mitspielenden (Gruppenarbeit) und Leitung (Gruppen- und Einzelarbeit)
- stützt den Protagonisten
- Abschluss der Prozesse aus der Aktionsphase
- Reflexion des Prozesses und des Erlebten
- Einordnen des Erlebten in einen Gesamtzusammenhang
- Ergebnissicherung
- ermöglicht Identifikation zur Vertiefung eines Themas

11.2 Anwendungsmöglichkeiten psychodramatischer Techniken bei der Begleitung von Palliativpatienten

Für die Begleitung schwerstkranker und sterbender Menschen lässt sich kein Katalog von Regeln und kein standardisiertes Vorgehen entwerfen. Es geht vielmehr darum, sich einzulassen in die Welt der Patienten und den Mut aufzubringen, sich an den Bedarf dieser Menschen anzupassen (Frede 2012). »Die Würde eines Menschen im Sterben zu achten, bedeutet, ohne ›Programm‹ an ihn heranzutreten, ihm die Führung zu überlassen und seinem inneren Wissen darüber zu vertrauen, was für ihn ›gut‹ und ›richtig‹ ist.« (Frede 2012, S. 67).

Die hier vorgestellten Techniken gehören zu den Haupttechniken des *Psychodramas*. In ihrem Streben, den Menschen in seiner Auseinandersetzung mit dem Sterbeprozess zu unterstützen und ihm ein Gefühl für die eigene Wertigkeit zu geben, entsprechen sie den wesentlichen Zielen der »Sterbebegleitung« (Frede 2012).

> **Wichtigste Techniken des Psychodramas**
>
> Doppeln
>
> - Leitung oder Mitspieler sprechen Gedanken, Gefühle oder Impulse aus der Rolle des Protagonisten aus
> - erfordert das Einfühlen in den Protagonisten
> - Protagonist kann die Aussage annehmen oder ablehnen
> - dient der Unterstützung des Protagonisten
> - dient als Ermutigung, Gefühle anzusprechen
> - eignet sich, wenn die Ausdrucksfähigkeit des Protagonisten eingeschränkt ist oder der Prozess ins Stocken gerät
>
> Spiegeln
>
> - Betrachtung einer Szene aus der Außenposition, ähnlich einer Betrachtung des Selbst in einem Spiegel
> - ermöglicht einen Perspektivwechsel von der Innen- zur Außenperspektive (Metaposition)
> - schafft Distanz für den Protagonisten
>
> Rollenwechsel
>
> - wesentlichste Technik, zeichnet das Psychodrama aus
> - Wechsel in die Rolle einer anderen Person oder eines Objektes auf der Bühne
> - ermöglicht die Wahrnehmung einer anderen Position, der Betrachtung des Selbst aus dieser Position und dem Transfer dieser Erfahrung in das eigene Erleben durch Perspektivwechsel

Doppeln, Spiegeln und Rollenwechsel sind Techniken, die entwicklungstechnisch Phasen der Kindheit entsprechen (Fürst 2020). Bevor das kleine Kind sprechen kann, formuliert die Mutter die Gedanken und Gefühle des Kindes. Dieses »Doppeln« durch die Leitung kann einfühlsam oder bestätigend ausgeführt werden und gibt Rückhalt, bietet Unterstützung und »fördert die Selbstannahme der Betroffenen« (Frede 2016, S. 137). Das Spiegeln bezieht sich auf den Zeitraum, in dem das Kind lernt, sich selbst wahrzunehmen und Bewusstsein zu entwickeln (Fürst 2020). Es schafft eine Distanz zu sich selbst und der eigenen Lage und ermöglicht die Betrachtung aus der »Rolle des/der Beobachtenden«. Beim Rollenwechsel verlässt der Protagonist die eigene Perspektive und wechselt in eine andere Rolle hinein. »Die Möglichkeiten, in eine andere Rolle als die eigene zu wechseln…« sind im *Psychodrama* beinahe grenzenlos (Bender und Stadler 2012, S. 70).

Der Einsatz dieser Techniken erweitert das Handlungsspektrum der Patienten. Sie erfahren Selbstbestimmung in ihrer Situation, in der sie auf andere angewiesen sind.

11.3 Mensch – Patient – Rolle

Der Ansatz des *Psychodramas* stellt u. a. den Begriff der »Rolle« in den Vordergrund und versteht das Handeln aus einer Rolle heraus »als ein Interagieren in einem sozialen Kontext« (Stadler und Kern 2010, S. 136). Dabei wird von der Grundannahme ausgegangen, dass jeder Mensch als soziales Wesen eingebunden ist in ein komplexes Geflecht vielfältiger Beziehungen. »Der Mensch lebt während seines gesamten Lebens in Gruppen verschiedenster Art (Familie, Schule, Ausbildung, Beruf, Freizeit) und steht in all seinem Tun und Denken immer in Beziehung zu anderen. Er wird beeinflusst und beeinflusst die anderen und übernimmt viele Rollen« (Fürst 2020, S. 2). »Menschen erleben sich in Rollen und nehmen andere in solchen wahr […]. Dabei spielen nicht nur die eigenen Absichten im Umgang mit einer speziellen Situation eine Rolle, ebenso orientiert sich die Person an den Erwartungen der anderen« (Stadler und Kern 2010, S. 136). Nach Morenos rollentheoretischen Überlegungen können wir einen Menschen erst dann verstehen und ihm helfen, »wenn wir nicht nur ihn selbst untersuchen, sondern die gesamte Situation, in der er sich befindet« (Frede 2016, S. 133).

Jedes Individuum durchläuft von Geburt an eine Rollenentwicklung. Nach und nach entstehen weitere Rollen, die sich miteinander immer komplexer verweben. Rollen können sich verändern und unser Gehirn kann lebenslang neue Rollen speichern. Neu erworbene Rollen lösen vorherige nicht ab, sondern bauen aufeinander auf, integrieren frühere Rollen und entwickeln sich weiter. In Reihenfolge der Entwicklung auf Handlungsebene unterscheidet das gegenwärtige *Psychodrama* vier Rollenkategorien (Fürst 2020; Hochreiter 2004, S. 128–146):

1. Somatische Rollen
    Als erste Rollen des Menschen sind sie nahezu immer mit einer psychischen Komponente verbunden und werden auch als psychosomatische oder somatopsychische Rollen bezeichnet. Einige dieser Rollen sind an bestimmte Phasen oder Bedürfnisse gekoppelt, erscheinen und verschwinden wieder (der Schlafende, die Trinkende, der Sterbende, die Kranke, der Genesende etc.)
2. Psychische Rollen
    Sie treten immer gemeinsam mit anderen Rollen auf und sind bedeutsam für die Entwicklung weiterer Rollen, Empfindungen und Gefühle stehen dabei im Vordergrund (der Leidende, die Glückliche etc.)
3. Soziale Rollen
    Sie sind durch den gesellschaftlichen Kontext, das Zusammenleben in einem Kulturkreis und durch das Individuum bestimmt. In dieser Rolle erfolgt die

Auseinandersetzung eines Menschen mit der äußeren Realität (Lehrer, Pfleger, Sanitäter, Vater etc.)
4. Transzendente Rollen
Sie sind Rollen, die im Zusammenhang mit Idealen, Werten oder Symbolstrukturen stehen und die der Mensch bewusst für sich selbst wählt. Dazu gehören z. B. religiöse, spirituelle und mystische Rollen (z. B. Geistliche, Protestantin, Katholik, Demokratin etc.)

Zu den wichtigsten Eigenschaften von Rollen gehört, dass sie verkörpert werden. Bei einer »spontanen Reaktion auf eine Situation oder Lage werden nicht nur Emotionen freigesetzt, diese gehen auch mit körperlichen Reaktionen einher, die sich in einem Mienenspiel oder einer Veränderung der Körperhaltung äußern können« (Stadler und Kern 2010, S. 139). Der Spielraum zur Ausgestaltung der Handlungsmuster einer Rolle kann sehr unterschiedlich sein. So sind beispielsweise die Rollen vieler Berufe weitestgehend »durch soziokulturelle Normierungen standardisiert und bleiben unabhängig von Personen und Situationen bestehen« (von Ameln und Kramer 2014, S. 168). Bei anderen Rollen hingegen werden die »im Laufe der Sozialisation erlernten soziokulturellen Stereotypen individuell ausgestaltet« (von Ameln und Kramer 2014, S. 168). Gesellschaftlich und fachlich gibt es also gewisse Vorstellungen und Erwartungen, beispielsweise an die Rolle eines Lehrers im allgemeinen Sinn, aber es gibt einen gewissen Freiraum für diesen Lehrer zur individuellen Ausgestaltung seiner Rolle einschließlich der Option, die Art der individuellen Ausgestaltung verändern zu können.

Das sogenannte Rollenrepertoire eines Menschen wächst im Laufe eines Lebens. »Jedes Individuum – genauso wie es jederzeit eine Reihe von Freunden und Feinden hat – besitzt ein Repertoire von Rollen, in denen es sich selbst entspricht, und von Gegen-Rollen, in denen es seine Mitmenschen sieht.« (Hutter und Schwehm 2012, S. 316). Die in unterschiedlichen Situationen eingenommen, verschiedenen Rollen machen unsere Identität und Persönlichkeit aus (von Ameln und Kramer 2014). Raum, Zeit und Kontext sind wichtige Orientierungshilfen für unser Handeln und die Abhängigkeit einer Rolle von einer Situation oder Lage wird im *Psychodrama* als weitere wichtige Eigenschaft beschrieben (Stadler und Kern 2010).

Für schwerstkranke Menschen sind bestimmte Rollen schon allein deshalb verschwunden, weil die Kräfte nachlassen, die sie für die Verkörperung dieser Rollen unbedingt benötigen. »Sind bestimmte Rollen eines Menschen im beruflichen und privaten Bereich unwiederbringlich verloren, gewinnen seine transzendenten Rollen an Bedeutung, denn es sind v. a. diese Rollen, die es ihm erleichtern können, den Verlust anderer Rollen zu verarbeiten, ein Selbstwerterleben zu erlangen, das weder von Leistungsfähigkeit noch von Interaktionspartnern abhängig ist. Während die sozialen und psychischen Rollen an die Interaktion mit anderen Personen gebunden sind, entstehen die transzendenten Rollen in der Auseinandersetzung mit Idealen und Werten, an denen sich der Betroffene orientiert.« (Frede 2016, S. 133).

11.4 Psychodramatischer Ansatz im palliativen Kontext

Mit Blick auf Palliative Care kann der Patient als Sterbender in einer psychosomatischen Rolle betrachtet werden. Krankheitsbezogene Belange, Symptombelastung, Leid, Ängste, Sorgen und starke soziale Einschränkungen bestimmen das Wohlempfinden, beeinträchtigen den Alltag und die körperlichen Handlungskapazitäten dieses Menschen. Welche gesellschaftlichen Vorstellungen und Erwartungen haben Einfluss auf die Rolle eines Sterbenden? Und wie ist die Lage? Scheint sie hoffnungslos und von Passivität gezeichnet? Wie gestaltet sich das soziale Umfeld? Ist dieser Mensch ans Bett gebunden oder an Apparate angeschlossen? Ist er in der Lage selbstbestimmt seine Rolle zu füllen? Sterben ist ein aktiver Prozess. Wie viel Gestaltungsfreiraum und welche Gestaltungsmöglichkeiten bleiben dem Menschen? Die Lage von Patienten in Palliative Care bringt enorme Herausforderungen mit sich, die die Selbstwirksamkeit einschränken können. *Psychodrama* eröffnet Möglichkeiten, Veränderungsprozesse einzuleiten, sie zu gestalten und bringt Menschen in die Lage, mithilfe der szenischen-orientierten Arbeit aktiv sein zu können.

Die Gespräche und Interventionen mit Patienten sollen sich hauptsächlich an ihren Wünschen und Bedürfnissen orientieren und die Möglichkeit bieten, offen und umfassend über das eigene Leben erzählen und berichten zu können. Dabei können diese Menschen erleben, wie hilfreich psychodramatische Arbeit für ihren Prozess sein kann.

Es geht darum, Sterbende bei ihrem tiefen Wunsch nach Klärung zu begleiten, insbesondere was die Weitergabe von Werten, Generativität (Erikson und Erikson 1997) und die Gerotranszendenz (Tornstam 1989) betrifft. Fragen wie beispielsweise »Welches Vermächtnis hinterlasse ich?«, »Wie möchte ich in Erinnerung behalten werden?« oder »Welche wertvollen Erinnerungen möchte ich bewahren und weitergeben?« stehen bei diesen Wünschen nach Klärung im Vordergrund. Der Umgang mit dem Sterben ist ein höchst individueller Prozess. Im Rahmen dieser qualitativen Studie sollen Patienten die Möglichkeit haben, diesen Prozess möglichst offen und individuell leben zu können.

11.5 Eine Holzkiste und ihre symbolischen Figuren

Das *Psychodrama* wurde anfangs als gruppentherapeutische Methode entwickelt, später jedoch auch erfolgreich als sog. *Monodrama* ins Einzelsetting übertragen, worauf die hier beschriebene Intervention im palliativen Kontext aufbauen wird. Hierbei kommt auch ein standardisierter Satz an therapeutischen Figuren zum Einsatz, der speziell für den Einsatz im Einzelsetting entwickelt wurde und zum Bühnenaufbau verwendet werden kann, die sog. *Monodrama-Box*.

11 Eine Szene, die bleibt – Chancen des Klassischen Psychodramas im palliativen Kontext

---

Monodrama-Box

- Eine umfangreiche Tool-Box für die szenisch-systemische Therapie, Beratung und Supervision.
- Inhalt: 34 Teile
- 12 Figuren (4 klein, 4 mittel, 4 groß), 4 Pfeil-Formen, 3 Würfel, 10 Kreis-Formen (4 neutral, 1 rot, 1 schwarz, 1 gelb, 1 grün, 1 weiß, 1 blau), 1 Stofftuch, 3 Schnüre, 1 Stoffbeutel
- Ein Produkt der Therapieverbund Ludwigsmühle gGmbH in Kooperation mit dem Moreno Institut Edenkoben/Überlingen (Therapieverbund Ludwigsmühle gGmbH, www.ludwigsmuehle.de)

Diese Figuren der Monodrama-Box eignen sich vor allem für den Einsatz auf einer kleinen Bühne, der Tischbühne oder einem Tablett.

Beispiel einer Szene: »Was mir wichtig ist in meinem Leben«

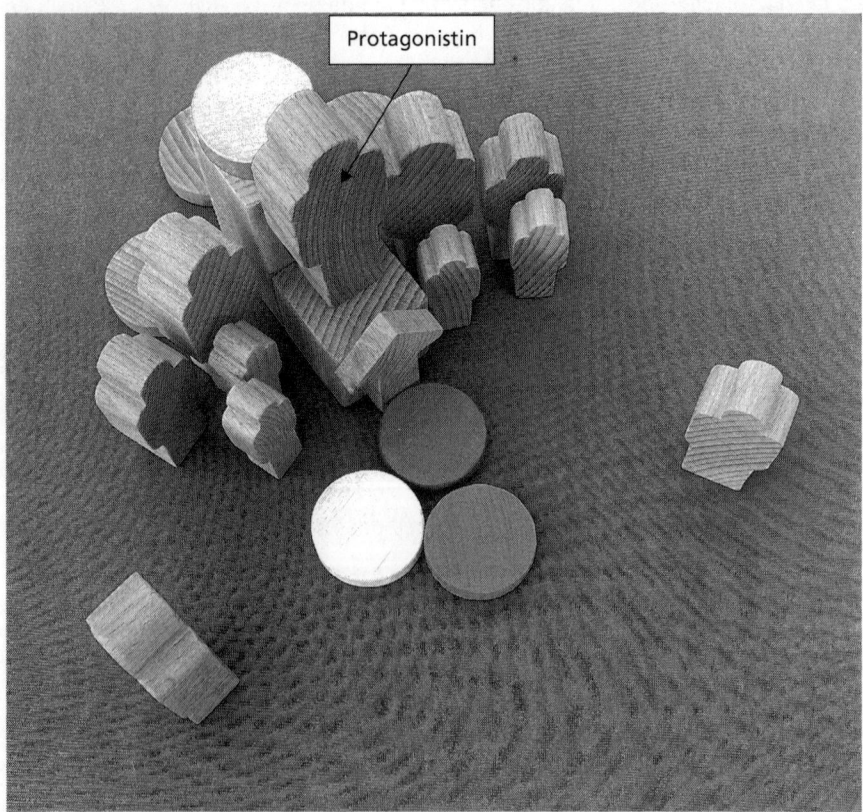

Abb. 11.1: Aufstellung »Was mir wichtig ist in meinem Leben« (Foto: Karin Jost)

11.5 Eine Holzkiste und ihre symbolischen Figuren

Frau R. (82 J.) erzählt aus ihrem Leben und reflektiert darüber, was ihr wichtig ist. Auf der Bühne steht sie in der Mitte, in ihrem Zuhause. Rechts und links ihre Kinder, ein Sohn (rechts) und eine Tochter (links), jeweils mit Partnern und den Enkelkindern, jeweils zwei mit den aktuellen Partnern. Ein weiteres Enkelkind (J.) aus einer früheren Beziehung des Sohnes etwas weiter weg. Ihre drei bereits verstorbenen Geschwister positioniert sie direkt hinter sich als begleitende Schutzengel. Dahinter befindet sich die Hecke, Grenzbepflanzung ihres Eigenheims. Der letzte, noch lebende Bruder mit Partnerin (eine Figur stellvertretend für beide) ihr links schräg gegenüber. Vor ihr die flachen Steine symbolisieren ihren Garten, ihre Turngruppe und ihre Freundinnen. Eine Botschaft möchte sie lediglich an den Enkelsohn J. richten, der etwas weiter weg steht (rechts). Er ist Stiefsohn des Sohnes, der Älteste der Enkelkinder und mit seinem Leben sehr beschäftigt: »Ich bin immer da, ich werde immer da sein, du bist immer willkommen, egal in welcher Lebensphase du dich gerade befindest. Ich würde dir niemals einen Vorwurf machen.« Frau R. formuliert einen Wunsch für ihn: »Ich würde nur wollen, dass du wieder Teil der Familie bist, dass du wieder näher rückst.« Auf die Frage, ob sie einen Wunsch oder eine Botschaft für alle anderen... Kinder, Freundinnen, Enkelkinder hat?, sagt Frau R.: »Sie waren alle da, jetzt in dieser Zeit... ich kann mich gar nicht genug bedanken, aber es gibt jetzt nichts, was ich noch mitgeben würde. Ich glaube, dass ich sehr im Reinen bin und auch für mich mit ihnen im Reinen bin.« »Es würde mich nur freuen, wenn J. mehr da wäre, die Zeit ist kostbar.«

Wichtig war ihr, dass beide Kinder gleich nah bei ihr stehen und dass auch alle anderen Familienmitglieder ganz nah bei ihr stehen. »So ist es kuschelig, da geht's mir gut.«

Abschließend genießt Frau R. den Blick auf alle, die um sie herum sind und für sie eine Stütze gewesen sind und immer noch sind. Sie genießt die Nähe von allen und schätzt auch diese Nähe. Der Anblick von all diesen Menschen um sie herum erfüllt sie. »Ich wünsche mir, dass alle immer glücklich sind!« Sie wird ermuntert, den Blick von allen Seiten auf ihre Bühne zu richten und es erfüllt sie erneut. »So schön kuschelig für mich da in der Mitte, so gefällt es mir.«

Frau R. war im Anschluss an die Sitzung immer noch sehr erfüllt von ihrem Bild. Es stärkte sie sehr, zu sehen, wie viel Unterstützung sie aus ihrem Umfeld bekommt und dass alle für sie da sind. »Ein erfülltes Leben«. Frau R. endet die Sitzung zufrieden und mit einem Lächeln auf ihrem Gesicht.

Frau R. hatte vor allem in den Wochen vor der Intervention immer wieder mit Ängsten zu kämpfen und war kaum in der Lage, diese zu formulieren. Durch die Bestandsaufnahme von all dem, was ihr Kraft gibt, hat Frau R. wieder »ein Gefühl für die Kontinuität ihres Lebens« gefunden (Frede 2016, S. 139) und die Betrachtung der Figuren von außen – das Spiegeln ihrer Situation – ermöglichte die Distanz, um ihre Situation differenzierter zu betrachten. Das hat dazu geführt, dass sie ihre Ängste als normale Reaktion auf gesundheitliche Bedrohung wahrnehmen und mit der Kraft aus ihrem Bild annehmen konnte.

11.6 Von der Idee zum Aufbau und Durchführung einer Studie

Über die Wirksamkeit von *Psychodrama* bei Schwerstkranken und Palliativpatienten gibt es bislang keine wissenschaftlichen Erkenntnisse. Bei der Begegnung des Palliativmedizinischen Dienstes mit Psychodramatikern entstand die Idee für diese Studie über den Einsatz von psychodramatischen Techniken im palliativen Kontext. Das vorliegende Fallbeispiel und Rückmeldungen von schwerkranken Patienten zur *Psychodrama*-Therapie (Frede 2012) bestärken diese Idee und die Studienplanung.

Die Studie »DramaPall« und die Erhebung der Daten ist zunächst explorativ geplant. Das Team möchte im ersten Schritt die Machbarkeit von Forschung über den Einsatz von psychodramatischen Techniken in Palliative Care untersuchen und den Einsatz möglicher Methoden abschätzen. Gleichzeitig erfolgt eine Bedarfsermittlung. 5–10 interessierte Palliativpatienten können daran teilnehmen. Für die Durchführung der Studie sind drei Termine je Patient geplant. Ein Termin dient der Vorstellung der Monodrama-Box und der diagnostischen Erhebung von Wünschen und Bedürfnissen des Patienten. Der zweite Termin dient der Durchführung der Intervention. Der dritte Termin dient der Befragung nach der Befindlichkeit und der Qualitätsüberprüfung der Intervention mit dem Patienten.

Termin 1 – diagnostische Erhebung: Bei diesem Termin lernt der Patient die Fachkräfte und Forschenden (max. 2 Personen) kennen. Mithilfe des »Mehrdimensionalen Befindlichkeitsfragebogens MDBF« (Steyer et al. 1997) ermitteln wir die Befindlichkeit des Patienten im Hinblick auf seine körperliche und mentale Verfassung sowie Einschränkungen der Lebensqualität und der Würde. Wir erfragen auch, welche Wünsche und Bedürfnisse zur Fragenklärung des Lebens der Patient hat. Wir stellen die Monodrama-Box vor und zeigen Möglichkeiten des Einsatzes auf. Dauer: ca. 15–20 Minuten

Termin 2 – psychodramatische Intervention: Die bei Termin 1 ermittelten Wünsche und Bedürfnisse werden auf ihre Aktualität hinterfragt und geprüft. Daraus formulieren wir gemeinsam mit dem Patienten den Auftrag für die Intervention. Dabei erfolgt eine Anwärmung zum definierten Thema, möglicherweise kann eine zusätzliche Entspannungs- oder Imaginationsübung hilfreich sein. Der Patient kommt unter Anleitung zur Erzählung und mit den Figuren und Formen der Monodrama-Box auf einer sogenannten Tischbühne ins Handeln, bis der Auftrag der Intervention erfüllt ist. Am Ende der Intervention wird ein Foto der Bühne gemacht. Beim Erarbeiten der Szene auf dieser Bühne entsteht ein sehr individuelles »inneres Bild« bei den Teilnehmenden. Wie der Patient dieses Bild festhalten und gegebenenfalls weitergeben möchte, kann er frei wählen. Es folgt eine kurze Nachbesprechung. Dauer: ca. 40–60 Minuten

Termin 3 – Nachbesprechung und qualitative Befragung: In dieser Nachbesprechung wird ermittelt, welchen Nutzen die Intervention auf den Patienten in Bezug auf den Auftrag hatte, eine Szene, eine Situation oder ein Vermächtnis abzubilden, sein Empfinden für die Wirkung auf Lebensqualität und Würde. Dabei wird die Belastung der Patienten und die Eignung der Monodrama-Box für ihren Einsatz im

Rahmen von *Psychodrama* in Palliative Care erfasst. Die Befragung wird qualitativ durchgeführt. Dauer: ca. 30 Minuten

Es besteht die Möglichkeit, Termin 1 und 2 direkt zu kombinieren und beide Termine zum gleichen Zeitpunkt durchzuführen. Dauer: ca. 60–90 Minuten. Die Durchführung der Nachbesprechung (Termin 3) ist etwa zwei Tage nach der Intervention (Termin 2) geplant.

Der Patient kann die Teilnahme an der Studie sowie die Termine während der Durchführung zu jedem Zeitpunkt unterbrechen, abbrechen und/oder zu einem anderen Zeitpunkt wieder anknüpfen.

Die bereits erwähnten Holzfiguren dienen bei der Intervention als Spielfiguren und ein Tablett auf dem Bett als Bühne. Für mobile Patienten kann die Bühne auch im Raum gestaltet werden. Der Patient steht als Protagonist im Mittelpunkt und hat gleichzeitig die Regieführung. Kommt das »innere Bild« auf die Bühne, kann der Protagonist die Szene von außen betrachten sowie Handlungsalternativen erproben. Botschaften oder Worte können an die stellvertretenden Holzfiguren formuliert werden. Die psychodramatischen Techniken ermöglichen ein Erleben und Gefühle und Gedanken werden »erfahrbar«. Der Patient hat Gestaltungsspielraum und kann in Aktion treten. Im Vordergrund steht die Entlastung für ihn und die Verbesserung des Empfindens für die eigene Situation.

Zur Einleitung der Intervention und qualitativen Erfragung von Wünschen und Bedürfnissen zur Verbesserung der Lebensqualität steht ein Interviewleitfaden zur Verfügung. Um hinsichtlich der Befindlichkeit, den Wünschen und Erzählungen der Patienten flexibel reagieren zu können, erfolgt die Befragung offen und nicht nach einer starren Struktur. Nachfolgende Themen dienen lediglich der Orientierung:

1. Allgemeine Fragen zur Befindlichkeit
2. Biografie-Arbeit, Generativität, Vermächtnis
3. Kraftquellen
4. Werte
5. Wünsche, Bedürfnisse zu Verbesserung der Lebensqualität
6. Umfeld, Nahestehende/Angehörige
7. Abschlussfragen

Die Intervention wird als Audiodatei aufgezeichnet und anschließend transkribiert. Der Protagonist nimmt die Szene als inneres Bild mit und erhält auf Wunsch einen Fotoabzug. Die Befragung ist ein offen geführtes Interview mit Leitfragen zur Erfüllung des Handlungsauftrags, der Qualität der Intervention und den Spielfiguren als Werkzeug, Verbesserungsvorschlägen sowie einem Fragebogen zur Befindlichkeit der Patienten.

Durch wertorientiertes Begleiten bei schwierigen Themen bieten besonders psychodramatische Techniken die Möglichkeit, auf stille Wünsche und Hoffnungen zu blicken. Die Pilotstudie will Palliativpatienten bei dem Wunsch nach Klärung, Generativität und Vermächtnis begleiten und sie dabei unterstützen, Stationen des Lebens aufzurufen und auf wertschätzende Weise abbilden zu können.

Die geplante Gesamtdauer der Studie beträgt elf Monate. Sie verfolgt hauptsächlich folgende Ziele:

- Analyse der Wirkung von psychodramatischen Interventionen auf die Lebensqualität von Patienten bei der Begleitung in der letzten Lebensphase
- Untersuchung des Potenzials von *Psychodrama* zur Unterstützung von Palliativpatienten bei der Klärung seelischer Prozesse

Zeitachse und Ausblick der Studie

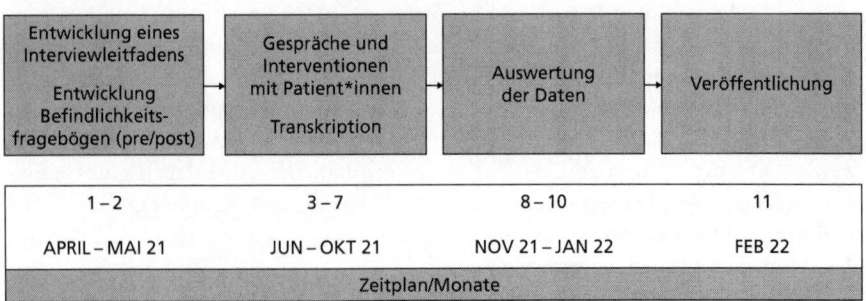

Abb. 11.2: Überblick über den zeitlichen Ablauf der Studie

Die angestrebte Forschungsstrategie besteht zunächst aus einem qualitativen Vorgehen im Sinne der Grounded Theory (Glaser und Strauss 1998) und dem Einsatz der teilnehmenden Beobachtung (Flick 2007). Dieses Vorgehen ist zeitintensiv und die Auswertung der Daten relativ aufwändig. Allerdings bietet die gewählte Methodik den Vorteil, dass die subjektive Sicht der Teilnehmenden in den Vordergrund tritt und die Entdeckung unbekannter Sachverhalte und ein tiefer Informationsgehalt ermöglicht werden (Saunders et al. 2016).
Verbundenheit und Autonomie gehören zu den Grundbedürfnissen der Menschen (Hüther 2011). Demgegenüber stehen »innere Einsamkeit« und der »Verlust persönlicher Autonomie« als die zwei Problemzonen, von denen viele Patienten mehr oder weniger stark betroffen sind, ungeachtet ihrer Krankheit (Frede 2012). »Denn was das Kranksein oft so schwer macht, ist nicht so sehr die Krankheit an sich, sondern die Lage, in der sich der/die Betroffene befindet.« (Frede 2012, S. 32). Vor diesem Hintergrund hat die Auseinandersetzung mit dem Leben und Sterben nicht nur für schwerstkranke und sterbende Menschen eine hohe Relevanz, auch gesellschaftlich kann dieser Dialog zur weiteren Enttabuisierung von Krankheit, Sterben und Tod beitragen (Stadler 2014).

Literatur

Bender W, Stadler C (2012) Psychodrama-Therapie. Grundlagen, Methodik und Anwendungsgebiete. Stuttgart: Schattauer.

Erikson EH, Erikson JM (1997) The Life Cycle Completed. New York: W. W. Norton. Extended Version. Kindle-Version.

Flick U (2007) Qualitative Sozialforschung. Eine Einführung. Reinbeck bei Hamburg. Rowohlt.

Frede U (2016) Trauer und Angst bei schwerer Erkrankung – Psychodramatische Zugänge. Zeitschrift für Psychodrama und Soziometrie 15: 131–141.

Frede U (2012) »Ertragt mich, dass ich rede« Möglichkeiten der Psychodrama-Therapie bei der Begleitung Schwerstkranker. 2. Aufl. Wiesbaden: VS Verlag für Sozialwissenschaften, Springer Fachmedien.

Fürst J (2020) Psychodrama. Grundlagen der Psychotherapie. Skriptum für den Universitätslehrgang psychotherapeutisches Fachspezifikum, methodenspezifische Ausrichtung: Psychodrama an der Universität Innsbruck und Sigmund Freud Universität Wien: unveröffentlicht.

Glaser BG, Strauss AG (1998) Grounded Theory. Strategien qualitativer Forschung. Bern: Huber.

Hochreiter K (2004) Rollentheorie nach JL Moreno. In: Fürst J, Ottomeyer K, Pruckner H (Hrsg.) Psychodrama-Therapie. Ein Handbuch. Wien: Facultas Verlags- und Buchhandels AG, Facultas Universitätsverlag. S. 128–146.

Hüther G (2011) Was wir sind und was wir sein könnten. Frankfurt: Fischer Verlag.

Hutter C, Schwehm H (Hrsg.) (2012) JL Morenos Werk in Schlüsselbegriffen. 2. Aufl. Wiesbaden: VS Verlag für Sozialwissenschaften, Springer Fachmedien.

Moreno JL (1959) In: Von Ameln F, Kramer J (2014) Psychodrama: Grundlagen. Berlin, Heidelberg: Springer-Verlag. S. 2.

Saunders M, Lewis P, Thornhill A (2016) Research Methods for Business Students. Seventh Edition. Essex: Pearson.

Stadler C, Kern S (2010) Psychodrama, Eine Einführung. Wiesbaden: VS Verlag für Sozialwissenschaften, Springer Fachmedien Wiesbaden.

Stadler C (2014) Noch immer ein Tabu am Lebensende? Historische und psychologische Aspekte bei Palliative Care und Hospizarbeit. In: Bruhn R, Straßer B (Hrsg.) Palliative Care für Menschen mit geistiger Behinderung. Stuttgart: Kohlhammer. S. 43–48.

Steyer R, Schwenkmezger P, Notz P, Eid M (1997) Der Mehrdimensionale Befindlichkeitsfragebogen (MDBF) 1. Aufl. Göttingen, Bern, Toronto, Seattle: Hogrefe.

Tornstam L (1989) Gero-transcendence: A reformulation of the disengagement theory. Aging 1: 55–63.

Von Ameln F, Gerstmann R, Kramer J (2005) Psychodrama. Heidelberg: Springer Medizin Verlag.

Von Ameln F, Kramer J (2014) Psychodrama: Grundlagen. Berlin, Heidelberg: Springer-Verlag.

12 Wie palliativ ist die Psychosomatische Medizin und Psychotherapie?

Eckhard Frick

12.1 Zum Begriff »palliativ«

Der Begriff »palliativ« hat eine lange vor-moderne Begriffsgeschichte. Bruno (1682) definiert:
 Palliatio, palliativa cura, wird es von den Ärzten genannt, wenn bei verzweifelten und unheilbaren Krankheiten und nach der Prognose eines infausten Ausgangs, gewisse Mittel gegeben werden, die den Schmerz oder andere bedrängende Symptome mildern, wie bei Krebsgeschwüren, kanzerösen Fisteln und anderen (Übersetzung von Stolberg 2007, S. 7–29).

Bemerkenswert in dieser Definition ist der Doppelbegriff »palliativa cura« im Unterschied zur aktuellen Verwendung von »kurativ« und »palliativ« als (konträre) Gegensätze. Schon die vormoderne Palliativkur stand im Gegensatz zur »kausalen«, die Wurzeln der Krankheit bekämpfenden Behandlung, auch wenn die pathophysiologischen Vorstellungen andere waren als die heutigen. Johann Jakob Woyt (1709) zufolge ist die Palliativkur eine »Interims Cur«, die »in desperaten und unheilbaren Kranckheiten« Platz greift, »da man etwa Schmertzen lindert, daß man den Patienten gar nicht hülffloß lässet, obgleich man wenig mit der Cur ausrichtet« (zitiert bei Stolberg 2007, S. 23).

Stolberg (2007) weist auf den metaphorischen, an der Etymologie (lat. *pallium*: Mantel) orientierten Sprachgebrauch frühneuzeitlicher Ärzte hin: »Palliativ« wurden auch solche »bemäntelnden«, zudeckenden, dissimulatorischen Maßnahmen genannt, die wir im heutigen Sprachgebrauch als symptomatische oder gar Scheinbehandlungen bezeichnen würden. Die Assoziation des bloßen »Bemäntelns« und des womöglich leichtfertigen oder voreiligen Verzichts auf eine kausale Behandlung sei, so Stolberg, eine terminologische Bürde der heutigen Palliativmedizin.

Nicht nur die Etymologie des Begriffs »palliativ« ist metaphorisch. Vielmehr breitete sich der medizinische Sprachgebrauch auf die Umgangssprache aus und wurde zu einer (sekundären) Metapher, wobei die ursprüngliche Wortbedeutung verblasste. So erklärte Goethe die »Liebeley«, das Schäkern mit dem anderen Geschlecht, zum »probatsten Palliativ« gegen seinen »Teufels Humor« (zitiert in Stolberg 2007, S. 20). Zusammenfassend können fünf Ebenen der Verwendung des Wortes »palliativ« unterschieden werden (▶ Tab. 12.1).

12.1 Zum Begriff »palliativ«

Tab. 12.1: Bedeutungsebenen des Begriffs »palliativ«

1	primär metaphorisch	Palliation als »Bemäntelung«	verblasste, weitgehend unbewusste Etymologie
2	deskriptiv	Therapiebegrenzung	Anzahl, Art, Dosis von Behandlungen werden reduziert
3	intentional	Therapiezielwechsel: Bevorzugung des palliativen gegenüber dem kurativen Ansatz	Gegensatz: Übertherapie, futility
4	normativ	Verpflichtung durch Patientenwillen, Recht, Ethik, Leitlinien, Autorität, Ökonomie	komplexer Sollens-Anspruch mit vielfältigen Quellen
5	sekundär metaphorisch	»palliativ« umgangssprachlich	Cave: Metaphorik kann auf die Medizin zurückwirken!

Frühere, inzwischen überholte klinische Schlagworte wie »Minimaltherapie« oder »nur noch palliative« Therapie haften an der deskriptiven Bedeutungsebene (2) von »palliativ« und reflektieren kaum die eigene Intentionalität (3), die bei der WHO-Definition von Palliative Care im Vordergrund steht:

> Palliativversorgung ist ein Ansatz, der die Lebensqualität von Patienten und deren Familien verbessert, die mit den Problemen im Zusammenhang einer lebensbedrohenden Erkrankung konfrontiert sind, dies mittels Prävention und Linderung von Leiden durch frühzeitiges Erkennen und umfassende Erfassung sowie durch die Behandlung von Schmerz und anderen Problemen auf körperlichen, psychosozialen und spirituellen Ebenen (Deutsche Gesellschaft für Palliativmedizin 2016).

Die Intention des palliativen Ansatzes besteht dieser Definition zufolge in der Verbesserung der Lebensqualität, nicht nur kranker Menschen, die mit einer lebensbedrohlichen Erkrankung konfrontiert sind, sondern auch ihres Umfeldes. Auch Prävention, Diagnostik und umfassende (bio-psycho-sozio-spirituelle) Behandlung sind intentionale Begriffe, die Palliativmedizin zu einer aktiven und interprofessionell offenen Therapiestrategie machen.

Inzwischen ist der palliative Ansatz vielfältig normativ verankert (4): juristisch in der Ärztlichen Approbationsordnung, aber auch gesellschaftlich durch die (bürgerschaftliche) Hospizbewegung, organisatorisch und ökonomisch durch die Schaffung von Hospizen, Palliativstationen und ambulanten Diensten sowie in Wissenschaft, Forschung, Aus-, Fort- und Weiterbildung. Zur normativen Ebene gehören auch die kritische und wissenschaftlich fundierte Indikationsstellung sowie die klinische Ethik.

Auch die sekundär metaphorische Verwendung (5) hat sich seit der Goethezeit weiterentwickelt. Ein Beispiel dafür:

> Für die Gruppe, das politische Kollektiv, von dem gar nicht erst erwartet werden kann, daß es »edel, hilfreich und gut« sei, das aber hier der wirklich Handelnde sein muß, nimmt aufgeklärtes Selbstinteresse die Stelle persönlicher Ethik ein, und solches Interesse gebietet in der Tat nicht nur palliative Linderung fremder Not durch Abgabe vom Überschuß, sondern sogar Daueropfer an Eigenbefriedigung zugunsten einer Behebung der Weltarmut von den Ursachen her (Jonas 1979, S. 320).

Dieses Zitat spielt mit dem Gegensatz kurativ vs. palliativ, wertet »palliativ« implizit ab, weil der (kurativ-kausalen) Behebung der Weltarmut der Vorzug vor der »palliativen« Abgabe vom Überschuss gegeben wird.

12.2 Begriffsverbindungen von »palliativ« mit Psycho-Ausdrücken

In Analogie zu »Palliativmedizin« sind die Doppelausdrücke »Palliativpsychotherapie«, »Palliativpsychologie«, »Palliativpsychiatrie« sowie die entsprechend Zweiwort-Verbindungen mit dem Adjektiv »palliativ« entstanden. Dies sei zunächst am Beispiel der Verknüpfung von »palliativ« und Psychosomatischer Medizin und Psychotherapie (PMPT) gezeigt (▶ Tab. 12.2).

Tab. 12.2: Verknüpfung von »palliativ« und Psychosomatischer Medizin und Psychotherapie (PMPT)

»palliativ« und Psychosomatische Medizin und Psychotherapie (PMPT)	Konstellation	Klinik	Beispiele aus der Literatur
integrativ	Palliativ-Psychotherapie innerhalb von Palliative Care	Angst, Depression, Demoralisierungssyndrom	Berthold et al. 2016; Kredentser und Chochinov 2020
PMPT palliativ	palliative Situation innerhalb der PMPT	Lebensende bei schwerer Depression	Galappathie und Khan 2016
Komorbidität palliativ	palliative Situation innerhalb der PMPT & schwere somatische Erkrankung	Lebensende bei schwerer Depression und Tumorleiden	Westermair et al. 2020b
Therapiezielwechsel bei psychischer Erkrankung	kurativ → palliativ	Ist der Therapiezielwechsel ein mögliches Modell innerhalb der PMPT?	Trachsel et al. 2015; Hodel et al. 2019; Senf 2019; Trachsel et al. 2019; Westermair et al. 2020b

Der integrative Begriffsgebrauch (1) ist zunächst eine schlichte organisatorische oder auch nur räumliche Angabe: Palliative Patienten werden psychotherapeutisch (mit-)behandelt, konsiliarisch, im Liaisondienst oder auch durch die Schaffung spezieller Stellen innerhalb des Palliativteams. Ganz anders (2): In dieser Konstellation geht es um das Lebensende bei psychischen Erkrankungen, die möglicherweise eine palliativmedizinische Betreuung brauchen. Besteht hingegen eine Komorbidität zwischen einer psychischen und einer somatischen Erkrankung, müssen die Behandlungsprinzipien aufeinander abgestimmt werden. Ein Beispiel ist die psychoonkologische Behandlung eines depressiven Tumorpatienten am Lebensende (3). Am schwierigsten einzuschätzen ist die Frage eines Therapiezielwechsels (Priorisierung des palliativen Ansatzes gegenüber dem kurativen) bei psychischen Erkrankungen (4): Was bedeuten »kurativ« und »palliativ« innerhalb der Psychosomatischen Medizin und Psychotherapie? Sind diese Begriffe ggf. nur als Metaphern brauchbar? Wenig hilfreich wäre ein Metaphorischer Sprachgebrauch, in dem ein reduktionistisches Missverständnis (SAMW 2019: 7) mitgeschleppt wird, nämlich die Gleichsetzung von Palliative Care und Verzicht auf somatische Therapieansätze. Mit Therapiezielwechsel in einer Psychotherapie kann nicht gemeint sein, dass psychosoziale und spirituelle Aspekte ausgeblendet werden.

12.3 Literaturüberblick in Auswahl

Trachsel et al. (2019) legten deutschsprachigen Schweizer Psychiater (N = 1311, Rücklauf 34,9%) bezüglich palliativer Aspekte bei therapieresistenter »severe and persistent mental illness« (SPMI) drei bereits publizierte Fallvignetten vor, die einen »therapierefraktären« Verlauf boten: Anorexia Nervosa (Trachsel et al. 2015), Depression (Baweja und Singareddy 2013), Schizophrenie (Brenner et al. 1990,). Die Befragten sollten jeweils Stellung nehmen zu der Feststellung: »I would not be surprised if this patient died within the next 6 months« (White et al. 2017, S. 139) und zur Indikation für palliative Sedierung und ärztlich assistierten Suizid. Es ergab sich eine breite Zustimmung dazu, dass SPMI terminale Erkrankungen sein, kurative Ansätze »futile« sein und palliative Ansätze angemessen sein können. Eine kleinere Befragung von Pflegekräften (Gloeckler und Trachsel 2021) kommt zu ähnlichen Ergebnissen. Die Autoren räumen ein, dass der globale Begriff »palliativ« für die behandelte Problematik möglicherweise ungeeignet sei. 48,,6% der Befragten lehnten die Möglichkeit des ärztlich assistierten Suizids bei SPMI ab, während 21,2% neutral blieben und 29,3% gewisse Indikationen sahen, deutlicher bei der Anorexia Nervosa-Vignettte als bei den anderen präsentierten Diagnosen (Hodel et al. 2019).

Nach Westermair et al. (2020a) bleiben etwa 20% der Patienten mit Anorexia nervosa auch unter Behandlung schwer krank und entwickeln eine SPMI. Die »standardized mortality ratio« (beobachtete/erwartete Sterblichkeit) beträgt 4,6 bei freiwillig behandelter und 7,7 bei zwangsbehandelter Anorexia Nervosa. Die Autoren schildern die Kasuistik einer Patientin mit SPMI-Verlauf, die mit »medical futility« und Unheilbarkeit einhergehe und für die sie die Möglichkeit eines Therapiezielwechsels im Sinne einer vorwiegend palliativen Behandlung diskutieren:

> Mit »Unheilbarkeit« ist hier Nichtansprechen auf professionelle Interventionen gemeint. Spontanremissionen durch therapieunabhängige Faktoren (z.B. Auszug aus einem dys-

funktionalen Elternhaus) werden ausgeklammert, da sie definitionsgemäß nicht durch professionelles Handeln herstellbar sind (Westermair et al. 2020a, S. 411–416).

Senf (2019) scheint sich des metaphorischen Sprachgebrauchs bewusst zu sein, wenn er »palliativ« als Attribut von »Psychotherapie« in Anführungszeichen setzt. »Die Vorstellung, dass eine Psychotherapie nicht auf die Heilung der psychischen oder psychosomatischen Störung abzielen soll«, erscheine fremd (Senf 2019, S. 28). Was aber ist Senf zufolge »kurative« Psychotherapie?

Kurative Psychotherapie fokussiert auf die auslösenden oder aufrechterhaltenden Bedingungen einer Störung mit dem Ziel, diese aufzulösen oder so zu verändern, dass sie ihre pathogene Wirkung verlieren. Je nach Stand des therapeutischen Prozesses und gewähltem Behandlungsverfahren stehen die Problemaktualisierung, Problembewältigung und motivationale Klärung im Vordergrund (ebd., S. 30).

Im Gegensatz dazu bedeute »palliativ« in der Psychotherapie dass eine Heilung nicht möglich ist und es deswegen nur um die Linderung des Leidens gehen kann. [...] Das kann z.B. bei einer schweren und nicht mehr behandelbaren Anorexia nervosa der Fall sein, bei schweren Persönlichkeitsstörungen, in Fällen chronischer somatoformer Schmerzzustände oder bei dissoziativen Störungen. Es sind Patienten mit häufig sehr langen Psychotherapien bei oft vielen Psychotherapeuten, die frustran verlaufen. Palliativ bedeutet die Stabilisierung des Zustands mithilfe psychotherapeutischer Methoden (ebd., S. 30).

Senf versucht, in Analogie an das biomedizinische Modell kurativ-kausale (heilende) Psychotherapie einer palliativen gegenüberzustellen, mit deren Hilfe es möglich sei, kranke Menschen »im Leben zu halten« (ebd., S. 31). Was aber bedeutet »Heilung« in der Psychotherapie?

12.4 Diskussion

»Heilung« im Sinne einer restitutio ad integrum gibt es weder in der palliativen noch in der psychosomatischen Medizin. Sicher: Ein depressiver Mensch kann seine Depression überwinden und die dazugehörige Symptomatik verlieren. Aber ebenso wenig wie die palliative Medizin erhebt die psychosomatische den Anspruch, eine Krankheitsursache so zu beseitigen wie dies bei einer Lungenentzündung durch ein Antibiotikum geschieht. Entsprechende terminologische Anleihen beim biomedizinischen Kausal-Modell sind Metaphern, die nicht sehr weit tragen, etwa wenn ein pathogener intrapsychischer Konflikt für das Zustandekommen und die Aufrechterhaltung einer Neurose verantwortlich gemacht wird. Im Grunde geht es in der Psychotherapie jedoch – ähnlich wie in der Palliativmedizin – um die Verbesserung der Lebensqualität (Schreiber 2021).

(Primär) metaphorisch ist auch der Ursprung des Begriffs »palliativ« (#1 in ▶ Tab. 12.1, von lat. pallium: Mantel). Die Übertragung dieses metaphorischen Begriffs auf die Psychosomatische Medizin und Psychotherapie kann mehr oder

12.4 Diskussion

weniger sinnvoll sein. Palliative Situationen, die in der Behandlung psychosomatischer Patienten entstehen können (#2 in ▶ Tab. 12.2), sind terminologisch ebenso unproblematisch wie die Feststellung von Komorbiditäten zwischen palliativer und psychosomatischer Medizin (#3 in ▶ Tab. 12.2). Derartige Konstellationen lassen eine verstärkte interdisziplinäre, ggf. konsiliarische Zusammenarbeit dringend geboten erscheinen, da für psychisch kranke Menschen der Zugang zur Palliativversorgung noch immer schwierig ist. Verlegungen von der einen Station auf die andere dürfen nicht dazu führen, dass entweder der somatische oder der psychische Aspekt vernachlässigt wird (Gieselmann und Vollmann 2020,). Die integrative (#1 in ▶ Tab. 12.2) Verwendung von »palliativ« zur Kennzeichnung einer organisatorischen Verknüpfung oder einer beruflichen Spezialisierung ist erklärungsbedürftig, weil sie nur im jeweiligen professionellen Kontext verständlich ist.

Fragwürdig und problematisch ist vor allem die sekundär metaphorische Begriffsverwendung (#4 in ▶ Tab. 12.2 und #5 in ▶ Tab. 12.1), deren Zeit entweder noch nicht gekommen ist (Geppert 2015), wie Levitt und Buchman (2020) meinen, gekommen ist, oder vielleicht aber auch nie kommen wird (Pies 2015). Es muss sehr genau geprüft werden, wieweit die Metaphorik in beiden Richtungen (palliative ↔ psychosomatische Medizin) reicht. Eine kritische Reflexion von Übertherapie in Analogie zur Futility in Onkologie oder Kardiologie rechtfertigt noch nicht die Zulässigkeit des ärztlich assistierten Suizids in der Psychosomatischen Medizin und Psychotherapie (Gieselmann und Vollmann 2020). Der »Recovery«-Ansatz, z. B. in der Suchtbehandlung, das »im-Leben-Halten« chronisch psychisch kranker Menschen (Senf 2019) ist von der Begleitung terminal Kranker zu unterscheiden. Gieselmann und Vollmann (2020) raten deshalb zu einem vorsichtigen Umgang mit dem Begriff »palliativ«. Für eine hilfreiche Übertragung des »palliativen« Ansatzes auf psychisch Kranke müsse man sich der unterschiedlichen Assoziationen und Konnotationen des Begriffs »Palliativmedizin« bewusst sein.

Pies (20150) stellt die im Folgenden zitierten klinischen Feststellungen zur Diskussion:

> Treatment of _end-stage renal disease (ESRD)_[1] is _wasteful_[2] of time, resources, and energy; therefore, physicians have no _ethical obligation_[3] beyond providing palliative care to the patient with ESRD.
>
> Treatment of end-stage _anorexia nervosa_ (AN)[4] is _futile_[5]; therefore, physicians have no _ethical obligation_[3] beyond providing palliative care to end-stage AN patient.

Beide Textbeispiele ähneln sich in ihrer formalen Struktur und wegen der ethischen Bewertung[3] der palliativen Vorgehensweise. Beide enthalten zusätzlich deskriptive ([1,4]) und evaluative ([2,5]) Elemente, allerdings mit wichtigen Unterschieden: Im ersten Fall handelt es sich um eine histopathologisch gesicherte und damit irreversible Diagnose ([1]), während die formal ähnlich klingende Diagnose im zweiten Fall ([4]) lange Zeit, bis in die eigentliche Terminalphase hinein reversibel ist. Sicher sind auch durch Dialyse und Palliativmedizin die Therapieoptionen bei der Niereninsuffizienz verbessert worden; entscheidender Unterschied bleibt die psychogene Wurzel im (Ess-)Verhalten in der Ätiologie der (»psychogenen«) Anorexia »nervosa«. Auch in die Werturteile ([2,5]) hat Pies eine Nuance eingetragen: »Futile« ([5]) enthält ein deutlich pejoratives Werturteil, während »wasteful« ([5]) zwar mit Verschwendung und Aufwand konnotiert ist, aber zurückhaltender formuliert ist. Die klinische und ethische Gleichbehandlung von Nierenerkrankung und Anorexia nervosa, auch wenn beide als »terminal« bezeichnet werden, ist, so Pies (2015), in mehrerer Hinsicht ein Kategorienfehler: Im Gegensatz zu einer Niereninsuffizienz gibt es bei der Anorexia keine klar zu operationalisierenden »point of no return«. Schwere Organschäden sind eine mögliche, aber keineswegs unvermeidliche Folge der Psychopathologie. Auch das Ausmaß der Realitätsverleugnung bzw. der fehlenden Krankheitseinsicht lässt sich nicht zweifelsfrei feststellen, etwa durch einen Labortest, wie er bei vielen somatischen Krankheiten zur Verfügung steht.

Gieselmann und Vollmann (2020) weisen darauf hin, dass ein palliativer Ansatz in Psychiatrie und Psychotherapie kein (kontradiktorischer) Gegensatz zum kurativen sein sollte, sondern im Sinne der WHO-Definition von Palliative Care eine Ergänzung des somatischen Aspekts um den psychosozialen und den spirituellen. Die Begriffe »kurativ« und »palliativ« sind keine kontradiktorischen, sondern konträre Gegensätze, koexistieren innerhalb einer Ergänzungsreihe: Beide Begriffe sind dimensional zu sehen, nicht als sich ausschließende binäre Wörter. Deshalb ist z. B. in der Onkologie »early palliative intervention« zu einem frühen Zeitpunkt, simultan mit kurativen Interventionen sinnvoll. Wenn der Begriff »palliativ« auf Psychosomatik, Psychiatrie und Psychotherapie übertragen wird, sollte dies nicht mit einem ausschließlich kontradiktorischen Therapiezielwechsel (»nur noch palliativ«) verknüpft sein. Ferner muss der naturalistische Fehlschluss vom Sein auf das Sollen vermieden werden, also vom Faktum eines Therapieversagens auf die Notwendigkeit einer »palliativen« Strategie. Die normative Kraft des Faktischen darf nicht dazu führen, dass die »Lösung« schwieriger therapeutische Beziehungen durch den Tod des Patienten herbeigeführt wird. Wer krank ist, verdient besonderen Schutz. Suizidale Fantasien sollten nicht durch das Behandlungsteam und eine unreflektiert »palliative« Redeweise gefördert werden. Sicher wird, wer mit schweren Anorexien therapeutisch arbeitet, Situationen erleben, die zum Behandlungsabbruch, zum Therapeutenwechsel, zur Verlegung in eine andere Klinik oder sogar zum Tod des kranken Menschen führen. In solchen Fällen muss gefragt werden, ob die Etikettierung des Krankheitsverlaufs als »palliativ« therapeutisch hilfreich ist.

Schwere Verläufe in der Psychosomatischen Medizin und Psychotherapie konfrontieren Ärzte und Psychotherapeuten mit ihrer Ohnmacht. So kam es in der von Westermair et al. (2020a) beschriebenen Kasuistik offensichtlich zu einem lang andauernden Machtkampf, der sich u. a. so zeigte:

> Die Patientin verlor wieder Gewicht, weswegen mit Einverständnis der gesetzlichen Betreuerin eine PEG (perkutane endos-kopische Gastrostomie) gelegt wurde. Da Frau Schulz ankündigte, diese eigenständig zu entfernen, wurde sie auf die beschützte Station übernommen. Trotz enteraler Zufuhr von 3.000 kcal täglich nahm sie aufgrund von Gegenmaßnahmen kaum an Gewicht zu. Beispielsweise nutzte Frau Schulz die Zeit in der Dusche, um im Kopfstand die PEG-Verschlusskappe zu öffnen, wodurch die Nahrung aus dem Magen durch die Sonde in den Abfluss lief.

Die Szene unter der Dusche ist ein eindrucksvolles Acting-out des Machtkampfes: Nachdem (mit Einverständnis der Betreuerin, nicht der Patientin) chirurgisch (und in Narkose) eine PEG gelegt wurde, wird die Patientin auf der »beschützten« Station bewacht und künstlich ernährt, konterkariert diese Maßnahmen jedoch durch ihren Kopfstand unter der Dusche. Die Patientin möchte nicht nur sich, sondern die gesamte Behandlung »auf den Kopf stellen«. Ihre suizidale Dynamik will verstanden werden als »Drang nach eiliger Wandlung«, »Reaktion eines hinausgezögerten Lebens, das sich in seinen verschiedenen Phasen keiner Wandlung unterzogen hat« (Hillman 1964/1984, S. 59). Die Patientin ist hilflos *und* sie übt Macht aus, indem sie das Behandlungsteam hilflos macht.

Dem familiären Machtkampf, der sich mit vielen Anorexie-Kranken im Umfeld der Nahrungsaufnahme entspinnt und der sich auch im Krankenhaus, in den interpersonalen Konflikten mit dem Behandlungsteam inszeniert, entspricht ein intrapsychischer Konflikt zwischen den abgewehrten vitalen Bedürfnissen und dem Kontrollierenwollen um (fast) jeden Preis. Mester (1981/1996) zufolge wird in der Symptomatik des stabilisierten Gewichtsverlustes ein narzisstischer Gewinn angestrebt, es gehe um den »grandiosen Versuch, sich das Empfinden eigener Souveränität zurückzuerobern«:

> Das scheinbare Kokettieren mit dem Tode, das sich in der magersüchtigen Symptomatik zeigt, dient im Grunde der Aufrechterhaltung psychischer Stabilität: In der Anorexie wird auf verzweifelte Weise das Gefühl der eigenen Identität, der Selbstverfügbarkeit und -beherrschung wiederhergestellt. Der als schmerzhaft erlebte und gedemütigte Körper dient dabei als Ausdrucks- und sichtbares Beweismittel der errungenen Autonomie. Erst die Unterwerfung des Leibes, der nicht mehr als zum Ich gehörig wahrgenommen wird, repariert das ernsthaft gefährdete Gefühl der Eigenleistung und -macht (Mester 1981/1996 S. 216).

Vital gefährdete Anorexiekranke wie die von Westermair et al. (2020a) beschriebene Patientin sind deshalb so vulnerabel, weil der Sieg ihrer Selbstverfügung zugleich auf eine Niederlage hinauslaufen kann. Dies kann geschehen, wenn die Behandler nicht nur durch die »Futility« ihrer Therapieversuche mit ihrer Ohnmacht konfrontiert werden, sondern die Doppelkonstellation von Pyrrhussieg der Patientin und Therapieversagen als palliative Strategie rationalisieren, »bemänteln«. Das »Kokettieren« mit dem Tod droht, eine narzisstische Fantasie zu werden, die nicht nur den seelischen Binnenraum der Patientin, sondern auch der gesamten Beziehungs- und Behandlungssituation einnimmt. Diese anorektische Größenfantasie durch die palliative Metapher zu nähren, kann eine zusätzliche Gefahr für die psychosomatische Behandlung darstellen.

Das Mortalitätsrisiko schwerer Anorexien und die dadurch entstehende Nähe zur palliativen Situation konfrontiert die Psychosomatische Medizin und Psychotherapie nicht nur mit der Begrenztheit eigener Kontroll- und Behandlungsmöglichkeiten. Es stellt vielmehr auch Fragen nach der therapeutischen Beziehung: Von wem stammt der ursprüngliche Behandlungsauftrag? Gab es eine Vereinbarung mit dem Patienten und wie hat sich diese im Verlauf der Behandlung entwickelt? Welche Gegenübertragungsgefühle entstanden und inwieweit wurden diese reflektiert? Welche Funktion hat die Einführung der palliativen Metapher in die therapeutische Beziehung und hilft sie, die aktuelle Situation zu verstehen? In der von Westermair et al. (2020a) berichteten Kasuistik wurde die Patientin in eine andere Klinik verlegt, wo sie verstarb. Wie verläuft, allgemein gesprochen, in solchen Fällen die letzte Lebensphase? Wie verarbeiten Team und Zugehörige den Tod der Patientin?

Solche Fragen bringen Behandelte und Behandelnde an ihre Belastungsgrenzen. In derartigen therapeutischen Grenzsituationen kann die psychosomatische Medizin von der palliativen lernen, die Begriffe »kurativ« und »palliativ« nicht als kontradiktorische, sondern als konträre Gegensätze zu verwenden, einen »middle ground« zwischen beiden zu suchen, sowohl die eigene Ohnmacht »palliativ« anzuerkennen als auch »kurative« Optionen offen zu halten:

> Based on these empirical insights [...], we argue for drawing more on resources closer to palliative care in chronic and severe cases of AN, without referring to the concept of futility and while keeping curative options open (Trachsel et al. 2015, S. 55).

12.5 Fazit

Psychosomatische und palliative Medizin teilen einen interprofessionellen und mehrdimensionalen (bio-psycho-sozio-spirituellen) Ansatz. Beide können davon profitieren, dass sie das Alleinstellungsmerkmal der jeweils anderen Disziplin auf sich übertragen: Die Palliativmedizin ist insofern »psychosomatisch«, als sie die vielfältigen Wechselwirkungen zwischen Soma und Psyche, zwischen dem kranken Menschen und dessen Umfeld berücksichtigt, von denen in diesem Buch die Rede ist. Die Gleichsetzung von Palliative care mit dem Verzicht auf kurative Behandlungsansätze ist ein zählebiges reduktionistisches Missverständnis (SAMW 2019: 7). Wenn unter »palliativ« nur der Verzicht auf somatische Therapieansätze verstanden und psycho-soziale und spirituelle Aspekte ausgeblendet werden, ist auch der metaphorische Sprachgebrauch von »palliativ« reduktionistisch. Inwieweit kann die Psychosomatik sinnvollerweise »palliativ« genannt werden? Zunächst durch die Anerkennung der Tatsache, dass sie nicht denselben »kurativen« Anspruch einer restitutio ad integrum hat wie andere medizinische Fachgebiete, sondern in erster Linie Selbstheilungs-Ressourcen, Coping und Entwicklung der Patienten unterstützt. Hingegen schadet ein unreflektierter oder gar inflationärer Gebrauch der Metapher »palliativ« dem gegenseitigen Voneinanderlernen zwischen palliativer und psychosomatischer Medizin.

Literatur

Baweja R, Singareddy R (2013) Concomitant use of maintenance ECT and vagus nerve stimulation for more than 10 years in treatment-resistant depression. American Journal of Psychiatry 170: 1059–1061.
Berthold D, Gramm J, Hofmann L (2016) Spiritualität und Religiosität in der Weiterbildung von Psychologen in Palliative Care. Spiritual Care 5: 17–24.
Brenner HD, Dencker SJ, Goldstein MJ, Hubbard JW, Keegan DL, Kruger G et al. (1990) Defining treatment refractoriness in schizophrenia. Schizophrenia Bulletin 16: 551.
Bruno JP (1682) Castellus renovatus, hoc est, Lexicon medicum, quondam a Barth. Castello Messanensi inchoatum. Nürnberg.
Deutsche Gesellschaft für Palliativmedizin (2016) Definitionen zur Hospiz- und Palliativversorgung. (https://www.dgpalliativmedizin.de/images/DGP_GLOSSAR.pdf, Zugriff am 13.05.2022).
Galappathie N, Khan ST (2016) End-of-life care in psychiatry: ›One chance to get it right‹. British Journal of Psychiatry Bulletin 40: 38–40.
Geppert CMA (2015) Futility in chronic anorexia nervosa: a concept whose time has not yet come. American Journal of Bioethics 15: 34–43.
Gieselmann A, Vollmann J (2020) Ein Palliativkonzept für die Psychiatrie? Konzeptionelle Überlegungen zu Vorteilen und Grenzen einer engeren Zusammenarbeit von »palliative care' und Psychiatrie. Nervenarzt 91: 385–390.
Gloeckler S, Trachsel M (2021) Nurses' views on palliative care for those diagnosed with severe persistent mental illness: A pilot survey study in Switzerland. Journal of Psychiatric and Mental Health Nursing 29(1): 67–74.
Hillman J (1964/1984) Selbstmord und seelische Wandlung: Eine Auseinandersetzung. Zürich: Daimon.
Hodel MA, Hoff P, Irwin SA, Biller-Andorno N, Riese F, Trachsel M (2019) Attitudes toward assisted suicide requests in the context of severe and persistent mental illness: A survey of psychiatrists in Switzerland. Palliative & Supportive Care 17: 621–627.
Jonas H (1979) Das Prinzip der Verantwortung. Frankfurt a. M.: Insel.
Kredentser MS, Chochinov HM (2020) Psychotherapeutic considerations for patients with terminal illness. American Journal of Psychotherapy 73: 137–143.
Levitt S, Buchman DZ (2020) Applying futility in psychiatry: a concept whose time has come. Journal of Medical Ethics: medethics-2020–106654.
Mester H (1981/1996) Die Anorexia nervosa. In: Tölle R (Hrsg.) Ausgewählte psychiatrische Schriften. Münster: Psychiatrische Klinik.
Pies RW (2015) Anorexia nervosa, ›futility,‹ and category errors. American Journal of Bioethics 15: 44–60.
SAMW (Schweizerische Akademie der Medizinischen Wissenschaften) (2019) medizin-ethische Richtlinien und Empfehlungen Palliative Care. (https://www.samw.ch/dam/jcr:d7ae1138-0213-481b-9023-6583bed2de12/richtlinien_samw_palliative_care.pdf, Zugriff am 21.05.2021).
Schreiber W (2021) Der »unheilbar erkrankte« psychiatrische Patient. Zeitschrift für Palliativmedizin 22: 35–40.
Senf W (2019) »Palliative« Psychotherapie? Psychotherapie im Dialog 20: 27–31.
Stolberg M (2007) »Cura palliativa«. Begriff und Diskussion der palliativen Krankheitsbehandlung in der vormodernen Medizin (ca. 1500–1850). Medizinhistorisches Journal 42: 7–29.
Trachsel M, Hodel MA, Irwin SA, Hoff P, Biller-Andorno N, Riese F (2019) Acceptability of palliative care approaches for patients with severe and persistent mental illness: a survey of psychiatrists in Switzerland. BMC Psychiatry 19: 111.
Trachsel M, Wild V, Biller-Andorno N (2015) Compulsory treatment in chronic anorexia nervosa by all means? Searching for a middle ground between a curative and a palliative approach. American Journal of Bioethics 15: 55–57.

Westermair AL, Perrar KM, Schweiger U (2020a) Ein palliativer Ansatz für schwerste Anorexia nervosa? Nervenarzt 91: 411–416.
Westermair AL, Schreiber W, Dümchen J, Perrar KM (2020b) Psychiater in der Palliativversorgung von Menschen mit schweren psychiatrischen Erkrankungen und einer onkologischen Komorbidität. Nervenarzt 91: 404–410.
White N, Kupeli N, Vickerstaff V, Stone P (2017) How accurate is the ›Surprise Question‹ at identifying patients at the end of life? A systematic review and meta-analysis. BMC Medicine 15: 139.
Woyt JJ (1709) Gazophylacium Medico-Physicum oder Schatz-Kammer, medicinisch- und natürlicher Dinge. Leipzig.

13 Moralischer Stress bei der Betreuung von Patienten am Lebensende – Implikationen für die Lehre im Fach Palliativmedizin

Johanna Anneser und Tamara Thurn

13.1 Begriffsbestimmung

»Moralischer Stress« oder »*Moral Distress*« tritt in Situationen auf, in denen eine Person ein moralisches Problem erkennt, es ihr aber nicht möglich ist, die eigenen Überzeugungen in die Tat umzusetzen (Jameton 1993). Diese Situation darf nicht mit einem »moralischen Dilemma« (auch als »ethisches Dilemma« bezeichnet) verwechselt werden, bei dem eine Person zwischen zwei moralisch korrekten Optionen wählen muss, die miteinander in Konflikt stehen: Die Befolgung der einen Option würde eine Übertretung der anderen bedeuten. Eine Person, die moralischen Stress erlebt, hat keinen Zweifel bezüglich der richtigen Handlungsweise, kann aber aufgrund von inneren oder äußeren Zwängen nicht entsprechend handeln (McCarthy und Deady 2008). Selbstunsicherheit oder ein Mangel an »moralischer Courage« kann ein interner Zwang sein (Lachman 2007), während beispielsweise Zeitmangel, fehlende supervisorische Unterstützung oder ein fehlendes *Empowerment* externe Zwänge darstellen (Ganz et al. 2013). Pflegekräfte scheinen besonders häufig moralischen Stress zu erleben, da sie einen engen persönlichen Kontakt zu den Patienten und deren Familien haben, sich aber oft den Ärzten gegenüber in einer untergeordneten Rolle fühlen. Sie müssen häufig Entscheidungen umsetzen, bei denen sie wenig oder kein Mitspracherecht hatten (Oberle und Hughes 2001; Zuzelo 2007). In ähnlicher Weise können auch Studierende während der Famulatur oder dem Praktischen Jahr ethisch problematische Situationen erleben (Thurn und Anneser 2020). Sie fühlen sich aber nicht in der Lage, dies anzusprechen, weil sie glauben, in der Krankenhaushierarchie eine nur untergeordnete Position einzunehmen oder weil sie sich bezüglich ihrer Rolle im Stationsteam unsicher sind (Kelly und Nisker 2009).

Das Erleben von moralischem Stress und der dabei erlebten Bedrohung der eigenen moralischen Integrität führt zu einer psychischen Stressreaktion, die sich individuell unterschiedlich und auf verschiedenen Ebenen äußern kann: der emotionalen, existenziellen, physischen und/oder behavioralen Ebene (Rushton et al. 2016) (▶ Abb. 13.1). Die Folgen von moralischem Stress können kumulieren und es können schließlich »moralische Residuen« (Epstein und Hamric 2009) als Langzeiteffekt entstehen. Diese können dann zu einem höheren Ausgangsniveau für moralischen Stress beim Auftreten neuer Belastungen führen. Nachfolgende Krisen erhöhen das Ausgangsniveau immer weiter und führen immer häufiger zum Erleben von moralischem Stress sowie zu immer stärkeren Reaktionen (Crescendo-Effekt). Dies kann schließlich zu einer Abnahme des Wohlbefindens, zu Erschöpfung und Burnout führen (Zuzelo 2007; McAndrew et al. 2011). Ein Mangel an Empathie und eine zynische Grundhaltung im Beruf (Dzeng et al. 2016; Rushton et al. 2013) können die Folgen sein und so möglicherweise einen negativen Einfluss auf die Patientenversorgung haben (Mullin und Bogetz 2018). Darüber hinaus kann das Erleben von moralischem Distress zu Arbeitsunzufriedenheit und höherer Personalfluktuation führen (Schaefer et al. 2016). Obwohl am besten bei Pflegekräften beschrieben, kann moralischer Stress auch andere Berufsgruppen im Gesundheitswesen und – in einem besorgniserregenden Maß – auch Medizinstudierende betreffen (Thurn und Anneser 2020).

13.2 Moralischer Stress bei der Betreuung von Patienten am Lebensende

Obwohl moralischer Stress auch in anderem Kontext auftreten kann, scheinen Situationen, die bei der Betreuung von Patienten am Lebensende auftreten, eine besonders häufige Ursache zu sein. Bei Ärzten und Pflegekräften sind dies meist Situationen, in denen eine aussichtslose Behandlung (sog. »futile care«) fortgeführt wird, notwendige Entscheidungen nicht getroffen werden oder durch überflüssige Behandlungen ein gutes Sterben verhindert wird (St Ledger et al. 2021)

Obwohl es keine genaue und allgemeingültige Definition von »futile care« gibt, sind häufige Formen entweder Behandlungen ohne erreichbares Therapieziel oder Therapien, bei deren Durchführung die Belastungen den Nutzen deutlich überwiegen (Jox et al. 2012). Besonders intensivmedizinische Behandlungen werden häufig als aussichtslos wahrgenommen: US-amerikanische Intensivmediziner gaben an, dass durchschnittlich 11 % der Patienten auf ihrer Station eine klar aussichtslose Behandlung erhalten und bei weiteren 8,6 % wahrscheinlich aussichtslose Therapien durchgeführt werden (Huynh et al. 2013). Auch Intensivmediziner in anderen Ländern geben ähnlich hohe Prozentsätze von »futile care« an (Jox et al. 2012; Cruz et al. 2015; Palda et al. 2005). Ähnlich waren auch bei den Pflegekräften aussichtslose Behandlungen die klinischen Situationen, in denen der höchste moralische Stress angegeben wurde (Mobley et al. 2007; Rice et al. 2008).

13.3 Die besondere Situation der Medizinstudierenden

Medizinstudierende sind im Allgemeinen einer Vielzahl von psychischen Stressoren ausgesetzt. So beschreiben mehrere Studien eine hohe Prävalenz von Depressionen

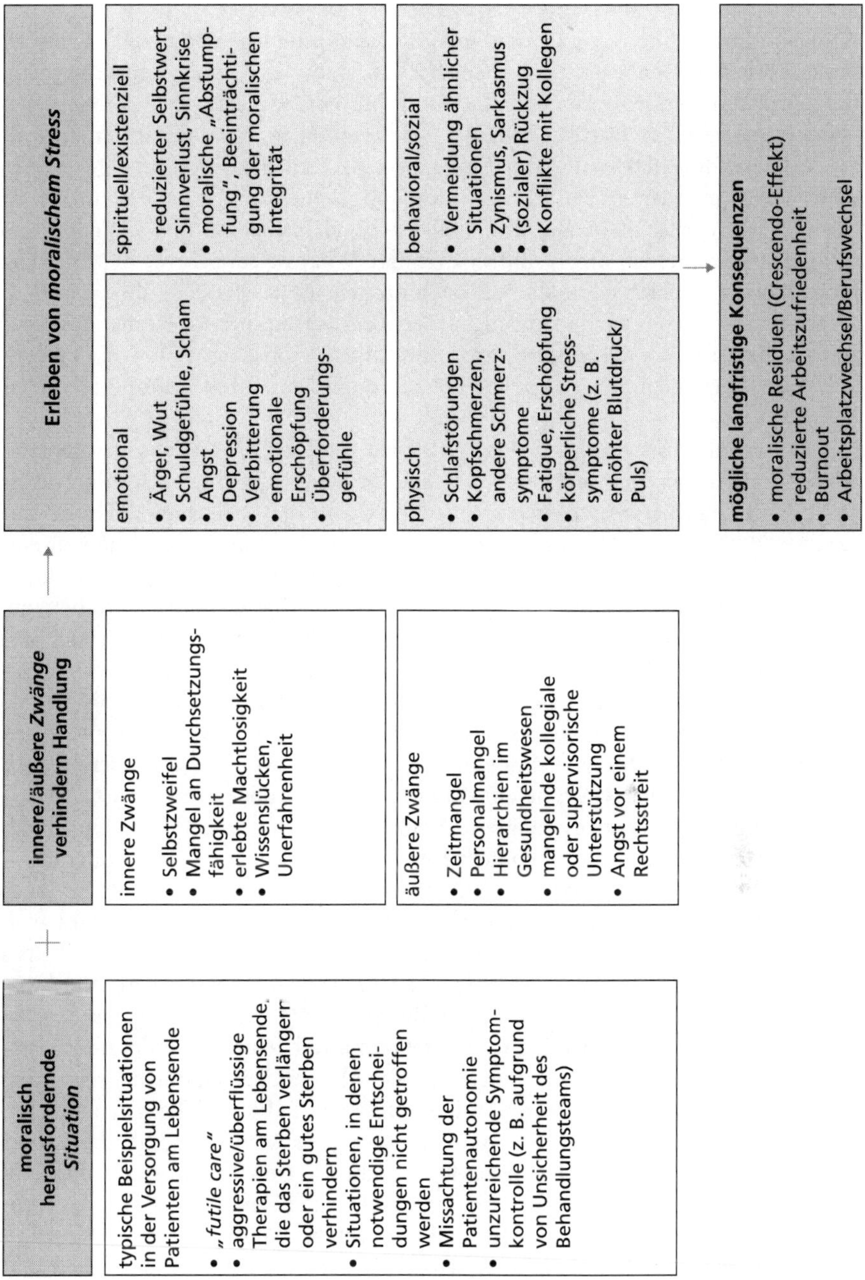

13.3 Die besondere Situation der Medizinstudierenden

moralisch herausfordernde Situation

typische Beispielsituationen in der Versorgung von Patienten am Lebensende
- *„futile care"*
- aggressive/überflüssige Therapien am Lebensende, die das Sterben verlängern oder ein gutes Sterben verhindern
- Situationen, in denen notwendige Entscheidungen nicht getroffen werden
- Missachtung der Patientenautonomie
- unzureichende Symptomkontrolle (z. B. aufgrund von Unsicherheit des Behandlungsteams)

innere/äußere Zwänge verhindern Handlung

innere Zwänge
- Selbstzweifel
- Mangel an Durchsetzungsfähigkeit
- erlebte Machtlosigkeit
- Wissenslücken, Unerfahrenheit

äußere Zwänge
- Zeitmangel
- Personalmangel
- Hierarchien im Gesundheitswesen
- mangelnde kollegiale oder supervisorische Unterstützung
- Angst vor einem Rechtsstreit

Erleben von *moralischem Stress*

spirituell/existenziell
- reduzierter Selbstwert
- Sinnverlust, Sinnkrise
- moralische „Abstumpfung", Beeinträchtigung der moralischen Integrität

behavioral/sozial
- Vermeidung ähnlicher Situationen
- Zynismus, Sarkasmus
- (sozialer) Rückzug
- Konflikte mit Kollegen

emotional
- Ärger, Wut
- Schuldgefühle, Scham
- Angst
- Depression
- Verbitterung
- emotionale Erschöpfung
- Überforderungsgefühle

physisch
- Schlafstörungen
- Kopfschmerzen, andere Schmerzsymptome
- Fatigue, Erschöpfung
- körperliche Stresssymptome (z. B. erhöhter Blutdruck/Puls)

mögliche langfristige Konsequenzen
- moralische Residuen (Crescendo-Effekt)
- reduzierte Arbeitszufriedenheit
- Burnout
- Arbeitsplatzwechsel/Berufswechsel

Abb. 13.1: Ursachen und Folgen von moralischem Stress

und Burnout in dieser Gruppe (Dyrbye et al. 2006; Ishak et al. 2014; Hope und Anderson 2014). Moralischer Stress mit dem zugrunde liegenden Gefühl, den eigenen ethischen Überzeugungen nicht nachkommen zu können, kann die Belastung der Studierenden weiter erhöhen und ihre beruflichen Entscheidungen wesentlich beeinflussen. Darüber hinaus kann moralischer Stress, der in Situationen am Lebensende erlebt wird, die Einstellung der zukünftigen Ärzte gegenüber schwer kranken oder sterbenden Patienten und ihren Familien tiefgreifend beeinflussen (Dzeng et al. 2016; Rushton et al. 2013). Identifikation und Charakterisierung von moralischem Stress sind notwendige Voraussetzungen für die Entwicklung geeigneter Strategien, die die zukünftigen Ärzte dazu befähigen sollen, moralische Bedenken auch in angemessener Weise ansprechen zu können. Sie sind zudem die Basis für die Entwicklung eines organisatorischen Rahmens, in dem kontroverse Themen innerhalb des Behandlungsteams offen diskutiert werden können.

Der Stand der Forschung ist jedoch unbefriedigend, insbesondere in Deutschland fehlen Studien zu moralischem Stress bei Medizinstudierenden (Kühlmeyer et al. 2020). In einer ersten eigenen multizentrischen Fragebogenstudie (Thurn und Anneser 2020) gaben 75% der befragten Medizinstudierenden an, mindestens einmal eine moralisch herausfordernde Situation in der Versorgung von schwerkranken oder sterbenden Patienten erlebt zu haben. Am häufigsten erlebten Studierende Situationen, die »futile care« beschreiben. Ein hypothetisches Szenario einer aussichtslosen Behandlung am Lebensende, die mit dem vorwiegenden Motiv durchgeführt wird, Erlöse zu erwirtschaften, war von zehn verschiedenen Szenarien, die Medizinstudierenden in dieser Befragung vorgelegt wurden, dasjenige, das mit dem größten moralischen Stress verbunden war. Fast ein Viertel der Studierenden gab zudem an, solche Situationen bereits erlebt zu haben. Gründe für die aussichtslosen Behandlungen liegen entsprechend nicht nur in den persönlichen Einstellungen der Ärzte, die oft sehr lange an einem kurativen Therapiekonzept festhalten oder deren Angst vor rechtlichen Konsequenzen bei einem Behandlungsabbruch oder in ihren mangelnden kommunikativen Fähigkeiten. Ein wesentlicher Faktor hierbei ist auch in einem Abrechnungssystem zu sehen, das solche sinnlosen Behandlungen oftmals begünstigt (Jox et al. 2012; Willmott et al. 2016). Andere Szenarien einer sinnlosen Behandlung, z.B. belastende Tests wie Blutentnahmen oder radiologische Diagnostik, die an einem schwerkranken Patienten durchgeführt werden, oder belastende, aber aussichtslose Behandlungen mit der Absicht, den Patienten »wenigstens etwas anbieten zu können«, waren in dieser Befragung die am häufigsten von den Studierenden bereits erlebten Situationen, riefen aber weniger moralischen Stress hervor als die aus finanziellen Gründen durchgeführten aussichtslosen Behandlungen am Lebensende. Dies unterstreicht, dass es sich bei moralischem Stress nicht nur um eine bloße psychische Belastung durch das Miterleben einer Situation handelt, sondern um ein als ethisch problematisch empfundenes Geschehen und dessen mögliche psychischen Konsequenzen (Epstein und Hamric 2009).

Eine weitere häufige Ursache für das Erleben von moralischem Stress ist eine miterlebte unzureichende Kontrolle belastender Symptome bei Menschen am Lebensende. Dazu kommt es nicht selten aufgrund der – meist unberechtigten – Angst der Ärzte durch eine höhere Dosis von Analgetika und/oder Sedativa den Tod des

Patienten zu beschleunigen. Diese Situationen werden von Medizinstudierenden und Pflegekräften gleichermaßen geschildert (Rice et al. 2008). Wie bereits ausgeführt, ist beiden Gruppen – den Studierenden und den Pflegekräften – gemeinsam, dass sie bezüglich der Behandlung wenig Entscheidungsbefugnis haben, aber dennoch häufig schweres Leiden der Patienten miterleben, ohne dass es ihnen möglich wäre, entsprechend ihren Überzeugungen zu handeln. Zu paradoxen Situationen kann es kommen, wenn Studierende und junge Ärzte, die durch die Einführung des Pflichtfachs eine bessere Ausbildung in Palliativmedizin erhalten haben, nun im Vergleich zu vielen älteren und vorgesetzten Ärzten über ein fundierteres Wissen in Fragen der Symptomkontrolle verfügen, dies aber nicht anwenden dürfen.

13.4 Bewältigung und Prävention von moralischem Stress bei Medizinstudierenden

Moralische Residuen können im Nachklang einer Situation, in der moralischer Stress erlebt wurde, zurückbleiben und die Basis für weitere, zukünftige Ereignisse von moralischem Stress bilden: Jede neue Situation wird im Kontext früherer Fälle erlebt, sodass es zu einer stetigen Zunahme von moralischem Distress kommen kann (Epstein und Hamric 2009). Dies kann letztlich sogar dazu führen, dass Studierende über einen Studienabbruch nachdenken oder ein nicht-klinisches Berufsfeld wählen (Thurn und Anneser 2020). Studienabbrüche haben nicht nur negative Konsequenzen für die Studierenden, sondern auch für die medizinischen Fakultäten, die Gesellschaft als Ganzes und nicht zuletzt und besonders für die Patienten (O'Neill et al. 2011). So wurde berichtet, dass im Jahr 2008 bis zu 18% der deutschen Studienanfänger im Fach Medizin ihr Staatsexamen nicht ablegten und etwa 12% der Medizinabsolventen sich für einen nicht-kurativen medizinischen Beruf entschieden (Ochsmann 2012). Diese Zahlen unterstreichen die Notwendigkeit, Strategien zur Minimierung von moralischem Stress im Medizinstudium zu entwickeln. Interventionen, die darauf abzielen, moralischen Stress in einem frühen Stadium der Karriere eines Arztes zu reduzieren, vorzugsweise schon dann, wenn er diesen belastenden Situationen zum ersten Mal ausgesetzt ist, könnten so einen Aufbau von moralischen Residuen verhindern und den daraus resultierenden Crescendo-Effekt reduzieren.

In den vergangenen Jahren wurden einige Interventionen zur Reduktion von moralischem Stress entwickelt. Der Mehrheit der beschriebenen Ansätze hatte dabei die Zielgruppe des Pflegepersonals im Blick, bieten jedoch die Möglichkeit auf die Bedürfnisse und die spezifische Situation von Medizinstudierenden übertragen und angepasst zu werden. Die in der Literatur beschriebenen Ansätze zum Umgang mit moralischem Stress unterscheiden sich einerseits im Ansatzpunkt und Zielen der Intervention sowie der Interventionsebene: Während einige Ansätze das Ziel verfolgen, die (emotionsorientierten) Bewältigungskompetenzen im Umgang mit moralischem Stress zu fördern und so die Auswirkungen von moralischem Stress zu reduzieren, zielen andere Ansätze darauf ab, durch ein problemorientiertes Vorgehen, Identifikation von Problemsituationen und Erweitern der Handlungskompetenzen der Beteiligten das Auftreten und Entstehen von moralischem Stress zu verhindern. Im Hinblick auf die Interventionsebene wurden neben personenzentrierten Ansätzen, die beim Individuum und dessen Bewältigungsmöglichkeiten ansetzen, auch auf die Notwendigkeit systemorientierter Ansätze mit einem Fokus auf interdisziplinäre Kommunikation und Zusammenarbeit, den strukturell-kollektiven Umgang mit moralischem Stress und die Förderung eines positiven ethischen Arbeitsklimas aufmerksam gemacht (Burston und Tucket 2012; Rushton et al. 2016).

Einige Autoren schlagen achtsamkeitsbasierte Stressbewältigung, seelsorgerische Unterstützung oder psychosoziale Beratung zur Verbesserung des Umgangs mit moralischem Stress vor (Vaclavik et al. 2018; Ferrel 2006; Wilkinson 1989). Diese Interventionen unterstützen bei der Bewältigung der negativen Emotionen, wie beispielsweise Schuld, Scham oder Ärger, stärken die allgemeinen Stressbewältigungsfähigkeiten und lindern so die negativen Folgen von moralischem Stress. Dudzinski (2016) betont jedoch, dass die achtsame Wahrnehmung der durch moralischen Stress verursachten Emotionen und die Bewältigung der emotionalen Belastung einen ersten (und wichtigen) Schritt darstellt, eine nachhaltige Interventionsstrategie zur Reduktion von moralischem Stress jedoch die Identifikation des zugrunde liegenden ethischen Problems und die Entwicklung von Lösungs- und Handlungsansätzen beinhalten muss. Zentrale Aspekte des Erlebens von moralischem Stress sind das Gefühl von einem ethisch angemessenen Handeln abgehalten zu werden und das anschließende Infragestellen der eigenen moralischen Integrität (Epstein und Hamric 2009). Interventionen zur Reduktion oder Prävention von moralischem Stress sollten daher die auslösende klinische Situation sowie die Ursachen der erlebten Handlungseinschränkungen in den Blick nehmen und Beschäftigte im Gesundheitswesen dabei unterstützen, die subjektiv wahrgenommene Machtlosigkeit zu überwinden, eigene Ressourcen zu erkennen und zu nutzen sowie die Handlungskompetenzen der Betroffenen zu stärken. Vorausgegangene Studien haben gezeigt, dass *Empowerment*-Programme moralischen Stress bei Intensivpflegekräften reduzieren können (Abbasi et al. 2019). Ähnlich wurde das Erleben von *Empowerment* als wichtigster Nutzen von »moral distress consultations« (Hamric und Epstein 2017) und von reflektierenden Nachbesprechungen (Browning und Cruz 2018) wahrgenommen.

Ausgehend von den oben genannten Ansätzen sollten *Empowerment*-Interventionen für Medizinstudierende daher sowohl Informationen vermitteln als auch unterstützend-reflektierende Strategien beinhalten. Berger (2013) stellte fest, dass moralischer Stress in der medizinischen Aus- und Weiterbildung noch zu wenig Beachtung findet. Daher scheint die Edukation der Medizinstudierenden über die Ursachen und Auswirkungen von moralischem Stress ein notwendiger erster Schritt zu sein. Die Sensibilisierung für dieses Phänomen soll sie befähigen, moralischen Stress überhaupt erst wahrnehmen und erkennen zu können. Die Implementierung von Reflexionsgruppen oder Mentorenprogrammen (Rosenthal und Clay 2017; Wiggleton et al. 2010), die die Studierenden während ihrer Famulaturen und im

Praktischen Jahr begleiten, stellen darüber hinaus eine Möglichkeit dar, sie im Umgang mit moralischen Herausforderungen zu unterstützen. Diese Gruppen- oder Mentorensitzungen bieten Studierenden einen sicheren Raum für den persönlichen Austausch und die Reflektion der eigenen klinischen Erfahrungen. Neben der Thematisierung von moralischem Stress, der Analyse auslösender Situationen und der Identifikation von Faktoren, die die Studierenden davon abhalten, eine aktive Rolle in entsprechenden Situationen einzunehmen, können hier an eigenen Erfahrungen mögliche Strategien zum Umgang mit moralisch belastenden Situationen diskutiert und gemeinsam entwickelt werden. Indem sie Vertrauen in sich selbst und ihr eigenes moralisches Urteil gewinnen, soll dieser Ansatz die Bereitschaft erhöhen, Bedenken zur Sprache zu bringen und die Fähigkeit der Studierenden stärken, moralisch verantwortungsvoll zu handeln.

Es muss jedoch auch beachtet werden, dass das *Empowerment* von Studierenden eine Kultur voraussetzt, die Vertrauen, offene Kommunikation und Zusammenarbeit wertschätzt. Systemorientierte Ansätze wie Ethikrunden, interdisziplinäre Diskussionsgruppen oder klinische Supervisionen (Burston und Tuckett 2012; Berggren und Severinsson 2000) können dazu beitragen, ein respektvolles und wertschätzendes Arbeitsumfeld zu schaffen, das nicht nur Medizinstudierende, sondern alle Mitarbeiter im Gesundheitswesen ermutigt, moralisch herausfordernde Situationen anzusprechen und geeignete Handlungsmöglichkeiten zu diskutieren. Ein positives ethisches Arbeitsklima, kollegiale Unterstützung und interdisziplinärer Austausch stellen wesentliche institutionelle Rahmenbedingungen dar, um die Bewältigungsfähigkeiten und Resilienz des einzelnen Mitarbeiters zu stärken und einen adäquaten strukturell-kollektiven Umgang mit moralischem Stress zu fördern.

Literatur

Abbasi S, Ghafari S, Shahriari M, Shahgholian N (2019) Effect of moral empowerment program on moral distress in intensive care unit nurses. Nurs Ethics 26(5): 1494–1504.
Berger JT (2013) Moral distress in medical education and teaching. J Gen Intern Med 29(2): 395–398.
Berggren I, Severinsson E (2000) The influence of clinical supervision on nurses' moral decision making. Nurs Ethics 7: 124–133.
Browning ED, Cruz JS (2018) Reflective Debriefing: A Social Work Intervention Addressing Moral Distress among ICU Nurses. J Soc Work End Life Palliat Care 14(1): 44–72.
Burston AS, Tuckett AG (2012) Moral distress in nursing: contributing factors, outcomes and interventions. Nurs Ethics 20(3): 312–324.
Cruz VM, Camalionte L, Caruso P (2015) Factors associated with futile end-of-life intensive care in a cancer hospital. Am J Hosp Palliat Med 32: 329–334.
Dudzinski DM (2016) Navigating moral distress using the moral distress map. J Med Ethics 42: 321–324.
Dyrbye LN, Thomas MR, Shanafelt TD (2006) Systematic review of depression, anxiety, and other indicators of psychological distress among U.S. and Canadian medical students. Acad Med 82(4): 354–373.

Dzeng E, Colaianni A, Roland M et al. (2016) Moral distress amongst American physician trainees regarding futile treatments at the end of life: a qualitative study. J Gen Intern Med 31(1): 93–99.
Epstein AB, Hamric EG (2009) Moral distress, moral residue, and the crescendo effect. J Clin Ethics 20(4): 330–342.
Ferrel BR (2006) Understanding the moral distress of nurses witnessing medically futile care. Oncol Nurs Forum 33: 922–930.
Ganz FD, Raanan O, Khalaila R et al. (2013) Moral distress and structural empowerment among a national sample of Israeli intensive care nurses. J Adv Nursing 69(2): 415–424.
Hamric AB, Epstein EG (2017) A Health System-wide Moral Distress Consultation Service: Development and Evaluation. HEC Forum 29(2): 127–143.
Hope V, Henderson M (2014) Medical student depression, anxiety and distress outside North America: a systematic review. Med Educ 48(10): 963–979.
Huynh TN, Kleerup EC, Wiley JF et al. (2013) The frequency and cost of treatment perceived to be futile in critical care. JAMA Intern Med 173: 1887–1894.
Ishak W, Nikravesh R, Lederer S et al. (2014) Burnout in medical students: a systematic review. Clin Teach 10(4): 242–245.
Jameton A (1993) Dilemmas of moral distress: moral responsibility and nursing practice. AWHONNS Clin Issues Perinat Womens Health Nurs 4(4): 542–551.
Jox RJ, Schaider A, Marckmann G, Borasio GD (2012) Medical futility at the end of life: the perspectives of intensive care and palliative care clinicians. J Med Ethics 38: 540–545.
Kelly E, Nisker J (2009) Increasing bioethics education in preclinical medical curricula: what ethical dilemmas do clinical clerks experience?. Acad Med 84(4): 498–504.
Kühlmeyer K, Kuhn E, Knochel K, Hildesheim H, Witt VD, Friedrich O, Rogge A (2020) Moralischer Stress bei Medizinstudierenden und ärztlichen Berufseinsteigenden: Forschungsdesiderate im Rahmen der COVID-19-Pandemie. Bundesgesundheitsbl 63: 1483–1490.
Lachman VD (2007) Moral courage: a virtue in need of development?. Medsurg Nurs 16(2): 131–133.
McAndrew NS, Leske JS, Garcia AJ (2011) Influence of moral distress on the professional practice environment during prognostic conflict in critical care. Trauma Nurs 18: 221–230.
McCarthy J, Deady R (2008) Moral distress reconsidered. Nursing Ethics 15(2): 254–262.
Mobley MJ, Rady MY, Verheijde JL et al. (2007) The relationship between moral distress and perception of futile care in the critical care unit. Intensive Crit Care Nurs 23: 256–263.
Mullin J, Bogetz J (2018) Point: Moral distress can indicate inappropriate care at end-of-life. Psycho-Oncology 27: 1490–1492.
O'Neill LD, Wallstedt B, Eika B, Hartvigsen J (2011) Factors associated with dropout in medical education: a literature review. Med Educ 45(5): 440–445.
Oberle K, Hughes D (2001) Doctors' and nurses' perceptions of ethical problems in end-of-life decisions. J Adv Nursing 33: 707–715.
Ochsmann EB (2012) Thinking about giving up clinical practice? A gender-stratified approach to understand junior doctors' choices. Acad Med 87: 91–97.
Palda VA, Browman KW, McLean RF et al. (2005) »Futile« care: do we provide it? Why? A semistructured, Canada-wide survey of intensive care doctors and nurses. J Crit Care 20: 207–213.
Rice EM, Rady MY, Hamrick A et al. (2008) Determinants of moral distress in medical and surgical nurses at an adult acute tertiary care hospital. J Nurs Manage 16: 360–373.
Rosenthal MS, Clay M (2017) Initiatives for responding to medical trainees' moral distress about end-of-life cases. AMA J Ethics 19(6): 585–594.
Rushton CH, Boss R, Hallett K, et al. (2013) The many faces of moral distress among clinicians. Narrat Inq Bioeth 3(2): 89–93.
Rushton CH, Caldwell M, Kurtz M (2016) Moral Distress: a Catalyst in Building Moral Resilience. Am J Nurs 116(7): 40–49.
Schaefer R, Zoboli EL, Viera M (2016) Identification of risk factors for moral distress in nurses: basis for the development of a new assessment tool. Nurs Ing 23(4): 346–357.

St Ledger U, Reid J, Begley A, Dodek P, McAuley DF, Prior L, Blackwood B (2020) Moral distress in end-of-life decisions: A qualitative study of intensive care physicians. J Crit Care. 62: 185–189.
Thurn T, Anneser J (2020) Medical Students' Experiences of Moral Distress in End-of-Life Care. J Palliat Med. 23(1): 116–120.
Vaclavik EA, Staffileno BA, Carlson E (2018) Moral Distress: Using Mindfulness-Based Stress Reduction Interventions to Decrease Nurse Perceptions of Distress. Clin J Oncol Nurs 22(3): 326–332.
Wiggleton C, Petrusa E, Loomis K et al. (2010) Medical students' experiences of moral distress: development of a web-based survey. Acad Med 85(1): 111–117.
Wilkinson JM (1989) Moral distress: a labor and delivery nurse's experience. J Obstet Gynecol Neonatal Nurs 18: 513–519.
Willmott L, White B, Gallois C et al. (2016) Reasons doctors provide futile treatment at the end of life: a qualitative study. J Med Ethics 42(8): 496–503.
Zuzelo PR (2007) Exploring the moral distress of registered nurses. Nursing Ethics 14: 344–359.

Sachwort- und Personenregister

A

Abrechnungssystem 176
Abschiedsarbeit 22
Abschiedsschmerz 71
Abwehrmechanismen 118
Advance Care Planning, ACP 97–99
affektive Störung 65
Aktionsphase 151
Akzeptanz- und Commitmenttherapie, ACT 131
ambulantes Palliativteam 115
Amyotrophe Lateralsklerose 55
analytisch-supervisorischer Prozess 140
Analytische Psychologie 144, 145
Ando, Michiyo 128
Angst vor Autonomieverlust 109
Angst vor dem Alleinsein 109
Angststörung 50, 62
anorektische Größenfantasie 169
Anorexia nervosa 165, 167, 169
– Mortalitätsrisiko der schweren Anorexie 169
Anpassungsstörung 65
Antriebsminderung 64
Appetitverlust 61, 64
Arbeitsklima 140, 179
Arbeitsstressor 97
Archetypen 144
Aristoteles 123
Arzt-Patient-Beziehung 27, 99
ärztlich assistierter Suizid 50, 165
Aufklärung über verbleibende Therapiemöglichkeiten 100
Aufrechterhaltung der psychischen Stabilität 169
Aufrichtigkeit des Arztes 101
Auseinanderdriften von Leib und Körper 79
ausgeschlossenes Subjekt 18
Auslöschung des Daseins 48, 76
Ausschluss des Subjekts 27
aussichtslose Behandlung 174, 176
Autonomie 39, 109
Autonomieverlust 160

B

Bauereiß, Nathalie 70
Bausewein, Claudia 142
Beck'sches Depressionsinventar 64
Bedeutsamkeit 123, 131
Bedeutung des Selbst 48
Bedrohung der Integrität des Selbst 48
Befindlichkeitsstörung 19, 22
Behandlung ohne erreichbares Therapieziel 174
Behandlungsabbruch 168
Berufung 133
Betreuung am Lebensende 174
Bewältigungsressourcen 51
Beziehung 104, 135
Beziehung zu professionellen Begleitern 107
Beziehung zum familiären und sozialen Umfeld 107
Bilanz am Lebensende 127
Bindung
– Bindungsverhalten 103
– desorganisierte 105, 110, 118
– distanzierte 110
– Einfluss auf Gehirnentwicklung, Epigenetik und Stressregulation 107
– Entgleisung der Bindungsregulation 108
– Gesundheitspersonal als Bindungsfiguren 105
– Intensivierung von Bindungen 104
– Regulation des Bindungssystems 105
– sicher-autonome 105
– sichere 63
– unsicher-distanzierte 105, 114
– unsicher-verstrickte 105
– unsichere 108
– vermeidende 63
Bindungserleben am Lebensende 103
Bindungstheorie 105, 135
bio-psycho-soziales Modell 26, 27, 93
bio-psycho-sozio-spirituelle Behandlung 163
biomedizinisches Kausal-Modell 166

bipolare Erkrankung 64
Bodily Distress 35
Breitbart, William 52, 124, 126
Bruno, Jakob Pankraz 162
Brustkrebs 51
Burnout 174, 176

C

Camus, Albert 130, 136
Cassell, Eric 47
Chapman, C. Richard 48
Charcot, Jean-Martin 18
Charisma 70
Chemotherapie 65, 99
Chochinov, Harvey Max 49, 53, 128
Chronifizierung 19
chronischer Schmerz 69
Clarke, David M. 63
Compassion 23
Compliance 96
Confusion Assessment Method, CAM 88
Coping 31, 49, 63, 66, 69

D

Dankbarkeit 70
de Faye, Barbara J. 50
Delir 85, 92, 93
- als extreme Reaktion auf extreme Situation 93
- Behandlung 85, 89
- delirante Entgleisung 118
- delirantes Syndrom 85, 92
- Diagnose 88
- hypoaktive Erscheinungsform 86
- iatrogen 87
- Intervention 88
- medikamentös verursacht 90
- nicht-pharmakologische Therapie 90
- pharmakologische Behandlung 90
- Prophylaxe 88
- PTBS nach Delir 92
- terminales Delir 85, 89
Demenz 55, 92
Demoralisierung 50, 59, 61, 63, 66, 68, 71
Demoralisierungssyndrom 60, 63, 64, 66, 68
Depression 50, 52, 53, 59–62, 64, 65, 71, 174
Deprofessionalisierung 23
Destabilisierung von Abwehrmechanismen 109
Differenzialdiagnose Depression – Demoralisierung 65

dignity talk 129
dignity therapy 53, 69, 70, 128
dimensionale Betrachtungsweise 22
Discussing goals of care and prognosis 101
Diskursanalyse 27
diskursiver Ausschluss 18, 26
dissoziative Störungen 166
Doppeln 152
DramaPall-Studie 158
Drehtür-Metapher 19
Dritte-Person-Perspektive 20, 27, 77
DSM-5 64
Dysphorie 62, 63, 65
Dysthymie 64, 65

E

early palliative intervention 168
Eigen-Anspruch Problem 145
Ein- und Durchschlafstörung 61
Einheit von Leib und Körper 80
Einsamkeit 160
Einstellungswert 125
emotionale Schwingungsfähigkeit 67
Empathiemangel 174
Empowerment 178
Engel, George L. 63
Entmutigung 63, 65
Entspannung 40
Entspannungs- oder Imaginationsübung 158
Enttabuisierung von Krankheit, Sterben und Tod 160
Entweder-Oder-Modell 19
Entwicklungspsychologie der frühen Kindheit 103
Entwicklungsraum früher Lebensphasen 119
Erleben, inneres 149
Ermüdbarkeit 64
Erste-Person-Perspektive 20, 22, 25, 27, 77
Erwärmungsphase 150, 158
Erweiterung des Handlungsspektrums 153
ethisch angemessenes Handeln 178
ethisch problematische Situation 173
ethische Überzeugung 176
être-au-monde 79
evidenzbasierte Medizin 28
existential distress 47
existential pain 47
Existenzerhellung 59
Existenzialismus 130
existenziell-spirituelle Dimension 22
existenzielle Abstinenz 143

existenzielle Angst 55
existenzielle Grenzsituation 27
existenzielle Indifferenz 123
existenzielle Psychotherapie 50, 129–131, 133
existenzielles Leiden 47, 48, 50, 55, 69
existenzielles Problem 49, 55
extrapyramidale Bewegungsstörung bei Neuroleptika-Therapie 91

F

Famulatur 178
Fatigue 41
Feinfühligkeit 104
Finden von Gott 133
Folkman, Susan 48
Frank, Jerome 63, 69
Frankl, Viktor 52, 69, 124, 127
Freudverlust 60, 64
Frieden, innerer 70
funktionelle Körperbeschwerden 19
funktionelle Schmerzstörung 25
Funktionsverlust 61, 78
Fürsorge 123
futile care 169, 174, 176

G

Gavrin, Jonathan 48
Gefühllosigkeit 61
Gegenstands- und Eigenempfindung 83
Gemeinschaft 123
Generativität 54, 70, 123, 131, 155, 159
Gerotranszendenz 155
Gewichtsabnahme 61
Gieselmann, Astrid 168
Glaubensüberzeugung 133
Goethe, Johann Wolfgang von 163
Grenzsituation des Lebens 59
Grounded Theory 160
Gruppensitzungen 52

H

Hamilton Depressionsskala 64
Heidenreich, Thomas 130
Heller, Andreas 145
hierarchisches Erklärungsmodell 19
Hilflosigkeit 48, 55, 59, 62, 63, 65, 68, 104
Hirnerkrankung 65
Hirntumor 65
historical source of meaning 126
Hoffnung 53, 100
– Definition 100
Hoffnung auf ein Wunder 101
Hoffnungslosigkeit 47, 50, 55, 59–63, 65, 68, 69
holistische Betrachtungsweise 47
Hormon-Stress-Achse 107
Hormontherapie 65
Hufeland, Christoph Wilhelm von 30
humanistische Psychotherapie 50, 148
Husserl, Edmund 82

I

ICD-10 26, 64, 65
ICD-11 26, 64, 85
Identität 52, 104, 135
inability to cope 63
Informationsverhalten 99
Institutionsanalyse 139
Integrationsphase 151
intensivmedizinische Behandlung 174
interdisziplinäre Versorgung 23, 55, 178
Interessensverlust 60, 64
interkulturelle Kompetenz 71
International Association for the Study of Pain 22, 26
intersubjektive Begegnung 27

J

Jaspers, Karl 59, 69
Jung, C. G. 144

K

Kissane, David W. 48, 49, 63, 68
Klinikseelsorge 23
kognitive Einschränkung 55
kognitive Verhaltenstherapie 50
Kommunikation 96
– Behandlungsunzufriedenheit bei schlechter Kommunikation 96
– Kommunikationsproblem 97
– kommunikative Kompetenz 96, 101
– patientenzentriertes Gespräch 135
– Verbesserung der 140
Kompetenzerwerb 23
Komplexkonstellationen 140
Konflikt
– intrapsychischer 166
– mit dem Behandlungsteam 169
Konfrontation mit Tod und Sterben 55
Kontrolle 18
Kontrollüberzeugung 66

Konzentrations-, Aufmerksamkeits- und Gedächtnisproblem 64
Kooperationsbereitschaft 116
Körper als eigenes Gegenüber 76
Körper- oder Selbstbild 51
Körperbeschwerden 31
Körperleib 77
körperliche Handlungskapazität 155
Korporifizierung 20
Krankheitsmodell 26
Krankheitsverarbeitung 24
Krankheitswert 18, 24
Kreativität 123, 149
Kreativitäts- und Spontaneitätskonzept von Moreno 149
Krebserkrankung 25, 49, 51, 52
Krebspatient 52, 53
Krikorian, Alicia 48
Kübler-Ross, Elisabeth 141
Küng, Hans 135
Kurzzeittherapie 51, 52

L

Langzeitgruppentherapie 51
Lazarus, Richard S. 48
Lebensbedeutung 123
lebensbedrohliche Erkrankung 47, 50, 51, 61, 66
Lebensdokument 128
Lebenseinstellung 61
Lebensende 48
– Einstellen auf das Lebensende 122
Lebenserwartung 98
Lebensqualität 21, 51, 52, 159, 163, 166
Lebensrückblick 128, 135
Lebensrückblick-Intervention 128
Lebenssinn 52, 123
Lebensziel und Sinnfindung 135
Lebenszyklus 27
Leib des sterbenden Menschen 75
Leibkörper 77, 79–82
– Entzug 81
– Unverfügbarkeit 81
Leiblichkeit des Sterbens 78, 83
Leiden 23, 47, 69
Leitlinie der American Society of Clinical Oncology 101
Leitlinie Palliativmedizin für Patienten mit einer nicht heilbaren Krebserkrankung 100
letzte Lebensphase 49, 106, 109
letzter Wunsch 72
Limonero, Joaquin T. 48
locus of control 66

Logotherapie 52, 124, 131
– neo-logotherapeutischer Ansatz 69
loslassende Akzeptanz 72
loss of morale 61
Lukas, Elisabeth 125

M

Managing Cancer and Living Meaningfully, CALM 52, 69, 135
Maurice Merleau-Ponty 81
McCarthy, Jill 77
Meaning and Purpose (MaP)-Therapie 69
Medizinstudent 174, 177, 178
Meer, Julia 79
Mehrdimensionaler Befindlichkeitsfragebogen, MDBF 158
Memorial Sloan Kettering Cancer Center 52
Mentalisierungstheorie 104
Merleau-Ponty, Maurice 79
Metaphorik in palliativer und psychosomatischer Medizin 167
Mitmenschlichkeit 136
Modifikation des Zur-Welt-Seins 79
Monodrama 155, 158
Montgomery Asperg Depressions-Rating-Skala 64
Moral 59, 68
moral distress consultation 178
moralisch belastende Situation 179
moralische Integrität 173, 178
moralischer Stress 173, 174, 176–178
– Crescendo-Effekt 173
moralisches Dilemma 173
moralisches Problem 173
moralisches Residuum 173, 177
Moralverlust 61
Moreno, Jacob L. 148, 153
Moreno Institut Edenkoben/Überlingen 148
Morgentief 61
Morita, Tatsuya 48
Motivationskraft 52
Motivationsverlust 63
Murata, Hisayuki 48
Mythos des Sisyphos 130

N

Nachhallerinnerung 65
Naturalisierung der Beschwerden 19
Naturverbundenheit 123
Nebenwirkung 61, 98
– von Bestrahlung 65

negative Weltsicht 66
neuropsychiatrische Erkrankung 85
neurotische Kompromissbildung 143
Neurotransmitter
- Dysregulation 87
- Mangel 61
- Störungen im Transmitterhaushalt 87
Nietzsche, Friedrich 125
Noyon, Alexander 130

O

onkologische Palliativmedizin 96
onkologisches Behandlungskonzept 53
Operationalisierte Psychodynamische Diagnostik 21
organische psychische Störung 65
Outlook (Intervention) 135

P

palliativa cura 162
Palliative Care 21, 23, 27, 47, 50, 55, 62, 68, 77, 93, 124, 136, 149, 155, 163, 168, 170
Palliativmedizin 65, 93, 164, 166
Palliativmedizinischer Dienst, PMD 148, 158
Palliativpatient 49, 54, 55, 98, 149
Palliativpsychiatrie 164, 168
Palliativpsychologie 164
Palliativpsychotherapie 164, 168
Palliativsituation 68, 71
pallium: Mantel 162, 166
Passion Jesu 134
Pelletier, Guy 49
perimortales Omnikompetenzsyndrom 22, 145
perkutane endoskopische Gastrostomie, PEG 168
person-zentrierter Ansatz 68
persönliche Entwicklung 47, 123
persönliche Integrität 48
Persönlichkeitsstörung 166
Pflegepersonal 177
Philosophie des Engagements 130
philosophische Reflexion der menschlichen Existenz 70
Pietät 82
Plessner, Helmuth 78
Plügge, Herbert 78
Polarität von Körper und Leib 77
Poppito, Shannon 126
posttraumatische Belastungsstörung 65, 92

Praktisches Jahr 179
Predictive Processing 25
Princess-Margaret-Hospital 52
Problemlösungskompetenz 141
Prognosemitteilung 97–99
Prognostic Awareness Konzept 99
Projektionsfläche der Transzendenz 75
prospektiver Aspekt psychotherapeutischen Handelns 109, 118
protektiver Aspekt psychotherapeutischen Handelns 109
Prozess der doppelten Bewusstheit 52
prozessorientierte Gruppenpsychotherapie 51
Psyche-Soma-Diskonnexion 27
psychische Belastung 51, 55, 61
psychische Störung 26, 59, 60
psychische Stressreaktion 173
psycho-existenzielles Leiden 47–50, 55
psycho-physiologische Stressregulation 107
Psychoanalyse 69, 135, 145
Psychodrama 148, 151, 158, 159
- Einzelsetting 155
- kreativer Zirkel 149
- Rolle 153, 154
Psychoedukation 39, 52
psychoimmunologischer Zusammenhang 104
Psychologisierung 19
Psychoonkologie 30, 124
psychoonkologische Therapie 165
Psychopathologie 21
psychosocial suffering 47
Psychosomatik 25–27, 93, 164, 166, 169, 170
psychosomatische Behandlung 169
psychosomatische Forschung 64
psychosomatische Störung 64
psychosomatisches Krankheitsmodell 27
psychosoziale Beratung 178
psychotherapeutische Beziehung 68
psychotherapeutische Haltung 27
psychotherapeutische Intervention 50, 55, 69, 103, 108
psychotherapeutische Routineversorgung 135
Psychotherapie 27, 50, 69, 70, 103, 166
- kurative 166

Q

Questions and Answers on Death and Dying 141

R

Raum-Bestimmung des Leibs 83
Realitätsverleugnung 168
Recovery-Ansatz 167
Reflexionsgruppe 178
Religiosität 106, 107, 123
Resilienz 68
restitutio ad integrum 166, 170
Robinson, Sophie 50
Rodin, Gary 52, 135
Rollenrepertoire eines Menschen 154
Rollenspiel 148
Rollenverlust 154
Rollenwechsel 152

S

Saunders, Cicely 21–23, 93
Schedule for Meaning in Life Evaluation, SMiLE 131
Scheler, Max 124
Scheunen-Metapher 125
schizoaffektive Störung 64
schizophren-wahnhaftes Symptom 64
Schlafstörungen 64
Schmale, Arthur 63
Schmerz
– Definition 22
– multidimensionaler 21, 22
– therapierefraktärer 25
Schmerzarbeit 24
Schmerzbehandlung 24
Schmerzerleben 107, 108
Schmerzklassifikation 21
Schmerzmittelbedarf 113
Schnell, Tatjana 123
Schuldgefühl 64
Schulz-Kindermann, Frank 47, 135
schwerstkranker Mensch 151, 154
Sedierung, palliative 91
– Benzodiazepin 91
– Propofol 91
Seelsorge 178
Selbstbestimmung 100, 114, 153
Selbstheilungs-Ressource 170
Selbsthilfegruppe 69
Selbstmitteilung 20
Selbsttranszendenz 133
Selbstunsicherheit 173
Selbstverwirklichung 133
Selbstwahrnehmung 65
Selbstzugang 80
severe and persistent mental illness, SPMI 165

Short-Term Life Review 128
Siechtum 62
Simultandiagnostik 25
Single Question in Delirium (SQiD) 88
Sinn
– als Prädiktor für Gesundheitsverhalten 124
– Definition 131
– irdischer 130
– kosmischer 130
Sinnerleben 52, 53, 55, 123, 124
Sinnfindung 47, 48, 52, 60, 69
Sinninhalte der Weltreligionen 133
Sinnkonzept 52, 135
Sinnkrise 123, 124
Sinnlosigkeit 48, 59, 130, 136
Sinnverlust 50, 55, 62, 63, 65
sinnzentrierte Psychotherapie 51, 52, 124, 126
Somatic Symptom Disorder 36
somatische Rolle 153
Somatisierung 33
somatoform 35
somatoforme Störung 25, 26
source of meaning 123
Souveränität 169
sozial-interpersonale Dimension 63
soziale Einschränkung 155
soziale Isolation 63
soziale Rolle 153
soziale Unterstützung 63
soziales Engagement 123
soziales Umfeld, distanziertes 114
soziokulturelle Normierung 154
Soziometrie 148
Spiegeln 152
Spiritual Care 23, 69, 133
spiritual pain 47
Spiritualität 53, 71, 106, 107
spirituelle Dimension 27, 135
spirituelle Offenheit 27
spirituelles Wohlbefinden 52, 68
SQiD 88
standardized mortality ratio 165
Sterben als fortschreitender Selbstverlust 81
Sterben als Prozess 71, 77, 79, 155
Sterben als Verschiebung der Relation zwischen Leib und Körper 78
Sterbewunsch 53
Sterblichkeit 47, 48, 75, 125
Stress-Vulnerabilitätsmodell, multifaktorielles 61
Stressbewältigung, achtsamkeitsbasierte 178
Stresstoleranz 108

Studienabbruch 177
Subjekt-Objekt-Spaltung 79
subjektive Krankheitstheorie 24, 25
subjektive Wahrnehmung des körperlichen Verfalls 118
subjektive Zeitperspektive des Patienten 99
subjektiver Leidensdruck 61
subjektives Befinden 24
Sucht 68
Suizidalität 60, 62, 63, 76
– Prädiktor 63
Suizidgedanken 50, 60, 62, 64, 67
Suizidhilfe 50
Supervision 118, 139, 141
– Definition 139
– Einzelsupervision 141
– Fallsupervision 141
– fehlende supervisorische Unterstützung 173
– psychoanalytisch orientierte 145
– Teamsupervision 117, 139, 141
– Verstehens- und Arbeitshilfen 144
– Widerstand 143
supportiv-expressive Gruppentherapie, SEGT 51
Surplus Reality 150
Symptomkontrolle 53, 177
Symptomlast 50, 53, 63, 155
szenisch-orientierte Arbeit 155

T

teilnehmende Beobachtung 160
terminal erkrankte Patienten 48
terminale Agitation 85
therapeutische Beziehung 18
therapeutische Intervention 118
therapeutischer Nihilismus 85
Therapiezielwechsel 98, 165, 168
– in der Psychotherapie 165
Todeswunsch 60, 67
Total pain 18, 21, 22, 27, 93
transgenerationale Lebensbedeutung 126
transzendente Rolle 154
Trauer 22, 71, 133
Trennung von Verwandten und Bekannten 104

U

überflüssige Behandlung 174
Übertherapie 167
Umgang mit Verlust und Trennung 107
Unabhängigkeit 53

unheilbare Erkrankung 53, 59, 62, 65, 91
Unheilbarkeit 122
Unruhe, innere 64
Unterwerfung des Leibes 169
Ursachenattribution, einseitige somatische 26

V

Vehling, Sigrun 48
Veränderung des leiblichen Welt- und Selbstbezugs 81
Veränderung des Verhältnisses von Leib und Körper 78
Verantwortung im Angesicht des Lebensendes 125
Verarbeitungsmodi schwer symbolisierbarer intrapsychischer Prozesse 143
Verbitterungssyndrom 66
Verbundenheit und Autonomie als Grundbedürfnis 160
Verhältnis des konkreten Leibes zum Körper 77
Verhindern regressiver Teamprozesse 140
Verletzlichkeit am Lebensende 119
Verlust der körperlichen Integrität 62
Verlust des Selbstvertrauens und des Selbstwertgefühls 64
Vermächtnis 54
Vermittlung von Hoffnung 101
Versagensgefühl 63, 65
Versöhnungswunsch 110
Vertrauens-Credo 135
Vervollkommnung des eigenen Wesens 133
Verzicht auf Behandlung 162, 170
Vogel, Ralf T. 70
Vollmann, Jochen 168
von Weizsäcker, Viktor 19, 24
Vorbereitung auf das Lebensende 53
Vulnerabilität 61, 68

W

Waldenfels, Bernhard 78
Wechselwirkung zwischen Soma und Psyche 170
Weglauftendenz 72
Weiterbildung der Palliativfachkraft 55
Weitergabe von Werten 155
Weltanschauung 133
Weltbezug 123
Weltzugang 80
Wert des Lebens 125
Wertvorstellungen, individuelle 47

189

Westermair, Anna Lisa 169
Wirklichkeitsdimension des Leibs 83
World Health Organization, WHO 168
Woyt, Johann Jakob 162
Wunsch nach beschleunigtem Sterben 124
Wunsch nach einem vorzeitigen Tod 62
Wunsch nach Klärung 155
Wunsch nach Versöhnung 109
Würde 53, 55, 148, 151
Würdeerleben 51
Würdeverlust 49, 53, 62
würdezentrierte Therapie 53, 54

Y

Yalom, Irvin D. 51, 70, 129, 130

Z

Ziel der Sterbebegleitung 152
Zufriedenheitsparadox 31
Zukunftsangst 53, 60
Zur-Welt-Sein 79
Zuwendung 68, 71
Zwang
– externer 173
– interner 173
Zweite-Person-Perspektive 20, 25